国家"十一五"科技支撑计划重点攻关项目成果

护理信息学

NURSING INFORMATICS

曹世华　章笠中　许美芳　编著

ZHEJIANG UNIVERSITY PRESS
浙江大学出版社

图书在版编目(CIP)数据

护理信息学/曹世华,章笠中,许美芳编著. —杭州:
浙江大学出版社,2012.7(2022.5 重印)
ISBN 978-7-308-09135-0

Ⅰ.①护… Ⅱ.①曹… ②章… ③许… Ⅲ.①信息技术—
应用—护理学 Ⅳ.①R47-39

中国版本图书馆 CIP 数据核字(2011)第 193878 号

内容介绍

护理信息学是一门结合护理科学、计算机科学和信息科学的交叉学科。本书共 12 章,主要介绍了护理信息学的概念、原理和应用,特别是自动识别、无线网络、移动计算技术在护理中的应用,并引入了医院的应用案例。

本书可作为医学院校护理、卫生管理专业的教科书和医护人员继续教育用书,也适合对护理信息学感兴趣的研究者和护理信息系统开发者阅读。

护理信息学

曹世华 章笠中 许美芳 编著

策划组稿	阮海潮(ruanhc@zju.edu.cn)
责任编辑	阮海潮
封面设计	姚燕鸣
出版发行	浙江大学出版社
	(杭州市天目山路 148 号 邮政编码 310007)
	(网址:http://www.zjupress.com)
排　版	杭州大漠照排印刷有限公司
印　刷	嘉兴华源印刷厂
开　本	787mm×1092mm 1/16
印　张	14.75
字　数	378 千
版 印 次	2012 年 7 月第 1 版　2022 年 5 月第 8 次印刷
书　号	ISBN 978-7-308-09135-0
定　价	39.00 元

本书出版由国家"十一五"科技支撑计划重点项目"国家数字卫生关键技术和区域示范应用研究"（项目编号：2008BAH27B00）资助

《护理信息学》
编委会名单

序

2000年，美国医学研究所和英国医学杂志根据调查报告指出，美国每年约有十万人因医疗差错丧失生命，这一结果令人震惊。早在19世纪50年代，南丁格尔就开始要求建立标准化临床记录，用以分析、评估、改进医疗流程和治疗结果。近年来，随着信息技术的飞速发展，国内外医疗信息化建设日新月异，护理信息化作为医疗信息化建设不可或缺的部分，受到越来越多的重视，医务工作者希望护理信息技术在减少误差、提高质量、降低成本、提高患者安全性等方面发挥巨大作用。

护理信息学在发达国家已成为一门融护理科学、计算机科学及信息科学等学科为一体的新兴交叉学科，但在我国，该学科的教学、研究正处于初级阶段，存在专业书籍缺乏、教学体系不完善、课程开设不合理等诸多问题。规范护理信息学科的当务之急是编撰统一的护理信息学教材，丰富我国的护理信息学知识储备。本书编者长期从事医疗护理信息化研究和应用工作，具备丰富的理论基础和实际工作经验。本书是国内最新的护理本科院校护理信息学教材，也是继2000年毛树松教授的《护理信息学概论——计算机在护理中的应用》以来第一本护理信息学教材，从护理信息学科前沿出发，系统阐述了护理信息学的概念和内涵，介绍了护理信息学所涉及的计算机网络、数据库、自动识别等技术，并结合临床护理信息系统的使用进行案例分析。

随着人类社会的信息化发展，感知健康、健康物联网等迅速推进，护理信息学在护理学体系中的作用将会日益凸显。本书的出版对国内护理信息学的教学、科研和应用将起到积极的推动作用，更加有利于培养和造就适应现代社会需要的合格护理人才，为促进公众健康和提高生活品质服务。

郭　清

医学博士、教授、博士生导师
杭州师范大学副校长、医学院院长
2012年6月

前　言

1974 年,在瑞典斯德哥尔摩召开的首届医学信息会议(MEDINFO)上,由 5 名护士宣读了关于计算机在护理中的应用论文,标志着护理信息学专业活动的开始。

当今社会已进入信息社会,信息成为与社会、经济、资源等相结合最紧密、最具概括力的词。"信息"是人类社会的一种重要资源,信息技术是全部高新技术的先导和核心,其主体是计算机技术,它正以极大的动力冲击着人类社会,促进人类社会的发展。目前,各医院管理人员已经意识到信息的重要性,纷纷成立医院信息科,开始使用医院信息管理软件。护理学要与现代医学同步发展,护理人员必须学习信息科学理论和方法,掌握护理信息学这门新的学科知识,提高对信息社会、信息科学、信息技术的认识,运用信息科学的理论、技术和方法解决护理学科发展中所提出的问题,以适应现代高新技术和医院信息管理对护理队伍所提出的要求。

本书系统地介绍了护理信息学的概念、原理和应用,全书共分十二章,第一章阐述了信息学的概念与标准。第二章介绍了医院信息系统的概念与系统组成。第三章阐述了护理信息学的概念、发展历程、标准化和分类。第四章阐述了护理信息系统的概念、系统组成和功能结构等。第五章、第六章、第七章分别介绍了计算机网络、自动识别技术和数据库原理以及在医院中的应用。第八章阐述了电子病历的概念、发展和功能等。第九章、第十章详细阐述了移动护理信息系统和移动门诊输液系统的概念、业务流程、系统结构、功能和使用等。第十一章阐述了护理信息学教学和科研的概念与应用。第十二章介绍了护理信息系统的日常维护知识。

本书是国家"十一五"科技支撑计划重点项目《国家数字卫生关键技术和区域示范应用研究》的成果。在本书的编写过程中,得到了浙江大学医学院附属第二医院信息中心、浙江省人民医院护理部蔡学联主任、杭州师范大学研究生颜婷、浙江省中西医结合医院陆海阳护士、杭州市第二人民医院李卢新副院长、美国 Marshfield Clinic 医疗中心信息系统服务总监迈克尔·康明斯(Michael Cummens)博士、医疗质量与护理管理专家玛里琳·A·佛伦(Marilyn A. Follen)女士等的支持,在此表示由衷的感谢。

特别感谢杭州师范大学和钱江学院有关领导、同行给我的大力支持和帮助。

本书凝结了作者和编写组成员多年来的教学、科研和实践经验,并参考汲取了国内外最新护理信息学理论和实践,但限于水平和时间仓促,书中难免有不足之处,真诚希望专家与读者批评指正。如有任何意见和建议,请发电子邮件给 caoshihua@126.com。

曹世华

2012 年 6 月

目　　录

第一章　信息学概述

第一节　信息学的定义

一、信息学的定义

信息学(Informatics)是研究信息的获取、处理、传递、利用和控制的一般规律的一门新兴的综合性学科,它是以信息为主要研究对象,以信息的运动规律和应用方法为主要研究内容,以信息科学方法论为主要研究方法,以计算机等技术为主要研究工具,以扩展人类的信息功能为主要研究目标的一门科学,又称信息科学(Information Science)。

下面我们主要从信息学的研究对象、研究内容、研究方法、研究目标四个方面来进一步理解信息学的概念。

(一) 信息学的研究对象

传统的自然科学包括物理学、化学、生物学、天文学等等,它们的研究对象都可以归结于物质与能量。而信息学研究的基本对象是信息。信息学的发展,使原先以物质和能量两者为中心观念的传统自然科学转变为以物质、能量、信息三者为中心观念的现代自然科学,这很大程度上改变了自然科学的发展方式和思维方式。可以从两个相互联系的方面来理解信息。

一方面,从本体论意义来说,信息是事物运动的状态和方式,它与物质相联系又相互区别。物质是信息的载体,物质的运动是信息的源泉,而信息是事物运动的状态和方式,它并不就是事物本身。另外,传递信息需要能量,驾驭能量需要信息,但能量只是物体做功的本领。因此,不能把信息与物质和能量等同起来,而应当在研究信息的同时,把信息与物质、能量联系起来,从它们的交互作用动态发展过程中来研究信息的本质。

另一方面,从认识论意义来说,信息是认识主体感受或所表述的事物运动的状态和方式。人们要认识事物,必须从客体获取信息,即将本体论意义上的信息转变为认识论意义上的第一类信息。随着实践和认识矛盾运动的发展,这类信息经过高度复杂优化的信息处理加工,形成认识论意义上的第二类信息,即形成判断,作出决策,然后通过效应器官作用于外部世界。由此可以看出,无论是认识世界还是改造世界,都贯穿着信息运动的过程,都体现着认识信息和利用信息的过程。

(二) 信息学的研究内容

当前,根据国内外学者特别是中国著名情报学家钟义信教授的研究成果,可以把信息学的研究内容概括为以下五个方面:

(1) 探讨信息的本质并创立信息的基本概念;

(2) 建立信息的数值度量方法,包括语法信息、语义信息和语用信息的度量方法;

（3）研究信息运动的一般规律,包括信息的提取、识别、交换、传递、存储、检索、处理、再生、表示、控制等过程的原理和方法;

（4）揭示利用信息进行有效控制的手段和开发利用信息资源实现系统优化的方法;

（5）寻求通过加工信息来生成智能和发展智能的动态机制与具体途径。

上述信息学研究的五项内容,既涉及现代科学的广阔领域,如信息学广泛渗透到系统科学、控制论、人工智能科学、认识科学、思维科学等领域,也涉及对信息学的哲学问题的思考,如信息的哲学本质,智能的哲学本质,信息与反映、意识的关系,人工智能与人类智能的关系等。

总之,信息学是一门新型的学科,随着学科间的不断渗透、交叉和综合,信息科学的研究内容也在不断发展。

（三）信息学的研究方法

信息学的研究方法包括一个方法和两个准则,即信息方法、功能准则和整体准则。这三者共同构成信息学方法论体系,其中,信息方法是整个方法论体系的灵魂,两个准则是确保信息方法能够正确实施的法则。

信息方法是指在与高级复杂的事物打交道时,应当从信息的观点而不是物质或能量的观点出发,通过分析该事物所包含的信息过程来揭示它的复杂工作机制,通过建立适当的信息模型和合理的技术手段来模拟或实现高级事物的复杂行为。功能准则是指在利用信息方法来分析或实现高级复杂的信息系统时,主要应当着眼于系统的功能,而不必关心它的具体结构;整体准则是指在利用信息方法来分析或实现高级复杂的信息系统时,主要应当着眼于整体功能优化,而不必关心个别局部功能的最优化。

（四）信息学的研究目标

信息学的研究目标是通过创造各种各样的技术系统来扩展人的信息器官的信息功能,如图1-1所示。其中包括:通过感测与识别技术来扩展人的感觉器官获取信息的能力;通过通信与存储技术来扩展人的神经系统传递信息的能力;通过计算与智能技术来扩展人的思维器官处理与再生信息的能力;通过控制与显示技术来扩展人的效用器官利用信息的能力;通过信息系统工程技术来扩展人的信息器官整个系统能力。

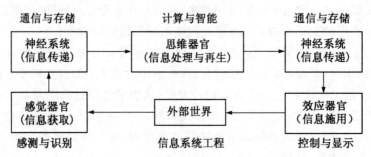

图1-1　人的信息器官及扩展功能的信息技术

二、信息学的产生与发展

（一）信息论的建立阶段

信息科学的产生首先要归功于美国数学家申农信息论的建立,是他第一次把信息作为一门科学来进行定量研究。20 世纪 40 年代末,他发表了《通信的数学理论》和《在噪声中的通信》两篇著名论文,提出信息熵的数学公式,从量的方面描述和计算信息在通信系统传递过程中的行为和数量特征,以便为设计有效而可靠的通信系统提供完整的理论。申农深入地研究了通信系统中的信息概念,提出了通信信息的数学度量方法以及信息在通信系统中变换编码关系的定量描述,比较系统地解决了面向通信的信息理论问题,创立了信息论并一直沿用至今。信息论首先在通信工程中得到广泛应用,为信息科学的研究奠定了初步的基础。

（二）信息科学的产生

申农的信息理论,经过 20 世纪五六十年代许多学者的努力,发展成为比较完整的科学体系。但是申农的信息论把信息的研究局限在通信领域,而且只是从统计的角度对信息做了定量的描述,没有考虑信息的其他方面,如信息的语义和信息的效用等问题。随着近代科学技术的发展,信息论的一些概念和基本理论已经越过通信领域而广泛地渗入到其他学科,申农信息论的不足之处更加明显地暴露了出来,并且要求予以克服,这就进一步推动了信息论的发展,并促使信息科学的产生。从信息论到信息科学,既是对信息理论研究范围不断扩大的过程,也是对信息本质的认识不断深化的过程。

信息科学的产生还与控制论的建立有关。控制论是研究各类系统的调节和控制规律的科学。它是自动控制、通信技术、计算机科学、数理逻辑、神经生理学、统计力学、行为科学等多种科学技术相互渗透形成的一门横断性学科。它研究生物体、机器以及各种不同物质系统的通信和控制的过程,探讨它们共同具有的信息交换、反馈调节、自组织、自适应的原理和改善系统行为,使系统稳定运行的机制,从而形成了一大套适用于各门科学的概念、模型、原理和方法。1948 年,美国数学家维纳在他所著的《控制论》一书里,把这一门新的科学明确叫做研究机器和生物体里的控制和通信的科学。

（三）信息科学的发展

20 世纪 60 年代中期,由于出现复杂的工程大系统,需要用计算机来控制生产过程,因此系统辨识成为重要研究课题。从信息科学的观点来看,系统辨识就是通过输入、输出信息来研究控制系统的行为和内部结构,并用简明的数学模型来加以表示。控制就是根据系统结构的要求对信息进行加工、变换和利用。

20 世纪 70 年代以来,电视、数据通信、遥感和生物医学工程的发展,向信息科学提出了大量的研究课题,如信息的压缩、增强、恢复等图像处理和传输技术,信息特征的提取、分类和识别的模式、识别理论和方法,出现了实用的图像处理和模式识别系统。20 世纪 70 年代,信息论、系统论和控制论合流并广泛渗入到其他学科领域,特别是大系统、复杂系统中广泛运用信息与自动控制,从而对信息的产生、应用,信息的意义和效用的研究有了深化,信息论也发展为信息科学。

到 20 世纪 80 年代,根据当时科学发展的需要,一些学者认为,信息科学的研究应该以信息论为基础,并与电子学、计算机、自动化技术、生物学、数学、物理学等科学相联系,从原来的通信领域广泛地将信息论渗入到自动控制、信息处理、系统工程、人工智能等领域,对信息本质,对信息的获取、变换、传输、处理、利用和控制的一般规律做进一步的研究,获得更确切的理解和更一般的理论和规律,设计和研制各种机器以便尽可能把人脑从自然力的束缚下解放出来,提高人类认识世界和改造世界的能力。

第二节　信息标准化

一、标准化

（一）标准化概述

标准化是一切科学管理的共同基础，是制定标准、贯彻实施标准和修订标准的全部活动。这个过程不是一次完结的，而是不断循环、螺旋式上升的。其最普遍、最主要的形式是"统一"，这也是标准化的基本原理。

标准，从一般的意义上来讲，就是指衡量事物的尺度，是大家必须共同遵守的一种准则，是经权威机构批准的标准化成果。

根据《中华人民共和国标准化法》的规定，国家标准具有最高效力，在全国范围内适用；行业标准的效力低于国家标准，在公布国家标准后，该项行业标准即行废止；特定行业的行业标准，只能在该特定行业范围内适用。

在医学领域，医生、护士的医疗护理行为是由一系列必要的专业学术标准来规范的，它从根本上保证了医疗护理质量，促进了医学学术的不断发展，如疾病诊断疗效标准、国际标准疾病分类等。

（二）信息标准化的定义

我国制定了标准化术语标准（GB 3935.1—83），《标准化基本术语第一部分》对标准化的定义是"在经济、技术、科学及管理等社会实践中，对重复性事物和概念通过制定、发布和实施标准，达到统一，以获得最佳秩序和社会效益"。

医学信息的标准化，就是对医疗信息化范畴内的重复性事物和概念进行统一、规范和定义，达到最佳序度，获得相应的社会效益。

（三）医疗信息标准化的必要性

如果缺乏统一的信息标准，医院内部之间、医院与其他医疗机构之间以及医院与医疗保险机构之间的信息就不能充分共享。统一的信息标准不仅有益于医疗机构，也有益于医疗卫生信息系统软件供应商、设备生产和制造厂商。

1. 医院内部数据共享需要信息标准化

经过多年的建设，医院信息系统呈现出多样性，特别是大型医院的信息系统往往是由不同时期的多家产品逐步构建而成的。由于不同时期、不同技术水平的系统彼此之间的体系结构差异很大，所以要建立统一的标准，使得医院内部不同系统之间的信息能够实现共享、交换。

2. 医院与医疗机构间的联系需要标准化

信息标准化不仅可以使医院内部不同系统间信息交流大大简化，而且可以使各医院之间以及医院与其他医疗机构之间的信息交流变得更加便利，也可以使上级卫生主管部门在必要时，通过网络提取医疗信息进行分析决策，统一指挥，合理调配区域卫生资源。

3. 医院与医疗保险机构信息交换需要信息标准化

医疗保险中心系统与医院信息系统的数据接口没有统一的标准，给数据交换带来很大困难，对医疗保险信息管理和医院信息系统的建设都十分不利。

二、信息的分类论

信息分类与编码是信息标准化工作的一项重要内容。信息管理工作的水平和采用计算机技术建立的信息管理系统的价值和生命力都有赖于统一的、标准化的信息分类和编码。信息分类就是根据信息内容的属性或特征,将信息按一定的原则和方法进行区分和归类,并建立起一定的分类系统和排列顺序,以便信息的管理和使用。

(一) 信息分类的原则

1. 科学性

通常要选择事物或概念(即分类对象)最稳定的本质属性或特征作为分类的基础和依据。

2. 系统性

将选定的事物、概念的本质属性或特征按一定排列顺序予以系统化,并形成一个科学合理的分类体系。

3. 可扩延性

通常要设置可扩展类目,以便保证增加新的事物或概念时,不至于打乱已建立的分类体系,同时,还应为下级信息管理系统需要在本分类体系的基础上进行延拓细化时创造条件。

4. 兼容性

与有关标准(包括国际标准)协调一致。

5. 综合实用性

分类要从系统工程角度出发,把局部问题放在系统整体中去处理,达到系统最优化状态,即在满足系统总任务、总要求的前提下,尽量满足系统内各有关单位的实际需要。

(二) 信息分类的方法

1. 层级分类法

层级分类法,是将初始的分类对象(即要被划分的事物或概念)按所选定的若干个属性或特征作为分类的划分基础逐次地分成相应的若干个层级的类目,并排成一个有层次的、逐级展开的分类体系。在这个分类体系中,一个类目相对于由它直接划分出来的下一级类目而言,称为上位类;由上位类直接划分出来的下一级类目相对于上位类而言,称为下位类;由一个类目直接划分出来的下一级各类目,彼此之间称为同位类。同位类类目之间存在着并列关系;下位类与上位类类目之间存在着隶属关系;同位类类目不重复,不交叉。

例如,GB 2260—86《中华人民共和国行政区划代码》是采用层次分类法,并用六位数字代码表示的。全国行政区划分为三个层级,每一层级用二位数字码表示。第一层级为省(自治区、直辖市),用第一、二位数字表示;第二层级为地区(市、州、盟),用第三、四位数字表示;第三层级为县(市、旗、镇、区),用第五、六位数字表示。

2. 面分类法

面分类法是将所选定的分类对象的若干个属性或特征视为若干个"面",每个面中又可分成彼此独立的若干个类目。使用时,可根据需要将这些面中的类目组合在一起,形成一个复合类目。

例如,服装的分类就可采用面分类法,服装所用材料、男女式样、服装款式作为三个面,每个面又可分成若干个类目,如表1-1所示。

表1-1　面分类法举例

材　料	男女式样	服装款式
棉	男式	医生工作服
麻	女式	护士工作服
纤维		后勤人员工作服
		行政人员工作服

使用时,将有关类目组合起来,如纯棉男式医生工作服、纤维女式护士工作服等。

三、信息的编码

信息编码就是将事物或概念(编码对象)赋予具有一定规律的、便于计算机和人识别与处理的符号。

(一) 代码

代码是一个或一组有序的、易于计算机和人识别与处理的符号,有时也简称为"码"。代码的功能如下:

(1)标识作用:代码是鉴别编码对象的唯一标志。

(2)分类作用:当编码对象按其属性或特征进行分类并被赋予不同的代码后,代码又可以作为区分编码对象类别的标志;

(3)排序作用:当按编码对象发现或产生的时间、所占有的空间或其他方面的顺序关系进行分类并赋予不同的代码后,代码又可以作为区别编码对象排序的标志;

(4)特定含义:采用一些专用符号时,此代码又可以提供特定的含义。

代码的以上几种功能中,标识功能是代码的最基本特性,任何代码都必须具备此种基本特性。代码的其他功能是人们为了便于工作与处理信息和管理信息而人为赋予的。

(二) 编码的原则

(1)唯一性:在一个分类编码标准中,每一个编码对象只对应于一个代码,每一个代码只唯一表示一个编码对象;

(2)合理性:代码结构要与分类体系相对应;

(3)可扩充性:必须留有适当的后备容量,以便适应不断扩充的需要;

(4)简单性:代码结构应尽量简单,长度尽量短,以便节省机器存储空间和减少代码的差错率,同时,提高机器处理的效率;

(5)适用性:代码要尽可能反映编码对象的特点,有助于记忆;

(6)规范性:在一个信息分类编码标准中,代码的类型、结构及编写格式必须统一。

(三) 代码的种类

代码的种类很多,以下列出几种常用的代码结构及优缺点,供编码时选择。

1. 无含义代码

无含义代码就是没有实际含义的代码,此种代码只作为编码对象的唯一标识,只起代替编码对象名称的作用而不能提供有关编码对象的其他任何信息。顺序码和无序码是两种常用的无含义代码。

(1) 顺序码:它是一种最简单、最常见的代码,是将顺序的自然数或字母赋予编码对象。如用1代表男性,2代表女性。它的优点是:代码简单,使用方便,易于添加。但它的缺点是:代码本身不给出任何有关编码对象的其他信息,无法从代码表面上区分不同编码对象。

(2) 无序码:它是将无序的自然数或字母赋予编码对象。这种代码无任何编写规律,依靠机器的随机程序编写。

2. 有含义代码

有含义代码就是具有某种实际含义的代码,这种代码不仅可以作为编码对象的唯一标识,有代替编码对象名称的作用,还可以提供编码对象的有关信息(如分类、排序、逻辑意义等)。常用的有含义代码有系列顺序码、数值化字母顺序码、层次码、特征组合码、复合码。

(1) 系列顺序码:这是一种特殊的顺序码,这种代码将顺序码分为若干段(序列)并与分类对象的分段一一对应,给每段分类对象赋予一定的顺序码。一般对分类深度不大的分类对象进行编码时采用这种代码。例如,国家标准《国务院各部、委、局及其他机构名称代码》(GB4657—84)采用的就是系列顺序码,用三位数字表示一个机构,第一位数字表示类别标识,第二和第三位数字表示该机构在此类别中的数字代码,如300～399为国务院各部,700～799表示全国性的人民团体。它的优点是:能表示一定的信息属性,易于添加;缺点是:当空码较多时,不便于机器处理,不适用于复杂的分类体系。

(2) 数值化字母顺序码:这是指按编码对象名称的字母排列顺序编写的代码。这种代码将所有的编码对象按其名称的字母排列顺序进行排列,然后分别赋予逐个增加的数字码。例如,按英文字母顺序排列的数值化字母顺序码如表1-2所示。

表1-2　数值化字母顺序码举例

代　码	名　　称
01	Alumen(白矾)
02	Borneolum syntheticum(冰片)
03	Concha bellamyae(白螺壳)
…	…

它的优点是:编码对象容易归类,容易维持并可以起到代码索引(按字母顺序编写)的作用,便于检索;缺点是:编制标准时,要一次性地给新的分类编码对象留足空位。当原有空位不足以保证新增加的分类编码对象时,需要重新进行编码。

3. 层次码

层次码常用于层次分类体系,它是以分类对象的从属、层次关系为排列顺序的一种代码。编码时,将代码分为若干层级,并与对象的分类层次对应。代码左端为最高层次代码,右端为最低层次代码。每个层次的代码可采用顺序码或系列顺序码。例如,GB 7635—87《中药分类与代码》采用五层的层次码,由7位数字组成,其结构如图1-2所示。

它的优点是:能明确标出对象的类别,有严格的隶属关系,代码结构简单,容量大,便于机器汇总;缺点是:当层次较多时,弹性较差,代码位数较长。

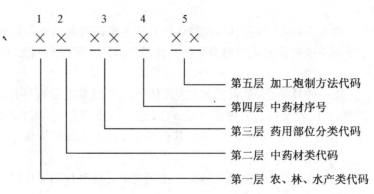

图 1-2　中药分类的层次代码

4. 特征组合码

特征组合码常用于面分类体系,它是由代表分类对象各种属性或特征的几位字母或数字排列组合而成。通常是一个字母或数字代表描述的一种属性或特征。例如,岩石和矿物的颜色可用三位数字来表示:第一位代表色调的深浅,"0"不清楚,"1"浅色,"2"正常色,"3"深色;第二位代表配色,"0"不清楚,"1"红色,"2"黄色,"3"褐色,"4"绿色,"5"蓝色,"6"紫色,"7"灰色,"8"白色,"9"黑色;第三位代表主色:"0"不清楚,"1"红色,"2"黄色,"3"褐色,"4"绿色,"5"蓝色,"6"紫色,"7"紫色,"8"白色,"9"黑色。于是浅灰绿色可表示为"174",深褐黄色可表示为"332",其余类推。特征组合码通常被用于各个单位和个人所开发的应用数据库和数据、图形处理系统中。它的优点是:简单明了,易记易用,适于机器处理;缺点是:代码容量利用率低,位数太少时容量有限,易发生重码,而位数多时又不易掌握,容易产生混乱。

5. 混合码

混合码是将顺序码、层次码、特征组合码等两个或两个以上完整的、独立的代码按一定的规则联结起来的代码。例如:分类部分和标识部分组成的混合码可以将分类编码对象的代码划分成分类部分和标识部分,分类部分表示对象的属性或特征的层次、隶属关系,标识部分对对象起标识的作用。

(四) 代码的类型

代码的类型指代码符号的表示形式,一般有数字型、字母型、数字字母混合型。

1. 数字型代码

数字型代码是用一个或多个阿拉伯数字表示的代码。这种代码结构简单,使用方便,也便于排序,易于在国内外推广。这是目前各国普遍采用的一种形式,如前面提到的人的性别代码、国民经济行业分类和代码等国家标准中都采用数字码。这种代码的缺点是对象特征的描述不直观。

2. 字母型代码

字母型代码是用一个或多个字母表示的代码。例如,铁道部制定的火车站站名字母缩写码中,BJ 代表北京,HLB 代表哈尔滨。这种码的优点是便于记忆,人们有使用习惯。另外,与同样长度的数字码相比,这种代码容量大得多。一位数字最多可表示 10 个类目,而一位字母可表示 26 个类目。这种代码的缺点是不便于机器处理。特别是编码对象多、更改频繁时,常会出现重复和冲突。因此,字母型代码常用于分类对象较少的情况。

3. 混合型代码

混合型代码是由数字、字母、专用符号组成的代码。这种代码基本上兼有前两种代码的优点。但是这种代码组成形式复杂,计算机输入不便,录入效率低,错误率高。

综上所述,三种类型的代码各有所长,各有所短,应根据使用者的要求、信息量的多少、信息交换的频度、使用者的习惯等各方面综合考虑,选用合适的代码类型。

第二章 医院信息系统及系统构成

第一节 医院信息系统的概念

医院信息系统(Hospital Information System,HIS)已被国际学术界公认为新兴的医学信息学(Medical Informatics)的重要分支。该领域的美国著名教授 Morris Collen 于 1968 年曾为医院信息系统下了如下定义：利用电子计算机和通信设备,为医院所属各部门提供病人诊疗信息和行政管理信息的收集、存储、处理、提取和数据交换的能力,并满足所有授权用户的功能需求。

2002 年,我国卫生部对医院信息系统的定义是：利用计算机软硬件技术、网络通信技术等现代化手段,对医院及其所属各部门的人流、物流、财流进行综合管理,对在医疗活动各阶段中产生的数据进行采集、存储、处理、提取、传输、汇总、加工生成各种信息,从而为医院的整体运行提供全面的、自动化的管理及各种服务的信息系统。

医院信息系统是现代化医院建设中不可缺少的基础设施、支撑环境和管理方式。HIS 的直接服务对象是医院以及医院的用户——医院领导层、管理干部层、医护人员。

纵观医院信息,总体可以分为两类：一类是面向医院管理的信息,我们称为医院管理信息系统(HIMS),主要以经济管理为主轴,实现对医院人流、物流、财流的综合管理；另一类则是以关于患者临床医疗信息管理的,我们称为临床信息系统(Clinical Information System,CIS)。临床信息系统(CIS)的主要目标是支持医院医护人员的临床活动,收集和处理病人的临床医疗信息,丰富和积累临床医学知识,并提供临床咨询、辅助诊疗、辅助临床决策,提高医护人员的工作效率,为病人提供更多、更快、更好的服务。像医嘱处理系统、病人床边系统、医生工作站系统、实验室系统、药物咨询系统等就属于 CIS 范围。但 HIS 与 CIS 之间是相互关联的。

第二节 HIS 的发展与状况

一、国外 HIS 的发展状况

(一) 美国

20 世纪 50 年代中期,美国开始将计算机应用于医院财务会计管理,并进一步实现了部分事务处理,逐步形成医院信息系统。

(1) 探索阶段(20 世纪 60 年代初期—70 年代初期)——病人护理系统。1965 年美国国会修改社保制度,要求医院向政府提供病人的详细信息。1972 年调查显示,全美还没有一个完整的、成功的信息系统。

(2) 发展阶段(20 世纪 70 年代中期—80 年代中期)。于 1975 年 SNOMED 公布,1977 年 ICD-9、ICD-9-CM 发布,制定了诊断相关分组编码(DRG);1985 年发布 DICOM 标准(医学影像系统和检查设备接口标准)。信息系统向小型机和微机两个方向发展,如美国退伍军人管理局的 DHCP。此时,基本覆盖医院各方面,但系统标准化程度不高。

(3) 成熟阶段(20 世纪 80 年代末期—90 年代中期)。1987 年,HL7[health level seven,即健康标准第七层,指国际标准化组织(ISO)所定的开放式系统互联参考模型(OSI)的最高一级]首次公布。1992 年 ICD-10 发布。硬件设备技术提高(高速、高档、海量、高清晰)。开发重点是与诊疗有关的系统,如医嘱、实验室、医学影像、病人监护、合理用药等系统。

(4) 提高阶段(20 世纪 90 年代末至今)。重点开发电子病历、计算机辅助决策、统一的医学语言系统(UMLS)、专业范围临床信息共享等方面。正经历着小型化、智能化和集成化改造过程,并由信息系统管理功能经信息网络和交换系统向信息服务方向发展。至 2004 年,约 20% 的医院已完成了电子病历系统(EMR)改造,医学影像系统(PACS)、实验室信息系统(LIS)、临床路径(CP)等新技术的大量应用,已成为现代医疗服务质量提高的重要保障。

(二) 日本

日本 HIS 兴起于 20 世纪 70 年代初期。日本 HIS 的开发和运行主要基于大型计算机,如 IBM3090、富士通 M1600/8,编程语言主要为 COBOL。

(1) 管理体系阶段(20 世纪 70 年代初期—80 年代中期),即事务管理人员和检查技师使用计算机阶段。

(2) 整体 HIS 阶段(20 世纪 80 年代末期—90 年代中期),诊疗过程进入计算机管理。

(3) 电子病历阶段(20 世纪 90 年代末至今),把电子病历的研究、推广和应用作为一项国策,组织了强大的管理团队,在经费上重点保证,在标准化、安全机制、保密制度、法律上等方面做了大量工作,现已广泛应用。

(三) 欧洲

欧洲各国 HIS 发展稍晚,大多兴起于 20 世纪 70 年代末期,但发展十分迅猛,区域突出。例如,1995 年,丹麦政府支持的红色系统,管理 76 所医院和诊所。

法国第八医疗保健中心实现了能管理三所大医院和三所医药学院的一体化医院信息系统。

目前,欧盟的 SHINE 工程已启动,英、法、意、德等国公司都参与了此项工程,目的是共享医院信息(欧盟医疗保健信息网络系统战略工程)。

二、我国 HIS 的发展状况

(1) 萌芽阶段(20 世纪 70 年代末期—80 年代初期)。1976 年,上海肿瘤医院利用计算机进行放疗剂量的计算,两年后建立病史管理系统。1978 年,在武汉召开的"中医控制论研讨会"标志着中医行业计算机应用的开始,湖北中医学院附属医院以及上海、北京等地的中医院的"名老中医专家系统"研究全国闻名。同时,中国中医研究院的"中医药文献检索系统"开始研究。1978 年,南京军区总医院引进国产 DJS-130 计算机进行药品管理、科研管理等。1980 年,北京积水潭医院、湖北中医学院附属医院在王安机上开发系统。

总体来说,此阶段主要特点为机器贵、汉字处理困难、可靠性差,但为我国 HIS 的发展培养了技术人员。

(2) 起步阶段(20 世纪 80 年代中期)。1984 年,卫生部下达《计算机在我国医院管理中应用的预测研究》课题,成立了由上海肿瘤医院、黑龙江省医院、北京积水潭医院和南京军区总医院组成的课题协作组;同时,在北京医科大学和湖北中医学院分别举办综合医院、中医医院的计算机技术研修班(一年半制),培养高层次医学计算机两用人才(这些人后来均成为骨干)。1986 年 7 月,卫生部向 10 个单位下达研制病案、统计、人事、器械、药品、财务 6 个医院管理软件任务书;10 月成立卫生部计算机应用领导小组,指导和协调计算机应用工作。

此阶段硬件由小型机向微机迁移,操作系统以 DOS 为主,数据库主要使用 DBASE,编程语言主要采用 BASIC、DBASE 等过程化语言,出现了数十种汉字系统,包括 CCDOS、YYDOS。

(3) 局部发展阶段(20 世纪 80 年代末期—90 年代初期)。20 世纪 80 年代后期,我国 HIS 发展较快。1988 年 11 月,召开首届全国医院管理计算机应用学术会议。医院信息系统开发计划列入"八五"攻关课题,各子系统开发应用蓬勃兴起。单机版《医院医疗信息管理系统》在全军医院推广应用。统一医疗指标体系、统计等级报表、信息分类编码、数据交换接口、医疗名词术语开始提出。主要问题有:应用软件低水平重复开发多、医疗信息不够规范标准、不通用、单机运行。主要成绩有:为整体开发积累经验、用户提高了认识,为集中开发一体化做好了技术、人员、思想准备。

(4) 全面发展阶段(20 世纪 90 年代中后期至今)。1993 年,国家有关部门投资 100 万元下达国家重点攻关课题:"医院综合信息系统研究"。1995 年,众邦公司推出 DOS 平台的 HIS。同年,卫生部制定《卫生系统计算机发展纲要》。1996 年 5 月,卫生部启动"金卫工程",HIS 是其主要内容之一。同年,总后卫生部启动"金卫工程军一号工程",即 HIS 开发和应用推广,1997 年在全军 20 多所医院运行,到 2001 年全军几百所医院全部使用,同时推向地方医院。此阶段,其他一些医院、研究机构、公司也开发了比较庞大的 HIS,300 多家公司在市场竞争。硬件主流是微机,网络采用 TCP/IP 协议,数据库采用 Oracle、SQL - Server、Sybase、Informix 等,服务器基本运行 NT 和 UNIX,系统开发工具多采用 PowerBuilder、Delphi、VB 等软件。

第三节 HIS 的组成及其特点

HIS 是一个庞大、复杂的信息管理系统,根据卫生部制定的《医院信息系统基本功能规范》的规定,医院信息系统整体可以划分为五个部分:① 临床诊疗部分;② 药品管理部分;③ 经济管理部分;④ 综合管理与统计分析部分;⑤ 外部接口部分。

医院信息系统具有以下三个特点:① 信息采集点分散,但信息处理与共享高度集中。由于医院信息系统涉及医院几乎所有科室,门诊与住院、临床医疗与业务管理、临床与物资供应、财务核算等都需要信息的提供和共享,因此在网络建设上要充分考虑整个网络的体系结构。② 医院信息含有大量的图像资料,要考虑网络主干、信息采集存储设备以及相应软件。③ 医院信息系统的安全性与稳定性要求更高。

第四节　临床诊疗

临床诊疗部分主要以患者信息为核心,将整个患者诊疗过程作为主线,医院中所有科室将沿此主线展开工作,随着患者在医院中每一步诊疗活动的进行,产生并处理与患者诊疗有关的各种诊疗数据与信息。整个诊疗活动主要由各种与诊疗有关的工作站来完成,并对这部分临床诊疗信息进行整理、处理、汇总、统计、分析。此部分由门诊医生工作站、住院医生工作站、护士工作站、临床检验系统(LIS)、医学影像系统(PACS)、手术室麻醉系统等组成。

一、门诊医生工作站

医生工作站处于医院信息系统的中心位置,是临床诊疗部分功能的最集中体现。它的主要任务是自动获取门急诊挂号患者基本信息,方便地调用相关模板来填写和生成诊疗相关信息,实现电子病历;支持医生处理门诊记录、诊断信息;随时获取门诊药房即时库存情况,并开具各种药品处方和医生处方以及自动核算费用;支持医生对历次就诊病历和处方等资料的查询;支持获取及处理各种检验、治疗处置、手术和卫生材料等信息。

二、住院医生工作站

住院医生工作站子系统是整个住院部分的中心所在,它可实现医嘱校对、病房的床位管理、病人在病房所发生的信息管理;病房和其他部门的交互管理;病房内部的分类管理;和病房有关的统计查询等,协助医生完成病房的日常医疗工作。其主要任务是处理诊断、处方、检查、检验、治疗处置、手术、护理、卫生材料及会诊、转科、出院等信息。

综上所述,医生工作站基本包括以下六种功能:

(1)通过网络自动获取患者基本信息、诊疗信息(病史、症状、体征、检查、诊断、治疗等)和费用信息。

(2)支持对医嘱、处方的处理(图2-1),支持完成各项医疗记录,包括录入、审核、确认、打印、签字生效。

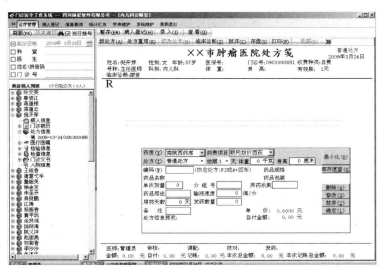

图2-1　医生工作站界面1

（3）自动划价收费，支持对医保、公费、自费等费用管理。

（4）通过网络自动向各有关部门传送检查、处方、手术、转诊、出院等相关信息，并自动接收各有关部门传来的检查结果和反馈信息。

（5）提供对药品字典、诊疗项目、既往病历的查询。

（6）对门诊医生工作站，要求能迅速、准确完成上述功能，对故障的应急处理应在5～10分钟内解决。对住院医生工作站，还要求对床位、出入院、转科、费用等信息予以管理，如图2-1、图2-2所示。

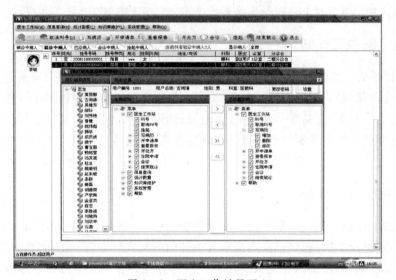

图2-2　医生工作站界面2

三、医嘱系统

1. 医嘱概述

医嘱是医生根据疾病诊断和病情变化对患者处置所开列的医疗指令和措施。医嘱的范围极广泛，从服药、注射、手术、检验，到床位、饮食、护理……

医嘱是医院信息系统的核心。首先因为医院对患者的医疗服务，或称诊疗行为，100%由医嘱派生，它在一定程度上反映医疗质量；其次，患者在医院内的医疗费用100%由医嘱派生；第三，医嘱是医务人员对患者诊疗的记录，具有法律效力。

医嘱还涉及病房、药房、检验科、放射科、住院收费处等医院各部门。

我国目前对住院病人医嘱的处理方式可以分为两类：一类是由医生手工书写医嘱，由护士在护士工作站系统录入，并进一步处理；另一类是由医生直接在医生工作站系统录入医嘱，由护士在护士工作站系统作进一步处理。无论是哪一类，护士工作站系统都是医嘱处理的主体。

医嘱类型：包括长期（定期、不定期）医嘱、临时医嘱。

临时医嘱（即刻）是指那些只执行一次就不再执行的医嘱。检查治疗、抢救药或病人临时需要用药，还有转科、出院等都称为临时医嘱。

长期医嘱是指不给出停止时间就持续多次有效的医嘱。例如，一般医生开输液（或口服药），不写几天；当病情需要停止时，医生开X床停输液，这时护理人员再输入停止时间。

任何长期医嘱一旦开始执行是不能改动的,只能以停止并重新下一条新医嘱的方式来改变。

定期医嘱是长期医嘱的一种特殊形式,开定期医嘱的同时已知道停止时间。例如有的医生开输液三天,就算定期医嘱。

2．确认医嘱

确认医嘱是医嘱处理全过程中至关重要的环节。确认医嘱实际上是检查医嘱录入的正确性。只有经过授权的人认真与原始医嘱(指医生手写的医嘱)核对、确认无误后,该条医嘱才能继续后面的处理,真正成为一条可生成执行的医嘱。进行医嘱的一条条确认在实际工作中既麻烦又费事,可在录入完所有病人的医嘱后,一起进行核对、确认工作。

3．停止医嘱

停止医嘱通常是指医生在医嘱本中明确下令停止某一项已进入执行状态的长期医嘱。停止医嘱的操作除了在计算机打印出的患者正式医嘱单上手工注明停止日期与时间并签字(医生签字、护士签字)外,还要求护士一定在系统中进入停止医嘱功能,为停止的医嘱填入停止日期与时间。停止的日期与时间不能小于当前的日期与时间,但可以是大于当前日期与时间的任何值。如果护士没有在系统中填入停止时间,做临时医嘱外,系统会继续自动执行长期医嘱。

4．撤销医嘱

撤销医嘱与停止医嘱有本质区别。停止医嘱是一项常规的正常操作,撤销医嘱则是一种非常规的特殊操作。撤销医嘱的目的是从已录入的医嘱中不留痕迹地消除掉某条医嘱。能够被撤销的医嘱只是已录入、确认过的医嘱(未被确认的医嘱可以在录入医嘱的界面中删除)。撤销医嘱功能的设置是为了处理某些特殊情况的,因此,一定要有特殊权限的人才能使用;而且系统会记录下被撤销医嘱的情况及操作人、操作时间等信息。

5．生成执行

当医嘱录入完成后,经过确认,生成后才能打印出各种执行单,包括药品单、服药卡片、输液卡片等,诊疗项目才会计价并打出药品单来指导护士执行,同时,向相应的医技科室送出各项诊疗化验的请求。因此,医嘱的生成执行是医嘱处理全过程中必不可少的重要一环。医嘱的生成执行实际上就是对所录入的医嘱进行分类汇总、具体分析,最后体现为各种规范的数据格式,从而达到指导日常护理工作,形成与住院管理、药房管理等系统之间的数据流的目的。

6．打印

医嘱系统中打印是必不可缺的重要一环,包括打印各种药品单和执行单。

7．护理

使用者主要通过此模块提供的功能对病人的一些基本信息进行维护,例如,病人的体温变化情况、床位情况、病人的当前状况、医疗质控信息等。

四、护士工作站

护士工作站是医院信息系统的一个关键平台。在这里,医生日常开出的大量医嘱就地进行分类和执行,对病人每天发生的各种情况进行收集整理,协助病房护士对住院患者完成日常的护理工作(图2-3)。其主要功能有:

(1)通过网络自动获取病人基本信息和诊疗护理信息(病史、症状、体征、检查、诊断、护理、治疗等)、费用信息。

(2) 支持对医嘱、处方的录入、审核、确认、执行、打印功能。

(3) 支持录入及打印体温单、医嘱单、护理计划、护理记录、护理评估等护理文档。

(4) 支持对病人的瞬时后台计费、费用查询、打印明细账。

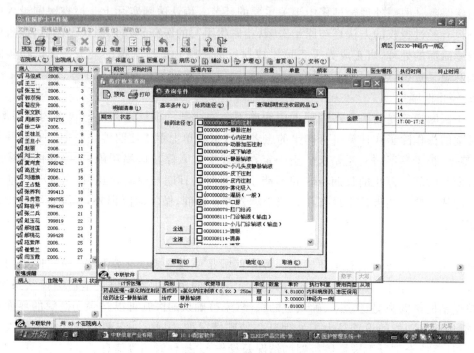

图 2-3　护士工作站

五、临床检验系统

临床检验系统(Laboratory Information System，LIS)为检验室开展检验工作提供更加有效的系统支持，将尽量减少以人工操作的方式来实现信息转移，减少在接收检验要求、报告结果和保存记录等工作中可能会出现的人为误差，协助检验科室完成日常检验工作(图 2-4、图 2-5)。其主要功能如下：

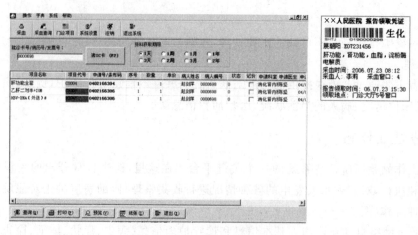

图 2-4　检验系统一般检查

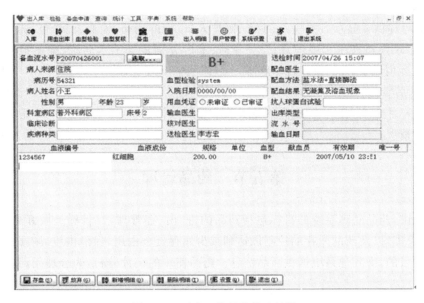

图 2-5　医生工作站的检验结果

（1）预约管理：预约检查时间，打印预约单，提供预约查询。

（2）接收检验申请：包括患者信息、检验信息、医生信息、送检日期，确保检验单号的唯一性，避免差错。同时提供手工录入功能。

（3）标本检验查核：对采集或收集的标本、检验项目、结果报告均有严格查核功能。

（4）检验结果处理：检验结果可由仪器数据接口自动输出或手工录入，提示正常值和既往结果对比，核查后打印，可通过网络及时反馈到临床医生工作站。

（5）检验质量控制：支持定期审查检验质量，生成质量控制报表，提示质量控制问题。

（6）统计查询功能：支持检验报告、数量、费用的各种统计功能，支持对单个病人、单项检查等多种查询功能。

六、医学影像系统

医学影像系统通常称为医学影像计算机存档与传输系统（Picture Archiving and Communication System，PACS），是医院信息系统中的一个重要组成部分，是使用计算机和网络技术对医学影像进行数字化处理的系统，其目标是用来代替现行的模拟医学影像体系。它主要用于实现医学影像的采集和数字化，图像的存储和管理，数字化医学图像的高速传输，图像的数字化处理和重现，图像信息与其他信息的集成。

七、手术麻醉系统

手术麻醉系统包括手术前管理、手术管理、手术后管理。

1. 手术前管理

（1）通过网络，由临床科室提供病人信息、术前病历信息，完成手术同意签字书、术前讨论记录，录入手术申请、审批报告等信息；（2）由麻醉科完成并录入会诊记录、麻醉方案、术前用药等信息；（3）由手术室录入并提供手术器械，护理工作，病人备皮等术前准备信息。

2．手术管理

（1）随时提供并显示有关病人、手术、医护人员、麻醉用药、输血、消毒包、器械等术前信息，并可动态录入和打印术中信息；（2）术前、术后分别核查手术名称、配血报告、器械、纱布、药物，并逐项记录；（3）录入打印麻醉记录单，连机计费。

3．手术后管理

（1）录入、打印手术记录，提供并显示手术后病人体温、心率等信息；（2）记录病人术后状况和随访情况。

第五节　药品管理

概括来讲，药品管理系统的目标包括药品的进、出、存管理，其目标是做好药品的品种、数量、金额管理，以及药品库存的控制以达到减少库存资金占用、保障供应、堵塞药品流通中各种漏洞的目的，为其他系统提供药品信息。药品使用的统计分析，为合理用药和高层管理服务。

一、药品库房管理

药品库房管理子系统一般包括西药库管理、中成药库管理、中草药库管理三个部分。提供各类药品的入库、出库、调价、调拨、盘点、报损丢失、退药等功能；提供药品的有效期管理、药品的核算功能及各种信息的打印功能。

二、门诊药房管理

门诊药房管理子系统主要完成药品的请领、入库、退库、报损、盘点以及门诊病人的取药、退药等工作，同时，对药品的入出药房情况提供有针对性的查询和统计功能。在运行中要求同药房库房管理、门诊医生工作站等子系统协同、一致地运行，确保传输数据的准确性和一致性，如图 2-6 所示。

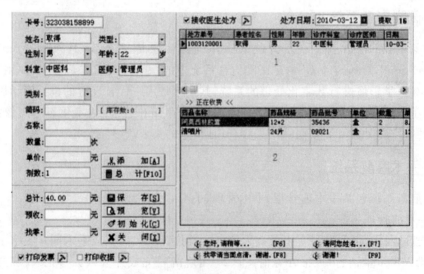

图 2-6　门诊发药系统

三、住院药房管理

住院药房管理子系统可自动获取药品和住院患者基本信息；具有分别按患者的临时医嘱和长期医嘱执行确认功能，并自动生成针剂、片剂、输液等类型的摆药单和统领单；提供科室、病房基数药管理与核算统计分析功能，以及查询和打印药品的出库明细功能。

四、药品会计核算及药品价格管理

药品会计核算及药品价格管理子系统提供药品的自动调价和手动调价功能，并将这些信息传送给药品会计和财务会计；支持药品会计对药物账目的统计、核对、查询、打印等功能，在运行中要求实现权限操作，实现数据共享；提供自动报账和手动报账核算功能。

五、制剂管理

制剂管理子系统支持制剂库房管理，制剂的半成品、成品管理，制剂的财务账目及报表分析；提供制剂的成本核算，各种单据和报表的打印功能，各种质控信息管理功能，计划、采购、应付款和付款的管理，各种标准定额的管理，制剂生产过程、生产工序的管理，合理用药咨询功能等。

第六节　经济管理

费用管理部分共包括 7 项内容：门急诊挂号系统，门急诊划价收费系统，住院病人入、出、转管理系统，病人住院收费系统，物资管理系统，设备管理子系统，财务管理与经济核算管理系统。

一、门急诊挂号、收费系统

（1）初始化功能：建立诊类、科室、时间、号类、医生名单、医疗保险机构名称等工作环境参数和字典。

（2）挂号、退号：支持医保、公费、自费等多种身份病人挂号；支持现金、刷卡、记账等多种付费方式；支持预约、窗口、电话、网上等多种挂号形式；支持病人选医生；支持退号、退费；支持自动生成挂号信息，打印挂号单。

（3）门诊病历管理：支持建立、回收、注销门诊病历。

（4）查询：支持按病人、按号别、按医生、按科别进行查询。

（5）具有各种收费核算功能以及对病人和科室的各种统计功能。

（6）划价：支持划价收费一体化处理。

（7）收费：通过网络自动获取与收费相关的信息，并自动划价计费。

（8）退费：支持冲赔式退款，保留工作记录，同时使用发票号和机器生成号等发票监督机制。

（9）结算及报表：可按日、月、季、年及各类别分别汇总结算并打印报表。

二、住院管理系统

(一) 住院病人床位管理(入、出、转管理)

住院者在医院接受检查、诊治疗的过程是一个动态的过程,病床是最基础的信息。为初次入院病人建立个人主索引,办理入院、确认入住科室、病房和病床;为再次入院和预约入院者从病人主索引或预约表中提供已有信息,办理再入院手续;病人在入院期间为病人办理病床变更及出院手续。

(二) 住院病人费用和财务管理

提供准确、实时的病人住院费用的电子账单和结算;满足医院财务和成本核算;支持公费医疗和医保等特殊身份病人住院费用自付金额的计算,包含以下内容:① 预交金的收取和管理;② 费用接收和记账,完成住院病人特定费用的录入及分类;③ 欠费控制,设定欠费控制金额,传送欠费和催款通知;④ 住院费用结算和中期结账;⑤ 财务统计和报表,自动生成住院处凭单日报和现金日报,生成各执行单位的财务收入报表,支持以科室为结算单位的成本核算。

(三) 住院病人信息查询

随着医疗体质改革的深入进行,医疗保险、大病统筹等各种不同的医疗保障正在渐渐取代原有的公费医疗。住院病人十分关注自己每天用了什么、做了什么治疗和检查,关注其数量、价格、自付比例和费用,所以应为他们提供详尽的每日费用明细。

(四) 建立资源共享的数据平台

建立和提供住院病人主索引,实现与医嘱系统、药房系统、检验等医院内各子系统间共性数据的高度共享和保持一致,消除信息的重复录入和差错。建立与医疗保险系统的数据接口,满足医疗保险对参保人住院医疗费用实施管理和监控的要求。

(五) 系统维护

建立用户权限管理,完成数据库的初始化及初始化参数的设置,构成资源数据库,进行合同单位的录入、查询和修改。

三、物资管理系统

(1) 支持自动生成采购计划、请购单。

(2) 支持库存管理中的出入库管理、库存管理,具有自动查询等功能。

(3) 支持各项结算统计和汇总打印功能。

四、设备管理系统

(1) 支持各主设备及附件购入登录、编辑、查询功能。

(2) 支持主设备及附件的入库、出库、调配、消减的录入、编辑、查询功能。

(3) 支持对设备的增值、折旧管理,以及设备使用和经济收益的录入或自动计算。

(4) 建立设备档案,支持对设备维修情况、维修费用、定期检验情况的管理功能。

(5) 具有对上述功能的统计查询。

经济核算管理子系统用于医院的经济核算和科室的核算,包括医院收支情况汇总、科室收支情况汇总、医院和科室成本核算等功能。经济核算管理子系统与财务管理系统、医院信息系统接口,直接读取有关信息。

第七节 外 部 接 口

一、医疗保险接口

医疗保险接口子系统用于协助整个医院,按照国家医疗保险政策对医疗保险病人进行各种费用的结算处理,其主要任务是完成医院信息系统与上级医保部门进行信息交换的功能,包括下载、上传、处理医疗保险病人在医院中发生的各种与医疗保险有关的费用,并做到及时结算。

二、社区医疗接口

社区医疗接口子系统协助医院与下级社区医疗单位进行信息交流,其主要任务是跟踪病人,提高出院后服务质量,为社区病人转上级医院提供快速、方便的服务,以及为各种医疗统计分析提供基础数据。社区医疗接口子系统的运行要求提供的各种信息及时、准确无误。

第八节 基本业务流程

一、门急诊业务流程

(一)发放诊疗卡

病人来医院后需填写"诊疗卡信息表",对于公费医疗、医疗保险或其他可记账的病人还需出示医疗记账证明,填写证件号码,交发卡处工作人员发卡。但在系统设计时应只对从未领卡的病人发卡,已领卡的病人可补发或取消。

(二)门诊挂号分诊

如果病人已领有诊疗卡,则可通过刷卡查询病人基本信息,但系统必须支持无卡病人的挂号,提供通过输入部分条件(如姓名等)能够快速而准确地获取病人信息。刷卡后选择病人类型,就诊医生即可完成挂号,如图2-7所示。

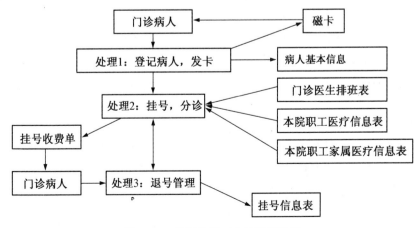

图2-7 挂号分诊工作站数据流程

（三）医生诊室

叫号：医生在候诊队列中选择第一名病人，以语音和屏幕显示的方式提醒病人应进入医生诊室就诊，同时对已叫号但还未进入诊室的病人再次进行提醒。

接诊：病人进入诊室后，即开始就诊过程。医生诊病后输入处方以及检验、检查、治疗等各种申请单，书写病历。如果是复诊病人，系统中存在检查检验结果或影像照片，还需根据各种医学证据下诊断（如图2-8所示）。

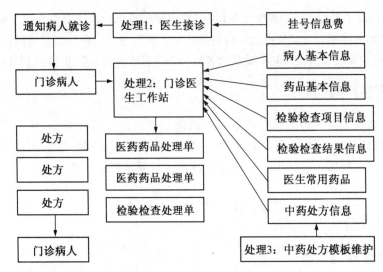

图2-8　门诊医生工作数据流程

（四）门诊收费

病人就诊后即前往收费处交纳应付费用，同时流程中必须支持手写处方、检验单、治疗单和手术单的病人交费要求，还应支持病人退费的要求。

（五）药房发药

病人交费后，药房可自动（也可手动选择）打印电子处方单（或称为发药单），药剂人员配完药后通过屏幕显示的方式提醒病人前来取药。病人取药时，药剂人员把配好的药品与病人提供的诊疗通知书核对无误后把药品交给病人，完成发药工作。

（六）标本采集

如果病人需要进行检验，则在交费后到抽血处采集血液等标本。

医院信息系统对门诊的管理主要有挂号、医保、门诊医生工作站、门诊收费、门诊药房、门诊病案的管理；在管理模式上，主要有三种：集中计价模式、分散计价模式、门诊医生工作站模式。

集中计价模式

在集中计价模式中，最基本的应用系统是挂号预约、门诊收费、门诊药房，为减少病人多次排队，可采用一次性去收费窗口划价、交费，并将相关交费信息共享到检查/检验等相关科室。缺点是：门诊收费窗口压力相对较大，在门诊高峰期难以避免病人排队等待的现象，如图2-9所示。

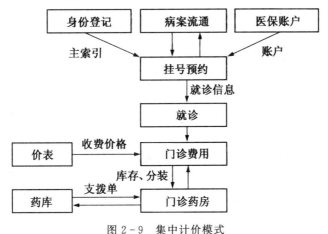

图2-9　集中计价模式

2. 分散计价模式

该模式为满足单独计价的科室(如放射科)的要求,有的医院将这些科室检查治疗项目的计价放在科室执行,病人可在这类执行科室直接计价,这既满足了这些科室对计价准确性的要求,又减少了病人的往返时间。这样的应用系统仍主要是挂号预约、门诊收费、门诊药房,不同的是单独计价科室具有计价功能,且计价后的信息可直接在收费处共享,如图2-10所示。

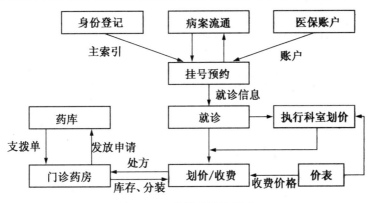

图2-10　分散式计价模式

3. 门诊医生工作站模式

在门诊医生工作站模式中,门急诊病人的信息录入主要由门诊医生操作。对门诊医生门诊医疗业务更加规范,病人就医更加方便,如图2-11所示。

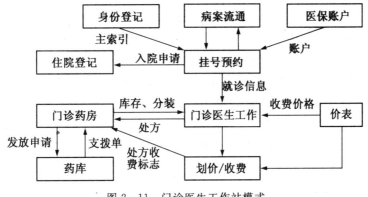

图2-11　门诊医生工作站模式

二、住院部工作流程

（一）基本的住院流程模式

（1）病人经门急诊收治并开具入院申请单,住院处根据科室空床情况和候床预约计划叫床,为病人办理入院登记。非免费病人还需交纳预交金。

（2）病人办理住院登记后到相应病区,护士通过集中入、出、转系统为病人办理入科手续。

（3）经治医生在医嘱本上手工下达医嘱、开检查/检验和手术申请单,并通过人工传送到相应科室。

（4）护士手工转抄和校对医生在医嘱本上下达的医嘱,抄写各种执行单,摆药室根据人工传送的护士书写的药疗通知单进行摆药。

（5）检查/检验和手术室接收纸质申请,进行预约,并在完成之后出具纸质报告,并人工送到相应病房。

（6）病人出院前,护士通知收费处,收费处对病人费用进行审核并结算后,护士采用集中入、出、转系统为病人办理出院手续。

（7）病人出院后,医生在规定的日期内书写并整理完纸质病历,并通过人工送到病案室。病案室及时进行病案编目,如图 2-12 所示。

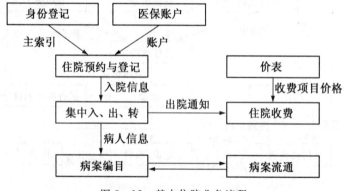

图 2-12　基本住院业务流程

（二）全面功能住院业务流程模式

（1）病人经门急诊收治并开具入院申请单,住院处根据科室空床情况和候床预约计划叫床,为病人办理入院登记。

（2）病人办理住院登记后到相应病区,办理入科手续,由护士工作站安排床位,填写相关信息。

（3）经治医生为病人新建病历夹,对病人进行各种诊疗信息的处理。如下达医嘱,传送到相应的护士工作站;开检查/检验和手术申请单,传送到相应科室,并可查询病人检查/检验报告,护理信息和检查及手术的预约情况。

（4）护士工作站转抄和校对医生提交的医嘱,自动生成各种执行单,摆药室根据护士工作站校对后产生的药疗通知单进行摆药。医院根据管理需要,可设中心摆药室进行集中摆药,也可在病区药柜摆药,还可分不同剂型在不同地点摆药。

（5）检查/检验和手术科室接收申请，进行预约，并在完成之后出具报告。

（6）病人出院前，护士工作站下达预出院通知，并停所有长期医嘱；收费处对病人费用进行审核并结算后，护士工作站对病人做出院处理。

（7）病人出院后，医生应在规定的日期内书写并整理完病历，然后将病历提交，病案室及时进行病案编目，如图 2 - 13 所示。

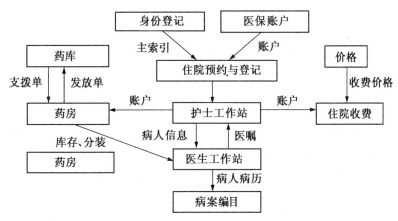

图 2 - 13　住院管理系统工作流程

第三章　护理信息学概论

第一节　护理信息学定义

一、定义

护理信息学(Nursing Informatics)是一门结合护理科学、计算机科学以及信息科学的新兴交叉学科,以在护理所有领域中管理和传递数据、信息、知识和智慧。在护理的有关角色和背景中通过信息化结构、信息化程序、信息化技术推动数据、信息、知识和智慧的综合,以支持患者、护士和其他保健服务人员的决策过程。

具体来说,护理信息学是应用信息科学理论和技术方法,去研究解决护理学科所提出的问题的专门学科。它是以护理学理论为基础,以护理管理模式和流程为规范,以医疗护理信息为处理对象,以护理信息的相互关系和内在运动规律为主要研究内容,以计算机网络为工具,以帮助患者、护士和其他保健服务人员解决护理信息各种问题。其供体学科是信息学,受体学科是护理学。

二、内容

计算机科学、信息科学与护理科学是三门各自独立发展起来的学科。护理信息学是三者的结合,是一门交叉学科,它所研究内容的重点,集中在这三门学科的相互融合与相互适应上。护理信息学力图回答这样一些基本问题:计算机科学中哪些基本理论可以用来指导护理实践?信息技术中哪些新技术可以和应该引进到护理工作中来?引入的方法和途径是什么?如何评价这些新理念与新技术的应用?信息技术的引入会带来护理工作的哪些变革,如何促进和管理这些变革?为回答这些问题,护理信息学至少应该包括下列内容:① 人工智能与决策支持系统在临床护理中的应用;② 医院及其他医疗机构利用计算机化的预约与排班系统自动查询医护工作人员;③ 用计算机对病人进行教育;④ 计算机辅助护理教育;⑤ 医院信息系统中的护理应用;⑥ 护理信息与知识表达的格式化、标准化,护理知识本体论(Nursing Ontology)的研究;⑦ 研究护士辅助护理决策中要用到哪些信息以及应该如何作出决策。

护理信息学研究的方法集中在以下方面:① 计算机信息系统需求的确定;② 研究适用于所有护理实践的信息和知识处理模式;③ 对护理信息系统的设计、实行和评价;④ 这些系统对护理实践的作用和病人疗效的评估。

第二节　护理信息学的发展

一、国外的发展

(一) 20 世纪 80 年代

1980 年在一次东京召开的 MEDINFO 国际会议中，Scholes 和 Barber 首次铸造了"护理信息学"(Nursing Informatics)这个词，并且在那次会议上 Scholes 和 Barber 首次提出了护理信息学的概念："护理信息学是在护理所有领域(包括护理服务、护理教育、护理科研)中计算机技术的应用。"

1984 年由 Ball 和 Hannah 提出了"护理信息学是那些收集关于护理人员对患者进行护理决策的过程的相关信息技术"。

1985 年由 Hannah 提出："护理信息学是在护理的职权范围内履行由护士在执行他们的职责时使用信息技术。因此，由护士在照护他们的患者时使用信息技术，在健康照护设施的管理中使用信息技术，或为了实践这个学科所做的个人的教育准备而使用信息技术，被认为是护理信息学。"

1989 年 Graves 和 Corcoran 提出："护理信息学是计算机科学、信息科学、护理学的结合，旨在协助管理和处理护理数据、信息和知识，以支持护理实践与护理服务。"

(二) 20 世纪 90 年代

1991 年 McGonigle 和 Eggers 提出："护理信息学是护理学、信息管理学和计算机科学的综合，以提高输入、检索、处理和(或)分配护理数据。"

1992 年美国护士学会护理中的计算机应用委员会(American Nurses Association Council on Computer Applications in Nursing)提出："护理信息学是一门结合护理学、计算机科学和信息科学的交叉学科，以识别、采集、处理和管理数据和信息，以支持护理实践、护理管理、护理教育和护理科研，并扩充护理知识。护理信息学的目的是：分析信息需求；设计、实施和评价信息系统和数据结构以支持护理；在护理中运用识别和计算机技术。"

1994 年 Hannah、Ball 和 Edwards 提出："护理信息学是关于护理人员在日常护理工作中如何使用信息技术的学科。因此，任何使用信息技术有关的护理人员对病人进行护理，健康照护设施的管理，或个人的教育准备都被纳入护理信息学。"

1995 年 Saba 和 McCormick 提出："护理信息学是有关合法访问和数据、信息和知识来规范文件，加强沟通，支持决策过程。在健康照护设施内和健康照护设施之间，使用技术和/或计算机系统及时收集、存储、处理、显示、检索和交流数据和信息；管理护理服务和资源；管理患者和护理；链接研究资源、成果与护理实践；应用教育资源于护理资源。"

1997 年 Saba 和 McCormick 提出："护理信息学是使用技术和/或计算机系统来收集、存储、处理、显示、检索和交流，并在卫生保健设施，旨在及时的数据和信息：护理服务和资源管理；管理和护理病人的护理服务，包括文件和规划；链接研究资源及护理实践的结果；适用于护理教育的教育资源。"

1998 年国际医学信息学会(International Medical Informatics Association)提出："护理

信息学是将信息处理技术和通信技术结合在护理工作及其信息处理中,以支持全世界人们的健康。

(三) 21 世纪

2000 年 Goossen 提出"护理信息学是有关护理信息系统的发展、使用和评价的学科。"

2001 年加拿大护士学会(Canadian Nurses Association)提出:"护理信息学是计算机科学和信息科学在护理中的应用。护理信息促进生成、管理和处理有关数据,以使用信息和发展知识,支持各个领域的护理实践。"

2001 年 Saba 和 McCormick 提出:"护理信息学是一个动态的学科,包括许多方面,有很多方面定义。定义反映了定义者的观点和护理信息学中新知识的出现,它是一门综合性的科学。"

2002 年 Nancy Staggers 和 Cheryl Bagley Thompson 提出:"护理信息学是一个结合了护理学、计算机科学和信息科学的专业,在护理实践中管理和传递数据、信息和知识。护理信息学促进了数据、信息和知识集成,以支持患者、护士和其他保健服务人员在所有角色和背景中做出决策。这种支持是通过信息结构、信息流程和信息技术的使用来完成的。"

2003 年加拿大护士学会(Canadian Nurses Association)提出:"护理信息学是结合护理学、计算机科学和信息科学的学科,在护理实践中管理和传递数据、信息和知识。护理信息学促进了数据、信息和知识集成,以支持患者、护士和其他保健服务人员在所有角色和背景中做出决策。这种支持是通过信息结构、信息流程和信息技术的使用来完成的。护理信息学的目标是通过优化信息管理和通讯来提高人口、社区、家庭及个人的健康。这包括在直接护理服务中使用信息和技术,建立有效的管理系统中使用信息和技术,管理和提供教育经历中使用信息和技术,支持终身学习中使用信息和技术,支持护理研究中使用信息和技术。"

2006 年 Saba 和 McCormick 提出:"护理信息学领域的重点是数据及其结构、信息管理和技术(包括数据库),还需要有效地管理信息。然而,也包括有意义地使用语言学、人机界面、决策科学、认知科学、通讯、工程、图书馆学和组织动力学的理论。"

2006 年 Simpson 提出:"护理信息学是利用技术,研究和专业经验管理护理数据、信息和知识,提高实践和提供更好的医疗保健。"

2007 年 McCormick 给出了一些关于护理信息学未来发展的积极的路标,提出信息化护士应该涉及个人健康记录的建立、电子化健康档案系统的实施、决策系统的内容开发、有关访问控制的信息系统的项目、卫生信息教育、最佳实践信息的发展。而且,McCormick 等人建议:护理信息应该增加关于突发事件、生物恐怖主义的防护、公共卫生的项目,并认为信息化护士,应该发展以循证为基础的护理知识和护理管理系统,以帮助评估工作流、危险评估和治疗结果,辅助发展护理计划。

2008 年美国护士学会(ANA)将护理信息学定义做了最新修订:"护理信息学是一个结合护理科学、计算机科学以及信息科学的专业,以在护理实践中管理和传递数据、信息、知识和智慧。护理信息在所有角色和背景中通过信息化结构、信息化程序、信息化技术推动数据、信息、知识和智慧的综合,以支持患者、护士和其他保健服务人员的决策过程。"

2010 年国际医学信息学会护理信息组(International Medical Informatics Association-Nursing Informatics,IMIA-NI)将护理信息学定义修正为"护理信息学理论和实践是通过信息和通讯技术结合在护理、护理中的信息和知识、护理管理,以促进全世界人们、家庭和社区的健康。"

二、国内的发展

毛树松等学者在 2000 年提出:"护理信息学"属于现代护理学范畴,是应用信息科学理论和技术方法去研究解决护理学科所提出的问题的一门专门学科。它是以护理学理论为基础,以护理管理模式和流程为规范,以医疗护理信息为处理对象,以护理信息的相互关系和内在运动规律为主要研究内容,以计算机为工具,以护理专业领域的信息功能特别是智力功能为主要研究目标的新兴交叉学科。其供体学科是信息学,受体学科是护理学。2010 年梁正等学者在毛树松等学者的概念基础上,对护理信息学进行了进一步地阐述,认为护理信息学是应用信息科学理论和技术方法,去研究解决护理学科所提出的问题的专门学科。它是以护理学理论为基础,以护理管理模式和流程为规范,以医疗护理信息为处理对象,以护理信息的相互关系和内在运动规律为主要研究内容,以计算机网络为工具,以解决护理信息各种问题为研究目标的新兴交叉学科。

2009 年中国医院协会信息管理专业委员会委员、北京协和医院信息中心主任李包罗提出护理信息学的应用对象是护理人员,学科的基础是护理学、计算机科学和信息技术,应用内容包括临床护理的信息技术、数字化健康护理仪器设备、信息化护理培训教育。还应该包括与护理相关的政策制定、病人教育、自我教育、研究和行政管理中的信息化应用。

三、护理信息专业的学术地位与人才培养

美国护理信息学教育从 20 世纪 70 年代就得到各方面的关注和重视。美国国立大学纽约护理学院(State University of New York School of Nursing)于 1977 年在护理本科学生中开设了"计算机技术在护理中的应用"课程。

1982 年,护理信息学会被接纳为国际医学信息协会特别兴趣小组(International Medical Informatics Special Interest Group on Nursing Informatics,IMIA-NI),1988 年,美国国家护理研究院(National Institute for Nursing Research,NINR)召集护理信息学小组专家,规划学科优先发展项目。

1991 年,美国护士联盟(National League for Nursing,NIN)通过了在护理本科专业中应设置计算机课程的议案,并将此作为专业认证的标准之一,同时将信息能力作为护理人才培养的基本能力目标之一。

1992 年美国护士协会(American Nurses Association,ANA)正式认定"护理信息学"作为护理的一个专业实践领域,于 1995 年 11 月起将护理信息学作为特定的资格认证领域,使护理信息护士获得承认。具备护理学学士学位的护士可经由美国护理认证中心举办的考试而获得护理信息师(Informatics Nurse)证书;而要获取护理信息高级实践护士(Informatics Nurses Specialist,INS)则需要护理硕士学历,并获得硕士层次的护理信息课程证书。获得硕士学位的护理信息专家有资格进入医院信息系统的中层管理岗位;取得博士学位,则有可能成为信息系统的执行主任(Director of Informatics system)或护理信息学专家(Nursing Informaticist)。

2007 年美国护理学者组建 TIGER 团队(Technology Informatics Guiding Education Reform),制订十年的远景及三年的计划,对护理教育进行改革,以期提升护理人员运用信息化手段的能力,满足以病人为中心的护理需求。

2001 年美国护士协会在第二版的《护理信息的范围和执业标准》中第一次明确了护理

信息能力的标准,现在被广泛接受和使用的是在 2008 年 ANA 修订的第三版《护理信息的范围和执业标准》。此标准适用于所有护士。

为促进护理信息的研究与护理信息系统(NIS)的发展,2008 年 9 月经中国医院协会批准,在中国医院协会信息管理专业委员会的支持下,我国组建了第一个护理信息专业学组。学组成立以来,积极组织护理信息学术交流,并尝试开展相关的研究活动。

第三节　护理信息学标准化

一、护理信息学标准化

护理信息表达的标准化是使用计算机处理护理类信息必须跨越的障碍。标准化是护理信息化建设的基础,标准化的术语也是电子病历的重要组成部分。目前,国内缺乏统一的信息录入标准,尚未形成统一的护理信息标准体系。因此,标准的护理信息表达方式、标准的护理病历格式是当前护理电子病历和临床护理决策支持系统开发亟待解决的问题,是护理信息发展面临的重大挑战。

(一) 标准化定义和遵循的原理

1. 标准化定义

国际标准化组织(International Organization for Standardization,ISO)和国际电子技术委员会(International Electro Technical Commission,IEC)给标准化和标准做了如下定义:

标准化(standardization)是指针对现存或潜在的问题,为公共的和常用的事物作出某些规定的活动,旨在使该环境达到最佳有序度。因此,标准化是为了所有有关方面的利益,特别是为了最佳经济效果,在所有有关方面的协助下进行有序活动,制定实施各项规则的过程。

标准(standard)是指获得一致同意的,并有公认权威机构认可的文件,这个权威机构负责为公共和常用事物的活动及结果制定和提供规则、指导原则,其宗旨是使该环境达到最佳有序度。

对于护理信息标准化的过程,就是指尽可能地将护士对病人病情的描述和临床观察用标准化表达方式表示,而这种表达方式应该被一定范围的护士共同认可、遵循和应用。也就是说,建立关于护理观察、治疗、治疗结果描述的术语系统,而这个术语系统具有为广大护士所接受的结构体系和分类系统。

2. 标准化遵循的原理

ISO 还阐明了标准化遵循的原理,主要有以下几点:

(1) 标准化应该遵照简化统一的原理,应在复杂多样化的表象内找出简单明确的本质,并促成统一性。

(2) 标准应以实施范围内全体成员"一致同意"(consensus)为基础。如果是一部分成员同意,一部分成员不同意,那么在这一范围内便不可能实施标准化。"一致同意"是指各有关成员没有实质性的反对意见,而不一定是毫无异议。

(3) 应遵照定期修改原理。标准已经制定,并不是一成不变,它可以随着社会的变革、情况的变化,定期进行重新评估和修改,日益完善和成熟,并被更多的成员在更大的范围接受、认可和实施。

（4）应注重实施价值原理。标准化是手段，不是目的，只有在标准实施时才表现出它的优势并产生效益。

（5）采用强制实行的原理。标准既然是"一致同意"的，那么必须在一定范围内采取强制性方式予以实施，对于一些意义重大的标准，国家应予以法律性强制，例如，直接关系到人民健康与安全的药品标准。

（二）护理信息的特点

护理信息面广量大，更新速度快。仅以病人为例，其信息不仅牵涉面广、数量庞大，而且十分复杂细致；加之病人频繁的流动，以及每天病情变化，造成信息更新快，形成极为复杂的海量信息。

护理信息种类繁多，包括数值、文字、图像、声音、气味等等，各种类的信息表达形式不一、所包含数据的标准不一、单位不一、难以标准化。

护理信息量化困难，在于它不同于工程信息，往往概念不精确，难以量化，各变量的相互关系及变化规律难以用数学语言表达。例如，头痛的性质和程度会因患者的文化素质、痛阈高低、意志力不同而表达不一。

自然语言标准化的困难。医疗病历中的病史、病程录、病情讨论分析多采用自然语言，常因一时的学术水平、文化素质、性格习惯不同而迥然不一。自然语言标准化是全球共同的难题。

（三）护理信息标准化的含义

护理信息标准化（Nursing Information Standardization）是学科现代化的基础性工作，是制订、贯彻、修订学术标准的有组织活动的全过程。具体来讲，主要包括护理学术内容的标准化、学科信息管理指标体系的建立及专业信息分类与编码等三个主要方面的内容。它是护理学科建设和发展的系统工程，要用系统论的思想、理论和原则来指导各类护理信息标准的制定，使之全面配套、层次恰当、目标明确，并随着科学技术的发展而不断深化发展。

1. 护理学术内容标准化

护理学术内容标准化主要包括三个方面的内容：一是理论标准化，即将护理学科理论结构化、体系化，并用规范化的语言再现经典护理学的精华和内涵，重构现代护理学术理论模式和框架；二是操作规范化，即对护理操作的规范化和护理操作技术的科学化；三是应用现代管理理论和方法，建立护理学术管理规范和流程。学术内容标准化的过程是一个循序渐进的过程，需要立志于护理理论研究者不断地归纳总结，使之成为护理行为的准则和实际工作的行动指南。现有的护理学理论和各种技术方法的标准与规范都是护理学术内容标准化的成果，如：各科疾病护理常规、各科疾病健康指导、基础护理技术操作规程、医院分级管理标准、护理工作检查评分方法等。

2. 护理学科信息管理指标体系的建立

护理学科信息管理指标体系是在"标准"的指导下，根据信息管理的目标要求，对相应信息管理系统中的每个管理"项目"进行概念的界定，确立其内含"信息"之间的关系，并把所有的"信息项"依据它们自身的作用和相互间的关系，按一定的逻辑层次关系进行归纳整合所形成的一个信息项集合。

护理信息管理指标体系是建立护理信息管理系统的依据之一,是系统的重要管理内容。以创建内科病区护理信息管理系统为例,我们首先按内科护理学理论和内科病区管理流程与相应的规范,分门别类地提取该病区护理信息管理项目,并对每一管理项目进行概念的界定、作用的说明、确定该项目所含"信息"间的逻辑与数量关系,最终以内科病区的每一个信息管理流程为准进行"信息项"归类整合,从而构成内科病区护理信息管理系统指标体系。它将成为该系统计算机程序设计的依据和内科病区信息管理系统的重要构成。

3. 护理专业信息分类与编码

护理专业信息分类与编码是护理信息标准化的重要内容。所谓信息的标准化处理,就是对"信息"自身的描述形式、无二意性的概念所进行的界定和标识符号的统一与规范。具体来讲包括两方面内容:一是将"信息"按规定的原则进行科学分类,二是在分类的基础上进行统一的编码。

护理专业信息的分类是在护理学科理论的指导下,采用分类学原则和方法对护理学科知识进行属性分类,将其学术内涵升华,使其概念的描述更准确、更完整,层次的划分更清晰、更具逻辑性,使学科更具有体系化特征。

护理信息的编码就是将经过明确分类的护理信息用计算机容易识别和处理的符号对每一类护理信息进行分类标识,建立起既符合护理管理学理论,又适于护理信息处理(存储、传输和分析处理)的护理信息分类与代码体系,也即"信息"的代码化。它是信息项内涵特征的一种简洁表示方法,它将为计算机护理信息管理系统提供基本元素。可以断言,若没有护理信息的分类与代码就无法进行护理信息的计算机处理。

(四) 护理信息标准化的作用和意义

要实现护理管理的现代化,其管理手段和方法就必须高科技化。由于护理管理工作涉及的范围广,内容复杂,信息量大,动态性强,质量要求高,要对这些信息进行快速综合地分析和处理,必须依靠计算机这个高科技产品强大的信息处理功能来完成。而计算机护理信息管理系统的建立,必须基于护理学术内容的标准与规范、护理信息管理流程的标准化、护理信息管理指标体系的建立和科学的护理信息分类与编码。信息标准化程度直接影响着系统水平的高低,标准化程度越高,系统软件的可靠性、可维护性、可移植性越高,同时还可提高系统软件的生命力、软件开发人员之间的通信效率,减少差错,降低成本,缩短软件的开发周期。因此,护理信息标准化是开发医院护理信息管理系统的基础。

现代护理活动的趋势是技术上的规范统一和广泛协调相结合,而护理信息标准化是通过制订、实施、修订护理标准与规范,指导护理实践,从而建立起护理实践活动的新秩序,并达到最佳效果。所以,护理信息标准化是合理组织各项护理活动的重要基础工作,是从经验管理向科学管理转变的标志。

标准化使管理工作规范化、程序化,保证护理实践的各个执行部门按照统一的标准程序履行各项管理职责,以达到最佳的护理质量和效率。质量是医院生命力和竞争力的关键因素。要保证和提高医院护理质量,就必须制订并实施护理质量标准及其有关的技术和管理标准。标准化和质量管理有着极其密切的联系,两者互为因果关系。医院护理质量标准既是医院护理质量管理的目标和依据,又是实现科学管理的基础和护理质量保证的重要手段。

搞好护理标准化还可以减少不必要的护理劳动耗费,节约人力物力,将时间还给护士,将护士还给病人,保证整体护理的落实,提高护理工作效率。

实际上,信息化建设是信息共享的基础,也是国家基础信息库建设的保证,而进行相关国际标准的制定更是我国在国际竞争中获得主动权的拐点。

(五)护理信息标准化应遵循的原则

1. 以医疗护理工作为中心的原则

护理信息标准化是服务于护理专业的,各项标准要以适应医疗护理工作需要为基本原则。其工作任务是制定医院护理专业各个方面管理的和技术的标准、制度、规范和指标,并紧紧围绕医疗护理工作这个中心,以保证医疗护理工作的顺利进行。

2. 标准的简洁性原则

护理标准是护理学术标准化的成果。简洁性是制定护理标准的一条重要原则,要求"标准"的文字简练、通俗易懂,条文层次清晰、逻辑性强。标准应抓住护理活动的本质,去除护理活动中非本质的部分,使之更具代表性,更为精练合理,以反映其内在特征和规律性。

在把握护理活动本质的基础上,消除不必要的多样性,以提高标准的可操作性。

3. 标准的相对性原则

"标准"即"统一",是一个相对的概念,具有很强的时效性。随着医学技术和管理的进步,医学与护理学标准也将不断地深化和完善。那种认为标准化可以一劳永逸的观点或护理信息不必进行标准化的看法都是片面的。在实践中护理学术标准和技术规范约束护理人员的医疗护理行为,指导着医疗护理实践,并得到发展。强调标准的相对性,有利于标准的实施和优化。优化,就是用数理统计、科学验证、现场调查等方法进行择优,将那些已经不适于发展的标准进行废止,并制定新的标准。优化的目的是提高标准的可行性,获取最佳的效益,而效益的不断提高,又有赖于不断的优化,两者是相辅相成的。

4. 标准的配套性原则

只有各种相关的医疗护理标准互为协调、互相补充,才能充分发挥护理信息标准化的综合作用。医院是个大系统,技术和管理问题时常交织在一起,需要协调的事务日渐增多。而"标准"都是在一定范围、一定层次上对某些事物所做的统一规定,只有通过协调,才能各司其职,互为补充,规范整个系统中的事物,所以制定医学与护理技术标准规范时应特别注重它们的配套性。

二、护理信息学分类编码

信息标准化的基础是信息的分类和编码。利用科学的原则和方法对信息进行分类并加以编码,经有关方面和成员协商一致,并由标准化的权威组织或主管机构发布,作为该领域各成员共同遵守的原则,并作为相关信息系统进行信息交换的共同语言。

(一)分类

1. 分类的概念

分类是某一领域内概念的序化和原理的序化。分类的准则取决于这些类别的应用目的。在分类中,概念根据属性关系有序化,而属性关系表现为甲包含了乙和丙,即乙或丙是甲的一种。同时,这种概念的序化系统,或明确地,或潜在地反映了其中包含某种原理的有序化。因此,分类法就是为了某一目的,依据某一原理,采取某种分类准则,将依从这一准则的具有共同属性和特征的信息归并在一起,并依从这一准则有序地排列,而将不具备上述共同属性和特征的信息排除在外。因此,分类法包含了某一领域的有序的概念集。

例如,为了实现对医院疾病、死亡原因进行统计,而创造了"国际疾病分类法(International Classification of Disease,ICD)"。疾病分类法是在医疗疾病这一领域内,依据疾病的某些特征,如病因、部位、临床表现、病理,按照一定规则将疾病进行分门别类,并对它们进行有序排列。例如,根据解剖部位、病理特点,我们将心脏和大血管病变归纳为循环系统疾病,冠状动脉粥样硬化性心脏病是其中一类疾病,而急性心肌梗死又是冠状动脉粥样硬化性心脏病中的一种疾病。这里循环系统疾病是一个相对广泛的概念,冠状动脉粥样硬化性心脏病是一个从属于循环系统疾病的相对狭小的概念,而急性心肌梗死又是一个从属于冠状动脉粥样硬化性心脏病的更为狭小的概念。

2. 分类的序化原理

分类法实质上是一个序化系统,即将某一要素或特征作为分类的依据,并按其序化原理或内在的规律进行排序。贯穿整个分类过程中的序化标准称为轴,分类系统若采用一个序化标准为单轴分类系统,若采用多种不同的序化标准则为多轴分类系统。国际疾病分类法依据疾病的四大特征即病因、部位、病理和临床表现(包括症状、体征、分期、分型、性别、年龄、急慢性、发病时间等)作为分类依据,所以它是一个多轴分类系统。

当我们确定了一个轴心进行具体分类时,可以依据特性中所包含的属性关系再分为"类目"、"亚目"、"细目"等,在各类目、亚目和细目之间是平行的,但三者之间却是从属关系,即每一类目下含若干亚目,每一亚目下含若干细目。同一目中只应有一个轴心,但不同目中可取不同轴心。因此序化原理就是分类法的本质和核心。

在上述的"循环系统病变—冠状动脉粥样硬化性心脏病—急性心肌梗死"分类中,就是将心脏冠状动脉病理改变作为分类依据,结合临床表现的内在规律进行排序。它的序化原理就是由于冠状动脉内壁粥样硬化病变,使管腔变窄甚至闭塞,导致心肌缺血缺氧甚至坏死。

3. 分类方法

分类的具体方法是首先要确立分类设计的目的,根据目的,对需分类的对象进行分析,找出最本质的一个或多个特性,每一个特性就是一个轴心,然后围绕这个轴心进行具体分类。对于每一类目,又可按特性的属性关系,依序化原理再分为亚目、细目等。最后仍按序化关系为每一具体目编码。例如,在国际疾病分类法中,第一章为"某些传染病和寄生虫病",它的各个类目都是以病因为轴心进行分类,如 A00 为霍乱、A01 为伤寒、A02 为沙门菌感染、A03 为志贺菌感染、A04 为大肠杆菌感染、A06 为阿米巴感染……A15～A19 为结核菌感染。但有的类目下亚目却不依病因分类,例如,A06 类目为阿米巴,下属的亚目依据疾病情况(急性还是慢性)和病理改变(阿米巴痢疾或仅为阿米巴肠道寄生)两个轴心进行分类,所以 A06.0 为急性阿米巴痢疾,A06.1 为慢性肠道阿米巴病,A06.2 为阿米巴非痢疾性结肠炎,A06.3 为肠道阿米巴。

(二) 编码

1. 编码概念

编码是指定一个对象或事物的类别或者(如多轴分类)类别集合的过程。这里所说的类别通常是用代码来表示的。具体来说,就是将一个表示对象或事物信息的某种符号体系(常见的是文字)转换成便于人或计算机识别和处理的另一种符号体系(代码)的过程。

例如,上述的急性阿米巴痢疾,我们就用代码 A06.0 表示,它是对一种疾病(一个对象)的符号,A06.0 代码包含了这种疾病的若干信息:病因是阿米巴导致的传染病,临床表现是急性的、痢疾样的。

2. 代码

代码是编码的基本构件,它可以是数字型、字母型或者是混合型,常见代码类型如下:

(1) 数字代码:数字代码为最常见的代码,通常采用顺序形式,每一新的类别都以下一个未曾用过的数字来表示,每一类别与每一数字一一对应,无重复。其优点是使用方便,易于添加新类别。例如,使用数字组合代表医务人员类别:

1001001	医务行政人员
1001002	一般医师
1001003	精神科医师、看护、护士
1001004	急诊科医师
1001005	乡村医师
1001006	一般护士
1001007	急诊护士
1001008	手术室护士
1001009	监狱、看守所医生护理人员
1001010	护理员

(2) 字母代码:字母代码由所相关类别或特定意义的名称的一个或多个字符组成。这种代码编码容易,用户易于记忆,使用方便。例如,使用英文词汇的主要字母组合作为代码来编码检查项目:

RBC(red blood cell)表示红细胞;

WBC(white blood cell)表示白细胞;

ECG(electro cardiogram)表示心电图;

UCG(vector cardiogram)表示心电图向量;

LD(lactic dehydrogenase)表示乳酸脱氢酶;

LDL(low density lipoprotein)表示低密度脂蛋白。

中国人最常用的记忆代码是利用汉语拼音中每一个字的第一个字母组合来编码的。例如药品编码,青霉素用 QMS(qing mei su)表示。利福平用 LFP(li fu ping)表示。这种记忆代码只要识字会读就会用,无须培训,不用死记硬背。缺点是如果分类庞大时,重码过多。

(3) 分级代码:为了增加下一个分类级别,常常在上一级类别的代码上增加一个或多个字符以扩展分级代码,分级代码增加了类的分级内容。分级代码作为子级代码,含有相关类的进一步分级的细节信息,同时,表明了它与上一级类,即父类的分级或从属关系的信息。父类在上层,子类在下层,这样即使低级层次上发生了重要的扩展和修改,但对整个分类系统不产生影响,便于整个分类系统不断地完善。

国际疾病分类(ICD)即采用此种分类代码,例如:

S82 小腿骨折;

S82.0 髌骨骨折;

S82.01 髌骨开放性骨折。

（4）双重代码：双重代码是一个分节的组合代码，每一节包含一种类的特征代码，组合起来便于从不同类的特征去表示同一对象包含的多重信息，以利于更全面地表达这一对象归类特性。

例如，国际疾病分类代码中含有的星剑号分类代码。剑号代码"↑"表明疾病的原因，星号代码"＊"表明疾病的临床表现。这样，结核性乳突炎用 A18.0↑表示疾病的原因是感染结核菌所致，用 H75.0＊表明疾病的临床表现为乳突炎，其双重代码便是 A18.0↑H75.0＊。

除上述常用代码以外，尚有复合代码、数值相加代码等，各用户常根据自己的需要设计出相应的编码方式。

（三）护理信息的分类与编码

1. 分类、编码的原则

在制定护理信息标准化，并对其进行分类和编码时应遵循以下原则：科学性、标准化、准确性、唯一性、冗余性、结构化、实用性和易操作性。

（1）科学性：要以当代先进的护理科学水平为基准，分类目的有科学依据，分类轴心要体现对象的本质特性，编码有科学意义。

（2）标准化：原则上应直接引用已有的国际标准、国家标准、颁部标准和行业标准，不要盲目擅自制定标准，以保证使用标准的准确性和可靠性，并有利于标准化信息最广泛地交流和共享。若上述标准未包含而又确实需要制定新标准时，应根据国际及国家有关标准的法规慎重研究制定。一旦新国标颁布，立即执行新标准。

（3）准确性：分类的类目应独立明确、相互排斥、互不包括。类目下的亚目，从属关系清楚、层次分明。代码确切有序，不要随意空码、跳码。

（4）唯一性：应确定统一的代码元素集，严格做到一码一义，避免一码多义或一义重码，使整个分类编码系统井然有序、精确无误。

（5）冗余性：一个分类编码系统除了应包括现有的所有对象及信息外，还应预留一定的空项，以适应随着护理的发展不断涌现出来的新信息。这些预留的空项又必须依据分类编码原理和内在属性关系而定，新的信息将参照其属性及与原有信息的属性关系填充到相应的预留空项中，而不是简单地堆放在原系统之后。

（6）结构化：代码与对象的特性以及信息的内涵应有结构化的对应关系，代码的不同位置标识了对象的特性以及它与周围的层次关系。

（7）实用性：分类和代码都要有实用价值，符合护理及医院实际需要。它既不能过于简单而失去准确性，又不能过于烦琐而应用困难。

（8）可操作性：分类编码应力求简单明了，易于学习掌握，同时要便于计算机输入。

2. 分类、编码的方法

护理信息管理系统必须对所包含的护理信息进行标准化，即数据准备；也就是利用分类、编码的方法编撰各类数据字典，如药品字典、诊疗项目收费字典、科室编制字典等。下面以西药药品字典为例，介绍分类与编码的具体方法。

（1）分类方法：西药种类繁多，数量巨大，要对其进行分类，首先要明确分类的目的是有利于治病，分类的原理是病理作用，根据这个原则，将具有相同药理作用的药品归为一类，并进行序化排列。

首先根据药理作用划分成若干类目，例如"抗微生物类药物"、"呼吸系统类药物"、"消化系统类药物"等。然后在类目下分为若干亚目,例如"抗微生物类药物"的亚目依次为"青霉素类"、"抗真菌类"、"抗高血压类"等。亚目下又分为若干细目,例如"抗高血压"的细目依次为:"利尿剂"、"血管扩张剂"、"受体阻断剂"等。细目下根据药理特性再细分为若干项目(即药品),如"扩血管剂"的项目(药品)依次为:"肼苯哒嗪"、"米诺地尔"、"硝普钠"、"尼群地平"等。如果考虑到剂型、剂量等特性,还可以继续细分下去,如图3-1所示。

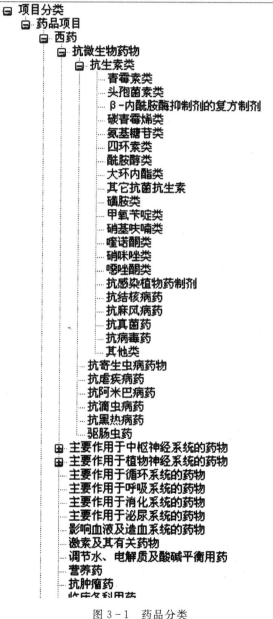

图 3-1　药品分类

(2)编码方法:编码就是根据每一种药品所属的类别,给予一个代码,用以标识这一特指的药品,并包含了它的诸多药理特性。

编码要注意两个问题:①代码的位数:应充分考虑某一类别现有的,特别是将来扩展的最多数量予以制定。② 代码的符号：应力求简洁，易于理解和记忆。例如，药品字典中的类目可采用两位数字"00－99"来表示，可表示100种类别，亚目、细目、项目均采用两位十进制数字"00－99"，如表3－1所示。

表 3 - 1　药品编码

类别编码	类别名称	所属上级类别	是否叶节点	层数
01	药品项目	0	1	
0101	西药	01	0	2
010101	抗微生物药物	0101	0	3
01010101	抗生素类	010101	0	4
0101010101	青霉素类	01010101	1	5
0101010102	头孢菌素类	01010101	1	5
0101010103	氨基糖苷类	01010101	1	5
0101010104	碳青霉烯类	01010101	1	5

第四节　护理信息分类系统

20 世纪 80 年代末期发展起来的护理最小数据集（Nursing Minimum Data Set，NMDS）包括护理诊断、护理行为和处理、护理相关的病人疗效以及护理强度。一旦临床数据被统一定义，护理工作者就可以用统一的术语来描述和比较病人的问题、病人的护理程序、护理的结果和为跨单位医护提供所需要的资源。全世界有几种处于试验、试用和推广不同阶段的多个术语系统，其中，括国际通用的有国际护理实践分类（International Classification for Nursing Practice，ICNP），这是一部描述护理事件（例如护理诊断）和处理的专业词汇参考指南，ICNP 来源于若干已有的分类和术语系统。另外，还有英国 Read 编码的护理术语系统及各种分类系统，北美护理诊断协会（North American Nursing Diagnosis Association，NANDA）的护士诊断术语系统、护理干预分类（ Nursing Interventions Classification，NIC，含 6 个域，26 个类和 336 个干预项目），Omaha 系统的护理处理术语系统及其他许多系统。

一、国际护理实践分类系统

（一）国际护理实践分类系统（International Classification for Nursing Practice，ICNP）的定义、目的及意义

ICNP 是由国际护理学会（ICN）发展的护理实践分类系统，是一个组合而成的护理实践术语集。此分类系统建立了描述护理工作的共同语言，可以跨越国界、种族、情境和时间的限制；而且通过护理信息与医院信息系统的联机，可提供病人需要的护理方向和资源分配，并促进护理研究的发展。

ICNP 的发展目的是用护理的专业语言叙述和记录临床护理实践,为临床护理决策提供科学基础,同时它本身作为一套护理专业语言和分类系统,也便于将护理资料纳入当今健康服务计算机化的信息系统。具体描述为:① 将护理实践加以整理,以便说明护理业务;② 将护理实践加以分类,以便管理、研究、教学、沟通与共享;③ 将护理实践编码,作为护理记录电子化的基础。在当前信息高度发展的时代,护理信息系统对护理工作的科学管理具有重要意义,而标准化术语是现代电子病历十分重要的组成部分,因此发展一种标准化的护理语言势在必行。以临床护理实践为基础的统一的标准化护理语言,能够描述各种医疗机构对个人、家庭及社区所提供的护理保健服务,是进行电子医疗记录不可缺少的语言工具,能够进行编码处理,使临床护理数据进入计算机,存储大量数据,为创建数据库提供基础,形成网络管理,使信息共享,为临床护理实践、管理决策、科学研究提供准确有效的依据。ICNP 的研究促进了各地护理实践术语与现存护理实践术语的发展以及两者的融会贯通。

（二）ICNP 的形成及发展过程

1989 年美国护理学会在 ICN 国家代表大会中提出 ICNP。1991 年 ICN 专业服务委员会正式提出 ICNP 的名称并沿用至今。工作小组提出其发展原则是由基层做起,并经临床实地审慎验证,随后向各国护理学会收集所使用的护理分类系统状况。ICNP 形成过程包括对护理实践语言进行命名、分类、排序、记录、校对,最后形成护理实践术语数据库。1996 年发行了 ICNP 第 1 版,1999 年 ICNP 第 2 版出版。2000 年 ICNP 研讨会上,与会代表分别发表了 4 种语言的 ICNP 版本,以 ICNP 为基础的护理电子化记录软件系统,并示范了以 ICNP 为基础的护理记录软件系统应用于护理病历记录、物品管理等项目的实例;亦有代表提出了将 ICNP 送 ISO 认证的经过,由此看出 ICNP 已蓬勃发展起来。

在我国台湾地区 ICNP 的研究与发展相对成熟。台湾地区于 1997 年完成 ICNP 的翻译,并出版 ICNP 第 1 版本的中译本;2002 年完成第 2 版本的译本修订,并完成第 2 版本中文浏览器;2003 年 9 月进行临床测试;2004 年举办 ICNP 临床测试成果发表会,加速了中文版电子化护理记录向国际化的迈进,为形成统一的标准化护理语言奠定了基础。我国大陆地区目前尚未有关 ICNP 的研究报道。

（三）ICNP 的分类系统

ICNP 包括护理现象分类(Nursing Phenomena Classification)、护理行为分类(Nursing Actions Classification)和护理结局分类(Nursing Outcomes Classification)的综合护理实践分类系统。以 ISO2003 为标准,形成护理现象、护理行为及护理结局的语言描述和定义。

1. 护理现象分类

护理现象即护理焦点,是指与护理实践相关的健康因素。护理诊断是对一个护理现象的判定,是护理干预的核心。护理现象分类是一个多轴系、分等级的结构,共分 8 个轴系:① 焦点(focus);② 判断(judgement);③ 频率(frequency);④ 持续时间(duration);⑤ 分布(topology);⑥ 身体部位(body site);⑦ 可能性(likelihood);⑧ 信息表达者(bear)。护理诊断是由护理现象分类轴中所包含的概念组成,即把不同轴系中某些条目进行组合来表达护理概念。其构成原则是:一个护理诊断必须包括一个来自护理实践焦点轴的条目和一个来自判断轴的条目;可以选择来自其他轴的条目以增强或扩展该诊断;对于一个护理诊断,每个轴的条目只能使用一个。

　　2. 护理行为分类

　　护理行为指护士在护理实践中所采取的行为。护理干预则是针对护理诊断的行为,目的是产生护理结局。护理行为分类也是一个多轴系、分等级的结构,共分为 8 个轴系:① 行为类型(action type);② 对象(target);③ 方法(means);④ 时间(time);⑤ 分布(topology);⑥ 部位(location);⑦ 途径(route);⑧ 受益人(beneficiary)。护理干预是由护理行为分类轴中的概念所构成,其构成原则是:一个护理干预必须包括行为类型轴的条目及至少一个对象轴的条目,可以选择来自其他轴的条目以增强或扩展该干预。

　　3. 护理结局分类

　　护理结局指在某个特定时间内,护理行为所关注的焦点在该行为影响下发生改变的结果。一个护理结局的构成原则为:① 使用与护理诊断相同的构成原则,即一个护理结局必须包括来自护理实践焦点轴的一个条目;必须包括来自判断轴的一个条目;可以选择来自其他轴的条目以增强或扩展该诊断;对于该护理诊断,每个轴的条目只能使用一个。② 必须在执行一个干预后的某个时间点产生。

　　(四) 临床实证

　　通过融合世界各地现存的护理术语形成的 ICNP 是否适用于临床护理实践并为之服务,需要各领域大量的研究予以验证,目前已出现了一些临床实证研究结果。

　　Dykes 等研究发现:ICNP 宽阔的概念范围及逻辑性较强的结果使之成为一个富有弹性的、健全的语言标准。ICNP 提供的能够捕获并利用微小数据的框架有利于循证护理实践的发展。Hyun 等将 ICNP 与现存的护理术语系统包括 NANDA、Omaha 系统、HHCC 及 NIC 作相互对照,评价 ICNP 的涵盖性及表达性。研究发现 ICNP 在护理现象分类中可描述 87.5% NANDA 的护理诊断、89.7% HHCC 的诊断、72.7% Omaha 问题分类系统;在护理行为分类中 ICNP 可描述 79.4% NIC 的护理措施、80.6% HHCC 的措施、71.4% Omaha 的措施分类。研究结果显示,ICNP 可描述的护理现象及护理行为皆占 70% 以上,具有较高的一致性,因此建议 ICNP 可作为国际护理统一的语言系统。Ruland 针对 ICU 病人的循环系统和在家护理的病人的排泄系统用 ICNP 转译,并与原始护理记录作比较。转译的内容有护理现象和护理行为两方面,所有转译的资料与原始资料的符合度分为相同或相似、部分概念符合及完全不符合。研究结果发现,ICNP 中护理现象发展得比护理行为完整。建议再增加 ICNP 项目的代表性,在护理现象中多加入有关时间的项目,增加可表达病人观点、喜好、决策及经验的项目,增加可表达征兆、症状、护理诊断的项目,并发展简单使用 ICNP 的方法。Ehnforsm 等探讨 ICNP 应用于营养及皮肤护理的研究,结果发现 ICNP 护理现象可描述 59%～62% 的记录内容,护理行为可描述 30%～44% 的护理措施,约有 1/4 的记录与 ICNP 转译不一致或无法转译。台湾地区于 2004 年以 ICNP 第 2 版本中文版浏览器进行护理记录电子化的临床测试,验证其适用性。适用性分成四等级,第一级:可以完全以 ICNP 术语转译原纸质版护理记录的字句;第二级:能以相似的 ICNP 术语转译原纸质版护理记录的字句;第三级:以 ICNP 术语转译后,需要再输入数据,以符合原纸质版护理记录的字句;第四级:无法以 ICNP 术语转译原纸质版护理记录的字句。测试结果发现大多数医院护理行为占的百分比高于护理现象。其适用性分析结果显示:在护理现象方面以第一级最多(占57.2%),其次为第二级(占 26.2%),两者合计为 83.4%,表明护理现象多能被 ICNP 转译,而在护理行为方面仅 39.0％的护理措施能被 ICNP 转译,结果偏低。

日本学者 Jiang 等借助一种电子载体试图将 ICNP 与本国护理实践系统结合起来,结果发现行为轴的行为类型（action type）、对象（target）及部位（location）能够得以较好地体现。韩国学者发现 ICNP 第 2 版本浏览器用户界面有效、适用。

我国大陆地区目前尚缺乏与国际接轨的统一的标准化临床护理语言来反映临床护理实践,限制了与其他国家的护理交流,影响了我国护理信息化与护理专业的发展。因此,加紧对 ICNP 的相关研究,以建立适合我国国情的标准化护理信息系统已迫在眉睫。

二、北美护理诊断协会的护士诊断术语、护理处理分类系统（North American Nursing Diagnosis Association,NANDA）

护理诊断（Nursing Diagnosis）就是对人类健康问题表现出来的反应的描述,具体地说,是对一个人生命过程中的生理、心理、社会文化及精神方面健康问题的说明,这些问题属于护理职责范围内,能为护理方法所解决。

NANDA 是 1994 年由"北美护理诊断协会"通过的有关护理诊断术语系统,并得到美国护士学会批准、应用。它用来描述病人对疾病的反应,按 9 类人体反应类型进行组织,即交换、交流、关系、评价、选择、感情、领悟、了解和感觉,共有 128 项。现摘录部分如下:

型态 1：交换

1.1.2.1　营养失调：高于机体需要量

1.1.2.2　营养失调：低于机体需要量

1.1.2.3　营养失调：潜在的高于机体需要量

1.2.1.1　有感染的危险

1.2.2.1　有体温改变的危险

1.2.2.2　体温过低

1.2.2.3　体温过高

1.2.2.4　体温调节无效

……

型态 2：沟通

2.1.1.1　语言沟通障碍

型态 3：关系

3.1.1　社交障碍

3.1.2　社交孤立

……

型态 4：价值

4.1.1　精神困扰

4.2　潜在的精神健康增强

……

型态 5：选择

5.1.1.1　个人应对无效

5.1.2.2　家庭应对：潜能性

……

其他还有型态 6：移动，型态 7：感知，型态 8：认识，型态 9：感觉。每一型态中都有具体的诊断分类。

上述摘录显示，NANDA 如同 ICD-10 一样，是在护理信息范畴内，利用编码、分类原则编制护理诊断的一个成功的范例。

三、RCC‐Read 临床分类

RCC-Read 临床分类（Read Clinical Classification，RCC）由英国全科医生 Jamns Read 于 20 世纪 80 年代初个人开发，1990 年为英国国家医疗保健部采用和进一步开发。RCC 打算覆盖医疗卫生领域的所有范围。

RCC 使用 5 位字母数字代码，每一代码代表一个临床概念和相关的"首选术语"。每一个代码可以与多个日常用语中使用的同义词、首字母缩写词、人名、简缩词等连接起来，并且这些概念以分级的结构顺序排列，每一层面的下一级表示更细分化的概念。RCC 与 ICD-9 等广泛使用的分类法相兼容。

RCC-Read 临床分类的护理术语系统可以较好地覆盖护理记录中的术语，从而为各种护理文档的录入提供了良好的基础。

四、Omaha 系统

奥马哈系统（Omaha System）是一个以研究为基础的、综合的、标准化的护理实践分类系统，它由互为关联的 3 个子系统构成，分别是问题分类系统（Problem Classification Scheme）、处置干预系统（Intervention Scheme）和效果评价系统（Problem Rating Scale for Outcomes），如表 3‐2 所示。

表 3‐2　Omaha 系统分类

Components	Terms	Purpose
Problem Classification Scheme	● 4 domains ● 42 problems ● 2 sets of modifiers ● Clusters of problem specific Signs/symptoms	Organize assessment (needs and strengths) for individuals, families, and communities
Intervention Scheme	● 4 categories ● 75 targets and 1 other ● Client-specific information	Organize multidisciplinary practitioners' care plans and the services they deliver
Problem Rating Scale for Outcomes	● 3 concepts ● 5-point Likert-type scale	Evaluate individual, family, or community change over time

奥马哈系统的实施以患者为导向，由案例护士或专科护士执行案例管理程序，其过程通常包括 6 个环节：评估资料、陈述问题、确认健康问题的得分、护理计划及执行、护理过程中的评估、评

价成果。奥马哈系统旨在促进护理实践、语言记录和信息管理,被应用到社区护理、延续护理、临床护理、护理教育和护理研究多个领域。该系统是发达国家早已经采用的护理术语分类系统。

五、人类与兽类护理系统术语(SNOMED)

(一) SNOMED 概述

《人类与兽类护理系统术语》(The Systematized Nomenclature of Human and Veterinary Medicine,SNOMED),也称为《国际医学规范术语全集》。

SNOMED 是一部用于人、兽医学的结构化术语集和术语的分类。它的第一版发布于1975 年,1979 年发行修订版,称之为《SNOMED 国际版》。

(二) SNOMED 的结构

(1) SNOMED 将全部术语分入 11 个独立的系统模块(Module)中,即 11 个分类轴中。

(2) 在每一模块中,术语按照它们的自然层次排列,并被分配一个由字母和数字组成的5 位或 6 位代码。代码不仅与术语一一对应,更主要是本身带有一个它所标示术语的内在信息组,并提供了术语在模块所处的位置及它的上下关系。

(3) 通过使用 G(关键词/修饰词)模块,一些术语可以与另一些术语连接,以利于表达复杂内容或疾病现象。

(三) SNOMED 的应用

SNOMED 对人、兽医学术语进行结构化的分类和编码,使得原有的医学术语标准化,为计算机处理奠定了基础。标准化地、规范地应用医学术语,将有利于医学信息共享和提高医疗质量。

更重要的是,由于这些术语代码既拥有医学知识表达的许多特征,又具有开放式的数据结构,还可以灵活地进行搭配、组装,以表达更为复杂的概念和关系,乃至合成新的术语,所以,它将适用于电子病历,并支持专家系统。

六、全国卫生系统医疗器械仪器设备(商品物质)分类代码

该编码系统是卫生部批准颁布的第一个行业信息代码标准,用树型 4 层 8 位的分类编码形式覆盖全部医疗用器械的仪器设备,已被卫生部计财司设备处推荐给全行业应用。

七、全国医疗服务价格项目规范

卫生部、国家中医药管理局、国家发展计划委员会于 2000 年 9 月公布了全国医疗服务价格项目规范(试行)。其目的是统一全国医疗服务项目编码、名称和内涵,加强我国医疗服务的规范化管理。规范对项目分类、项目确定、项目命名、项目涵盖内容、项目计价单位和各项目中不包含的服务内容等均作了具体的规定。

规范所列的医疗服务价格项目分为综合医疗服务类、医疗诊疗类、中医及民族诊疗类四大类(一级分类),各类又分为若干亚类(二至四级),其最末级为"医疗服务价格项目"。项目编码设 9 位,第 1 位为一级分类码,第 2 位为二级分类码,第 3~4 位为三级分类码,第 5~6 位为四级分类码,第 7~9 位为项目顺序码。每一个项目均包括项目编码、项目名称、项目内涵、内容、计价单位和说明 6 个字段。

第四章 护理信息系统

护理信息系统是护理信息学理论在护理实践中的具体应用。早在 19 世纪，弗罗伦次·南丁格尔（Florence Nightingale）就提出了一个问题：为什么护士要把对病人的观察记录下来。照她的看法，这种记录对病人合理治疗和痊愈很重要。她阐明了为什么护士要系统地收集资料，并对资料进行统计分析。她认为收集和分析的数据对与其他护士、医生、保健工作者和医院管理人员交流病人状况是很重要的。即使在现代，从手写的病人记录中获取的临床数据仍然能支持临床决策、治疗安排和计划以及对治疗质量的评估，收集和处理病人信息正是护理信息系统的核心。

第一节 护理信息系统定义

一、定义

护理信息系统（Nursing Information System，NIS）系指一个由护理人员和计算机组成的能对护理管理和临床业务技术信息进行收集、存储和处理的系统，是医院信息系统的一个子系统。护理信息系统可大大提高护士的工作效率、有效地减少差错、支持临床决策。护理信息包括护理工作量、护理质量控制、整体护理、护士技术档案、护理教学、科研、护理物品供应、医嘱处理、差错分析、护士人力安排（排班）等护理信息。护理信息系统对信息的处理过程包括收集、汇总、加工、分析、储存、传递、检索等基本环节。

护理信息系统和医院信息系统是互相关联的：一方面，护理信息系统从医院信息系统获得大量的人、财、物方面的基本信息；另一方面，护理信息系统产生的大量护理质量信息又依托医院信息系统传输到各个部门和系统，为各部门共享，并成为医院信息全面管理的一部分。

二、内容

（一）护理信息系统的内容

护理信息系统主要包括临床护理信息系统及护理管理信息系统两大块。

1. 护理管理信息系统

护理管理信息系统包括护理质量管理信息系统、护理人力资源管理信息系统、护理科研、教学管理信息系统等方面。

2. 临床护理信息系统

临床护理信息系统是指应用于临床护理过程中的系统，包括具备病人管理、医嘱处理、药品管理、费用管理等功能的住院护士工作站、临床护理记录系统以及各个专科护理系统，如重症监测系统、急诊护理系统、手术护理系统等。目前国内的住院护士工作站是护理信息系统发展比较成熟的一个系统，而其他的系统处在完善与开发阶段。

（二）护理信息系统的特征

支持临床护理的新一代信息系统至少应具有以下几方面的特征：① 支持医嘱处理的全过程控制（闭环，Closed Circle），实现 5R（Right Information，Right Patient，Right Person，Right Place and Right Time）控制；② 支持实现无纸化病房；③ 为护士提供决策支持；④ 提供先进的护理知识，包括如何确定对护理非常重要的数据；⑤ 为病人提供关于护理的信息；⑥ 提供通信设备，如可访问数据库，后者为护士提供实行整体化护理所需的信息，而这种整体化护理是实现循证医疗（Evidence-based Care）的需要；⑦ 实现护理信息与临床护理业务与 EHR/EMR/PHR 的无缝集成（Seamless Integration）与互操作（Interoperability）。

第二节　护理信息系统发展演化

一、国外

一般而言，发达国家如美国的护理信息系统的计算机系统包括如下 6 个环节：

（1）寻找设计信息系统的理论指导框架；

（2）在此框架指导下确定基本的护理信息数据集（包括信息类目、名称、属性及代码）；

（3）结构化这些必须的信息类目，即设计功能模块、每个功能模块包括不同的类目信息、不同信息类目以及不同功能模块间存在一定的关系、同一类目的信息在不同功能模块间可以共享；

（4）对信息类目、功能模块及其相互间的关系用计算机语言表达，即编程或计算机化；

（5）配置所需要的软硬件运行环境，使系统得以运行；

（6）系统的持续运行、维护和发展完善。

自 20 世纪 70 年代起，美国率先开始建设 NIS，现已在发达国家广泛应用。某些国家（如美国、荷兰、韩国）的 NIS 已经相当发达，除了具有处理护理文书的功能外，还具有寻呼系统功能。

二、国内

与国外相比，我国 NIS 的发展于 21 世纪初才起步，某些军队医院及浙江、江苏、上海和广州等商业发达地区的临床护理信息系统发展较快，护理信息系统的价值已经得到广泛认可。据文献报道，计算机最早进入国内临床护理是在 1987 年左右，护士开始利用计算机处理医嘱。而在全国影响较早、较大的 NIS 可能是石家庄空军医院研发的"微型计算机辅助实施责任制护理软件"，它按照生物—心理—社会医学模式要求，以辅助实现责任制护理中"计划护理"为目的，至今全国部分医院仍在应用。此后，又有医院或教学机构相继开发了"ICU 微机管理系统"、"营养支持微机管理系统"、"护理部信息综合管理系统"、"护理人员科技档案管理系统"、"护理差错事故分析程序"、"临床护士计算机辅助训练系统"、"护理学基础试题系统"等。这些 NIS 在查询患者及护理人员信息、辅助治疗、方便管理者有效管理、教学培训等方面发挥了显著的作用。有些 NIS 的设计相对而言较为完善，比如包括了体温、血压、体重和护理记录时限和频率提醒、药物过敏信息警示、医嘱签名等功能模块，还有些系统使用了无线寻呼和个人数字助理（Personal Digital Assistant，PDA）。

三、护理信息系统发展的两个阶段

早在 20 世纪 60 年代就产生了 NIS 的雏形,它主要是用文本形式的非格式化自然语言,来传递护理信息和建立护理文档,完成日常的护理工作。随着系统化整体护理的推广应用,NIS 进一步发展为主要用格式化的护理信息和护理知识库来进行护理评估,形成护理诊断,制定护理措施。

(一) 第一阶段——护理工作站系统

护士工作站系统是协助护士对患者完成日常的护理工作的计算机应用程序,主要任务是协助护士核对并处理医生下达的长期和临时医嘱,对医嘱执行情况进行管理,同时协助护士完成护理及病区床位管理等日常工作。这样的系统是以病人疾病护理治疗为中心的,主要数据是人流、物流、财流数据。数据为非结构化的,主要采用文本录入方式(特别是各种护理记录),无护理决策支持功能。

护理工作站系统在实质上还是 HIS 的一部分,但正向 NIS 过渡。因此,护士工作站系统是 NIS 和 HIS 之间的一座桥梁。它从 HIS 延伸到 NIS,成为 NIS 的基础之一,并最终被 NIS 取代。

(二) 第二阶段——护理信息系统

自 20 世纪 90 年代开始,NIS 有了更深入的发展,它的主要研究方向是护理语言规范化和护理决策支持功能,即 NIS 不仅要完成各种护理文档,而且要形成一种新的技术,那就是它可以利用已采集的信息,经过分析、处理,为护士作出护理诊断、护理计划、护理评估,直接服务于病人。

这样的系统是以解决病人健康问题为中心,以提高护理质量为目的,主要数据与病人健康相关;数据基本为结构化,采用结构化数据录入方式,具有护理决策支持功能。这是真正意义的护理信息系统,或者说是它的高级阶段,它正是全世界护理信息学工作者正在努力实现的工作。两者的区别具体见表 4-1 所示。

表 4-1 护士工作站与护理信息系统的区别

	护士工作站	护理信息系统
系统中心	以疾病为中心	以病人为中心
主要目标	护理事物性管理	护理质量管理
主要数据	人流、物流、财流数据	病人健康数据
数据特点	非结构化、非规范化	结构化、规范化
录入方式	文本录入	结构化数据录入
护理决策功能	无	有

三、护理信息系统产生的动因

我国自 1994 年引进基于护理程序的整体护理方法,使护理工作发生了一场变革。新旧护理模式的撞击、变更,必然会产生新的问题,寻求新的实现方法、技能和管理方法,护理信息系统正是这样应运而生的。下面是其产生的动因分析。

（一）减少医护差错

护理信息系统的根本驱动力在于避免医疗事故与差错的发生，提高医护质量。当前基于手工的医疗过程充满着导致医生、护士们犯错误的可能性。美国的调查数据表明，在一个普通的医院里，每给药 5 次就有一个错误发生，对病人构成潜在伤害的占 7%，也就是说，一家 300 张床位的医院，每天就有 40 次错误发生。美国医学研究所和疾病控制与预防中心的统计结果显示，导致死亡的主要原因，医疗处置不当（错误）列第五位，高于肺炎、糖尿病、车祸、自杀和肾脏疾病，人数在 48 000 到 96 000 之间。以上美国的统计结果多少有些耸人听闻，但中国的实际情况更为糟糕。许多研究表明，在每年发生的几百万件医疗错误中，可以预防的占 70%，有可能预防的占 6%，不可能预防的占 24%。以医疗错误中常见的药物不良事件为例，Gartner Group 的研究表明，其错误的三大来源，来自医生的占 56%，来自护士的占 34%，来自药技师的占 10%。而错误发生的主要原因是医、护、药人员对药品的信息掌握不充分和对病人的信息掌握不充分。护士经常发生的给药错误包括：摆药错误、配药错误、给错误的病人药、在错误的时间给药、给病人错误的药、给药途径错误、剂量错误、漏给药、忽略药物过敏史与配伍禁忌等等。除了药品错误外，护理差错可能发生的情景还有很多。护理信息系统如何帮助护士减少犯错误的风险乃至杜绝因信息的不充分、不及时、不完整、不准确、不显著而发生的错误，是今后护理信息系统应用的重要目的。

（二）纸质护理记录的问题

长期以来，传统的纸质护理记录是护士手工书写的，它的主要问题如下：

（1）重复记录。例如对医嘱，护士首先要抄录到病历的医嘱单上，再抄录到领药单上，再抄录到服药卡和输液配制单上，最后还要抄录到输液瓶上。这种原始的重复手工劳动不仅费时，还容易出现遗漏、错误，产生严重后果。

（2）整体护理的记录更为详细、全面，占用了护士大量时间，使她们埋首纸堆而无法接近病人。

（3）纸质记录的不规范和分散，使得查询、使用、评价都十分困难，无法适应现代护理要求。由于护士临床工作年限远较医生为短，年轻护士替换频繁，纸质病历对大批缺乏经验的年轻护士而言没有临床支持功能。

（4）纸质病历字迹潦草，用语不规范，缺乏内在组织结构，易于丢失遗漏。

（三）多学科合作的需要

护理工作是与病人接触最多、时间最长、对病人了解最全面的一项临床工作，护士不仅要完成本学科的职责，还应为临床医疗、临床检查等多学科提供相关信息，因此支持多学科的合作是护理工作特征之一。护士从病人床边采集的各种数据将为临床各科医务工作者所共享。

（四）系统化整体护理的需求

1. 系统化整体护理概念

系统化整体护理（Systematic Approach to Holistic Nursing Care）是指以病人为中心，以现代护理观为指导，以护理程序为基础框架，并把护理程序系统化地用于临床和管理的工作模式。在临床上，系统化整体护理主要包括护理哲理、护士的职责和行为评价，病人入院评估，标准护理计划，标准教育计划，护理记录和护理品质保证等内容。其核心内容是护理程序和护理诊断。

2. 系统化整体护理程序

系统化整体护理程序有五个步骤，分别是评估、诊断、计划、实施和评价。

评估：收集患者信息，发现健康问题。

诊断：分析收集的信息，确定护理诊断。

计划：设定护理的预期目标，制定为达到这一目标应采取的护理活动。

实施：共同执行护理活动。

评价：是评估护理对象朝向预期结果的进展情况。

评价贯穿于护理实践活动的始终，一旦发现问题，及时采取矫正补救措施，修改护理计划，并进入新的一个循环，以达到为护理对象解决问题的目的。

3. 系统化整体护理的特点：

系统化整体护理是现代护理的标志，是一项系统工程，它具备下述特点：

(1) 护理信息的范畴和内容更广泛：系统化整体护理作为一种全新的护理模式和护理概念，实质上是对传统护理观的变革。过去，在我国长期存在的以疾病护理为中心的模式中，涉及的护理信息是比较局限、简单的，主要是护理操作、治疗的相关信息。系统化整体护理面对的任务是"诊断和治疗人类对现存和潜在的健康问题的反应"，因此所涉及的信息领域内容更广泛了，与个人、环境、社会、生理、心理、文化、精神等密切相关。护理工作者如何掌握处理这样庞大的信息是一个新的难题，它迫切需要新型的信息处理方法和技术，那就是计算机信息技术。

(2) 护理信息的记录、文档更多：由于护理信息量的急骤增多，而且必须依据护理程序不断对信息处理的结果进行记录，所以系统化整体护理要求完成更多的护理文档，如"病人入院评估表"、"住院病人评估表"、"病人出院评估表"、"护理诊断"、"问题项目表"、"护理记录表"……如此庞大的护理文件书写工作将使护士最重要的工作是直面病人的护理服务。因此，我们必须借助计算机信息化来完成护理文件书写工作，避免信息的重复录入，加快信息的录入和处理速度，让护士从文件书写中解放出来，回归病人身边。

(3) 对护理信息的处理要求科学化、系统化：系统化整体护理程序，实质上就是对护理信息连续不断地进行科学处理的过程。例如，"评估"是对患者健康信息采集、评估、分析，其结论信息是"诊断"；而诊断信息与相关因素的互动派生了如何解决健康问题的"计划"信息，计划信息是"实施"的指令和依据；而对实施结果信息的收集、分析、判断产生了"评价"。评价信息则是第二轮评估的起点，从而构成了一个循环。

护理程序是一种科学的确认问题和解决问题的工作方法，是综合的、动态的、具有决策和反馈功能的过程。在临床护理工作中，患者一旦进入这个特定的治疗护理程序，护士将运用科学系统方法阐述一系列有目的、有计划的步骤和行动，对护理对象进行生理、心理、精神、社会文化等多层面的系统护理，使其达到最佳健康状态。

因此，护理程序就是大量复杂的护理信息循着科学合理的路径不断流动、处理的过程。它的这一规律符合计算机处理信息的原理，为计算机处理庞杂护理信息提供了可能。

综上所述，系统化整体护理所致的庞大、复杂护理信息，以及这些信息构成的巨大护理文档书写压力呼唤计算机技术的介入，而护理程序中信息科学的合理流动、处理过程为计算机信息技术处理提供了可能。因此，系统化整体护理成为"护理信息系统"开发和应用的重要动因。

四、护理信息系统的本质和特点

"在早期,护理主要包括任务和护理操作,所以只有护理过程中明确的步骤的数据才被记录下来",在 Bemmel 和 Musen 主编的《护理信息学》一书中,对护理信息系统一章的论述是这样开始的。事实上,在护理工作站或更早期,我们利用计算机所录入的数据都是护理的具体任务和操作,如"注射"、"发药""吸氧"、"体温"……以及与之相关的药品信息、治疗项目信息、费用信息。在我们的护理记录上也会有关于病人健康的信息,但那却是通过手工录入的电子文档。我们关注的焦点也就是如何将原来手写的纸质护理文档转变为敲击键盘录入的电子文档。这虽然是一个很大的进步,但是这些电子文档中的数据主要起了记忆(不被丢失)、证明(真实永久保存)、查询统计等作用。这些数据绝大多数是非结构化、非标准化的,特别是描述性文字记录。因此,这些数据绝大多数是不能激活、无法再利用的,通俗地说是"死"的,计算机和信息系统"不懂"。而现在我们研究的焦点和热点是:这些数据应该转化为结构化的、标准的、计算机信息系统能"懂"并能自动处理它们。因此,这种真正意义的"护理信息系统",不仅仅是电子化的档案和传输信息的设备,而成为具有护理决策支持功能的智能化的信息系统,这样的系统才能真正为提高病人护理质量和健康水平服务。

第三节　护理信息系统的主要功能

一、NIS 的基本功能

与护士工作站系统相似,主要有:

(1) 通过医院局域网,从 HIS 获取或查询病人的一般信息,以及既往住院或就诊信息。

(2) 实现对床位的管理以及对病区一次性卫生材料消耗的管理。

(3) 实现医嘱管理,包括医嘱的录入、审核、确认、打印、执行、查询。

(4) 实现费用管理,包括对医嘱的后台自动计费、病人费用查询、打印费用清单和欠费催缴单。

(5) 实现基本护理管理,包括录入、打印护理诊断、护理计划、护理记录、护理评价单、护士排班表等。

二、NIS 的决策支持功能

发达国家已开发利用的辅助护士决策系统有:

(1) 计算机辅助护理诊断和处理系统(Computer-aided Nursing Diagnosis and Intervention,CANDI),这是一个支持护士根据临床资料自动作出诊断和处理意见的系统。

(2) Creighton 在线多模块专家系统(Creighton on Line Multiple Modular Expert System),这是一个辅助护士作出计划和安排的系统。

(3) CAREPLAN,这是一个为协助护士照顾产后病人而设计的系统。

我国的一些医院也尝试开发了 NIS 的决策支持功能,建立了病人病情(症状、体征)、护理诊断、相关因素、护理措施等字典库,设计了一些决策支持功能,使护士能利用这些字典库,在 NIS 终端方便地通过相关选择完成护理记录,极大减少护理书写的工作时间,提高护理记录和护理工作的质量。

三、为病人提供护理信息

NIS 的健康教育子系统,具有为各种疾病提供护理知识的功能,患者可以通过设在门诊大厅或病房休息室的电脑终端自由查询、获取。另外,NIS 护士可为每一个病人制定护理计划,量身订制地提供个性化的"健康处方"。

四、为护士提供护理知识库

NIS 应具有自身的护理知识库,并提供在线查询检索,使护士能利用 NIS 方便地获取所需要的护理知识。当然,如果这些护理知识是结构化的,则能发挥更大的作用。

五、护理管理

(一) 护理人力资源

护理人力资源包括人员配置、培训,技术档案管理,薪酬管理,职称与晋升管理,培训与继续教育管理,科室护士配备及调动管理。随着医学模式的改变、整体护理的实施,患者对护理的需求不断增加,使护理人力资源配置不足的情况更显严峻。NIS 的应用有效地解决了传统护理人员编配方法导致的护理人力资源分配失衡,不同程度地克服了"人浮于事"和"超负荷工作"等不良状况,实现了对护理人力资源动态、合理的调配,有效地提高了护理质量,增加了护士对工作的满意度。

(二) 护理质量管理

护理质量管理是护理管理工作的重要组成部分,将电子计算机作为先进的管理手段广泛应用于护理质量的控制与评价,是现代护理思想、方法和手段的集中体现,提高了护理质量现代化管理水平,是护理学科发展的必然趋势。护理质量管理可随时为管理者提供护理质量的相关准确信息、查询手段及规范的决策方案,为护理部月检查、季度分析、质量评比等提供可靠的依据,为管理者提供了有效的决策支持;迅速、准确地为临床护理工作者提供有效的信息反馈,使各科护士长能及时了解和分析工作中存在的不足,迅速采取管理对策,减少工作失误。

(三) 护理成本管理

护理成本管理包括对人工成本(护士工资、奖金分配)、材料成本(卫生材料、低值易耗品)、设备成本(固定资产折旧及维修)、药品成本(消毒灭菌等)、作业成本(卫生业务、洗涤费用)、行政管理成本、教研科研成本等综合管理。随着医院管理成本化意识的不断增强,越来越多的管理者认识到护理是重要的成本中心。如何降低护理成本,实现护理资源的优化配置,成为管理者关注的课题。

(四) 护理教学管理

护理教学管理包括教学计划、课程安排、教学设备、师资配置、教学资料、教学质量、学籍管理、进修护士管理等。

(五) 护理科研管理

护理科研管理包括课题管理、经费管理、资料管理、成果管理等。

第四节　护理信息系统结构

一、结构化的护理术语系统

NIS 要实现其功能,首先应解决数据和知识的结构化问题,即要使 NIS 中的护理信息规范化、结构化,记录及表格的模型结构化。关于护理信息的规范化及护理术语,发达国家已有一些成功的范例,如 Read 编码中的护理术语系统、NANDA 的护理诊断术语系统、Omaha System 的护理处理术语系统,而国际护理实践分类(International Classification for Nursing Practice,ICNP)是描述处理和护理事件的专业词汇参考指南。

二、护理信息系统的原理

(一)集成与互操作

目前国内医院信息系统正由第二代一体化的管理信息系统向新一代临床信息系统发展,如果说中国第二代医院信息系统的重点是以主题数据库为中心而发展的,那么新一代的医院信息系统的核心技术就是信息集成。包括护理信息系统在内的临床信息系统的发展在医院形成了越来越多的信息孤岛。如何实现护理信息与临床信息,管理信息与诊疗信息,临床科室与辅助科室之间的信息共享,如何实现以病人为中心的电子病历共享,这是临床、护理、医院管理、公共卫生所有领域的共同需求。

院内病人信息共享技术统称为集成(Integration)。院间共享,就是在一定的行政区划内的医院、社区、卫生所、疾病控制、卫生监督、行政管理、医疗保险的居民卫生健康信息的共享称为互操作(Interoperability)。虽然目的都是共享,但所采用的技术方法有很大的不同。

护理信息需要院内集成:护理信息是病人电子病历的重要组成部分,医生需要病人实时的体征信息辅助决策,护士需要病人全方位的临床信息以正确执行医嘱、辅助护理计划。护理信息也需要区域内的互操作:社区家庭医疗,家庭护理,计划免疫,计划生育,健康教育,慢性病管理往往更多地涉及护理操作,均要求以病人为中心的电子健康档案信息共享的支持。

(二)决策支持

人工智能、知识挖掘与知识管理,这些计算机科学迅速发展的理念与技术正在成为临床护理决策支持类应用的催化剂。

1. 临床路径(Clinical Pathway)

在发达国家,临床路径已成为一种医疗标准,用来控制成本、提高质量,特别是针对诊断相关组(DRGs)制定常见诊断的规范式诊疗护理程序比较常见。临床路径有很多叫法,例如地图(Maps)、疗程(Protocols)、规范(Guidelines)、循证医疗实践(Evidence Based Practice Tools)等等。

临床路径是一种管理不同时间点疗效及介入措施的结构性方法。依不同类疾病、病人及其他特征(例如手术、感染、病人人口学特征等)事先确定介入治疗流程,信息系统将该流程推荐给医护人员使用,同时获取病人个案的实际治疗过程。信息系统成为护理介入的咨询者,同时也成为一种可以用来评估实际个案进展的比较性工具。当个别病人出现与预设的护理计划不同的结果时,就会自动进入"异常性"管理程序。

2. 知识发现(Knowledge Discovery)

要依据知识库的建设要求,临床信息的规范化表达,辅以规则引擎和各类推理、判断算法综合运用,才可能开发出高质量的临床护理决策支持系统。如何从海量数据库中获取有用的知识,需要两种新的处理分析方法:知识发现(Knowledge Discovery in Large Database,KDD)和数据挖掘(Data Mining)。知识发现是指将专家知识与统计及机器学习(Machine Learning)技术相结合,从收集的大量临床护理资料中辨识出信息的特征、模式和隐藏的规则。这种融合的方法可获得非直觉的、先前未察觉的信息相关性知识。数据挖掘与知识发现是不同的,知识发现指的是发现过程的许多步骤,而数据挖掘则是特指使用算法、分类与关联、分析、归纳与提取知识的特定步骤。知识发现包含五个基本步骤:问题确认、数据获取、数据前处理、数据挖掘、模型的解释与呈现。

(三)护理流程再造

根据美国麻省理工学院 Hammer、Champy,哈佛大学 Daven-port 等人的定义,"业务流程再造(Business Procedure Reengineering)就是对企业的业务流程(Process)进行根本性(Fundamental)的再思考和彻底性(Radical)的再设计,从而获得可以用诸如成本、质量、服务和速度等方面的业绩来衡量的戏剧性(Dramatic)的成就"。其中,"根本性"、"彻底"、"戏剧性"和"流程"是定义所关注的四个核心领域。

护理管理信息系统的深入发展正面临着所谓"彻底的流程再造"这一严峻挑战。不改变旧有的、仅仅符合人工处理的流程,护理信息处理就不能称其为系统,只不过是一个工具、一件附属物,甚至只是装饰品。有时它不仅不能提高护士、医师的工作效率,反而会成为累赘;不仅不能提高医护质量,反而会增加出差错的风险。试图绕过流程再造的难题,同时达到信息化支持的高效率、高可控性、高质量、低费用、决策支持的目标,这样的捷径是没有的。

应该充分认识到企业级(不仅仅是医院)流程再造实施的困难,文献报道失败率超过60%。其主要的困难包括:组织的变更;社会环境容许度;病人心理的接受程度;院内传统文化习惯的抵制。医院领导层的作用是关键因素,有没有改革的决心,有没有把握改革进程的能力,目标和范围是否明确和恰当以及是否采用了可行的方法与策略,肯定的回答是避免流程再造高失败率所必备的条件。

(四)护理信息系统当前面临的三大挑战

1. 改造与重建

一大挑战是从医疗护理事务支持为主的系统向全面支持护士的临床护理业务转变。支持护理实践,这不仅意味着 NIS 要全面满足临床护理操作实务的要求,而且也意味着传统的手工的护理组织与流程要随着信息化的应用发生根本性的改造与重建。

2. 集成

另一大挑战是护理信息系统与医院信息系统、病人电子病案、区域卫生信息网络的集成。要集成就必须解决信息模型、数据表达与传输的格式化与标准化问题。

3. 最佳护理知识库(Best Practice Databases)的建立

智能化的信息系统能为临床护理提供决策支持,解决临床实际问题是 NIS 发展的目标。

护理知识库的建设是开发出高质量的临床护理决策支持系统的基础。如何从海量数据库中获取有用的知识，进行知识发现与数据的挖掘，同时还能使护理信息交互与共享，也是目前我国发展 NIS 面临的一大挑战。知识发现单依靠信息技术人员是不够的，需要具备一定专业知识与信息技术能力的护理专家，与信息人员共同努力完成问题判断、确认与数据的挖掘，建立支持循证护理及以病人为中心的护理决策支持系统，促进 NIS 的发展。

第五节　病人安全国际目标

美国医疗机构评审联合委员会国际部（JCI）要求所有通过国际医院评审的医院自 2008 年 1 月 1 日起实施病人安全国际目标。实施病人安全国际目标的目的是推动在病人安全方面作出特别改进。病人安全国际目标关注医疗服务中容易出问题的领域，并提出以循证或专家共识为基础的解决方案。充分认识到设计完善的制度是保障提供安全、高质量医疗服务的关键，因此在可能的情况下，病人安全国际目标一般要求系统性的解决方案。病人安全国际目标的结构形式与其他标准一样，包括标准（目标陈述）、解释和测量要素。病人安全国际目标的评分类似于其他标准的"完全符合"、"部分符合"或"没有符合"。评审决策的规则是将医院对国际病人安全目标的符合情况作为一个独立的决策项目，在评审中具有一票否决的作用，因此利用各种有效的方法实施病人安全国际目标是非常重要的，尤其是利用信息技术进行简单便捷的管理，在实践中被证明是行之有效的措施。

一、准确确认病人身份

（一）原文引用

Use at least two（2）ways to identify a patient when giving medicines, blood, or blood products; taking blood samples and other specimens for clinical testing; or providing any other treatments or procedures. The patient's room number cannot be used to identify the patient.

（二）信息化支持手段解读

患者标识是整个医疗活动的基本核对部分，住院患者腕部识别带是患者标识的一种。

需要多部门共同协作制订制度和程序来改进病人身份确认的方法，尤其是在给药、输血或血制品、抽血或其他临床检验标本时，或在提供治疗或操作时要准确确认病人身份。制度和程序要求至少使用两种确认病人身份的方法，如病人姓名、病历号、出生日期等，病人房间号、床号或特定区域代码不能用于病人身份确认。制度和程序明确规定在医院内所有场所都要使用两种不同的身份确认方式，如门诊、急诊和手术室。对身份无法确认的昏迷病人也应包括在内。推荐使用高质量条码腕带对病人进行身份管理，病人入院后佩戴条码腕带，信息可以被条码阅读器扫描，并在使用血制品、药物、手术、检查等流程中使用，以保证不同部门及员工进行病人正确的身份识别。对婴儿等弱势人群进行条码加 RFID 的追踪定位管理，保证婴儿在医院内的安全，防止婴儿被诱拐的危险。上述手段是在 JCI 检查中，具有示范标准的病人身份识别方式。

（三）计算机实现病人身份识别

在计算机管理中很多中国的医院信息管理体系建设欠佳，在信息化建设过程中没有在数据库中建立不同部门病人的主索引平台,无论是门诊病人、住院病人、体检病人或急诊病人的历次就诊信息应该以病人的唯一号进行档案管理。病人的就诊科室、使用的药物、检验、检查信息、手术麻醉、病历记录、生命体征信息可以在病人的主索引平台上进行查询和访问。如果一个病人数据库中有多个档案,我们可以通过唯一号的控制和数据归并实现病人唯一号管理。

1. 唯一号的定义

为就诊病人建立就诊基本信息库,在同一家医院无论门诊、住院均使用同一个病案号,作为唯一号。同一个病人可以拥有多条流水记录,但多条流水记录都归并在唯一号下。

2. 唯一号的生成

病人基本信息的录入需要必填信息:病人姓名、性别、出生年月、身份证号码、联系地址、联系电话,其中身份证号码为第一验证码,建议使用身份证读取器进行身份证号码的取得和校验。

3. 唯一号的归并

病人无法提供自己的唯一号信息时,可以使用身份证号码、姓名、性别、出生年月、联系地址及联系电话等相应信息进行病人信息的查询工作,如果病人历史就诊时有唯一号则取回,如有就诊记录无病人唯一号则进行唯一号分配并同时添加历史就诊记录中的唯一号信息,将多个就诊档案归并在同一个唯一号下进行信息保存。

二、改善医务人员之间的有效交流

(一)原文引用

Implement a process/procedure for taking verbal or telephone orders, or for the reporting of critical test results, that requires a verification "read-back" of the complete order or test result by the person receiving the information.

Note：Not all countries permit verbal or telephone orders.

(二)信息化支持手段解读

有效交流是指信息发出后,接受者能及时、正确、完整地接收,这点在医疗机构这种劳动密集型机构尤为重要。信息只有得到有效地交流,患者安全才能有保障。交流可以通过电子、口头或书面形式。最容易出错的信息交流是口头或电话下达的医嘱(假如当地法律法规允许),其次是报告重要的检验结果,如临床检验科电话通知病房,报告临床危急检验结果。医院信息系统可以在该项标准中起到重要作用,电子病历的使用可以使口头和书面医嘱减少,检验危急值可以通过检验系统进行信息分布,使 ICU、手术室、急诊室等危重病人的检验结果可以在检验结果发布的同时向临床医护人员发布,保证检验科与医疗、护理等部门的医务人员的有效交流。

(三)有效交流的计算机实现

在美国、加拿大、澳大利亚等发达国家的医院信息系统基本上建立了以电子简历(Electronic Medical Record,EMR)为中心的临床信息系统(CIS),把重点放在临床支持上。2000 年 10 月 16 日克林顿签署的关于医疗保险改革医疗电子商务标准化的立法,获得美国国会批准生效。该立法规定了可以用广域网来处理资料,医院医生和病人可以在网上传输医学资料,这些资料除了文字资料以外还有大量的音像资料,真正实现了无纸化操作。在美国,无线、条形码技术在医院临床信息系统的应用技术和解决方案日渐成熟,而且顺应法律法规环境的日趋完善,医院临床信息系统的应用可以使临床检查科室、检验科与医疗、护理等部门的医务人员保持便捷、有效的交流。

目前,我国有1.7万余所医疗机构。10多年前开始采用的医院信息系统(HIS)给医院带来的是管理方式的变革,数年前临床信息系统建设带来医护人员工作方式的变革。临床信息系统的发展为医院服务和管理的质变提供了保障。现有的医院信息系统基本都是基于有线网络进行实施的,由于有线网络自身存在的弱电,目前医院信息系统普遍存在以下问题:

1. 病房的信息化延伸是空白

(1) 由于近几年信息化建设的逐步深入,医院都不同程度地使用了医护工作站管理系统,但由于以往的条件限制,医护工作站都在护士站和医生办公室,医生、护士对于病人信息的了解、掌握都必须通过办公室的计算机获取,然后通过手工转抄的方式应用于医护人员的查房过程中。对于病人床旁采集到的体征信息,都必须先通过纸张记录,然后回到护士工作站录入计算机中。所以,HIS的信息采集点,仍然只延伸到护士工作站,对于病房中实时发生的信息,仍需通过传统的手工进行,因此医生和护士工作量相当大。

(2) 在病房中,基于条件和一些客观情况的限制,不太可能安装计算机,更不可能将HIS的终端延伸到病房。而医生和护士同医院信息系统之间的交互是双向的,一方面,需要获取病人信息,另一方面,需要记录很多信息到HIS中。这必须基于无线移动设备,比如,平板电脑、PDA等来实现。

2. 医嘱生命周期不可控

(1) 医嘱的生命周期包括医嘱下达、录入、医嘱转抄、复核、医嘱领药、医嘱执行、医嘱结束。目前的HIS系统只跟踪到医嘱领药这一步,即把医嘱分解成为可操作的执行项目,不再全程跟踪医嘱的实际执行。传统的HIS系统认为执行完医嘱校对后,生成医嘱药品申领单即为已执行的医嘱。这样一来,就无法跟踪医嘱的整个生命周期,使得一些重要的医疗信息无法电子化,因而在医疗质量监控和病人费用跟踪等方面产生了一些现有HIS系统无法很好解决的问题。

(2) 现有的医院信息系统是在医嘱校对阶段就对其所分解的执行项目进行了收费,并不关心事实上病人是否得到了相应的治疗。如果病人因为某种原因没有用这个药,护士就要通过退药等一些手段来把已收的费用退给病人,增加了业务操作的复杂性。

3. 医嘱执行过程的信息化管理

现有医院信息管理系统中没有关于每一条医嘱实际执行状况的记录,即缺少每一条执行项目的实际执行人、实际执行时间和医嘱执行过程中的核对记录,无法进行质量的实时监控,这就给进一步的医疗质量控制带来了困难。在质量监控中,医生关心临床护士实际执行过程中到底是什么时间给病人吃了药或打了针,实际执行的时间和医嘱要求的时间相差多少,如果该医嘱没被执行,是因为什么原因。如果计算机系统有了相应的数据,就可以真正做到医疗信息的全方位沟通,及时纠正一些治疗过程的遗漏环节和减少差错。

对于现代化的医院来说,充分利用已有的信息平台,将各种现代通信技术如无线网络、PDA、病人腕带(Wristband)和二维条码技术应用到医院数字化建设中,可以有效提升医护、医技、护技之间的信息交流,减轻工作强度,提高工作效率。以后台数据库为信息存储核心,以 PC 工作站和移动设备为终端实现医嘱的录入与处理、信息的表达与交换。运用无线网络,医生和护士可以使用 PDA 在病床前随时调阅病历资料、用药记录和医嘱信息,利用条码扫描器对病人所佩腕带进行病人身份的确认,医护人员身份的确认,重要医嘱按时警示,实时录入病人体征和及时记录医嘱执行过程,以达到"在正确的时间、对正确的对象、通过正确的方法与途径给予正确的药物治疗"的目标,最大限度地保障医务人员间的有效交流。

三、改进高危性药物的使用安全

(一) 原文引用

Remove concetrated electrolytes(including, but not limited to, potassium chloride, potassium phosphate,sodium chloride>0.9%) from patient care units.

(二) 信息化支持手段解读

药物管理一直是 JCI 检查的中心,有效的药物管理才能真正保证病人安全,病人服用的每一粒药、每一袋输液。高效正确的条码管理流程使口服药物实现单剂量独立包装及分餐配送。条形码作为图形自动识别技术有简单、可靠、准确的特点,采用条码标签,使药物配送及使用前的核对流程简化。病人在接受药物治疗前必须经过腕带条码与药物条码的双重校对。使用条码校对的方式改变了以往人工核对的流程,从根本上杜绝错误的病人、错误的途径、错误的剂量、错误的药物、错误的时间的发生。信息管理及智能识别使病人的用药流程简单而安全,包括高危药物在内的药物管理均能满足 JCI 的管理标准。

(三) 高危性药物的安全使用措施

(1) 备用药限量保存、分类放置,氯化钾专柜保管每 2 月查对 1 次;

(2) 药柜整洁,无过期、无变质药品;

(3) 贵重药品计算机收发登记并上锁管理,每班清点;

(4) 麻醉药品定位、定量,加锁并登记,每班清点;

(5) 冰箱清洁,无私人物品,药品无过期、变质,温度维持在 2～8℃,每月定期清洁除霜并记录;

(6) 开启的药物注明年、月、日,酒精棉球封口,并保证有效期内使用;

(7) 药品在各使用部门贮存方法恰当;

(8) 使用的输液瓶、注射器上有病人信息、药名、剂量、时间的标签。

四、确保正确的病人、正确的部位、正确的操作/手术

(一) 原文引用

Use a checklist, including a"time-out" just before starting a surgical procedure, to ensure the correct patient, procedure, and body part. Develop a process or checklist to verify that all documents and equipment needed for surgery are on hand and correct and functioning properly before surgery begins. Mark the precise site where the surgery will be performed. Use a clearly understood mark and involve the patient in doing this.

(二) 信息化支持手段解读

JCI组织引用"TIME - OUT"术语,主要指为了确保正确的手术、操作做在正确的病人身上,医生/护士/麻醉师等治疗小组成员在给病人进行手术/操作前,暂时停下手中原来的工作,大家一起核对病人姓名、病历号、手术/操作名称、部位,核对无误后再开始手术/操作。医院信息系统建设如电子病历与手术麻醉系统的有效衔接,无线移动设备的使用,术前病人身份及手术内容条形码核对程序的使用,可以在任何手术及创伤性检查前登录手术病人列表进行手术名称与手术部位的核对,完成"TIME - OUT"。信息管理的核对流程在无线及扫描技术的支持下赋予"TIME - OUT"全新含义。

(三) 确保正确的病人、正确的部位、正确的操作/手术的计算机实现

手术是医疗活动中的最重要组成部分及最高危诊疗手段之一,病人在手术及麻醉状态下,医疗程序一旦出错,就会危机病人的生命安全。为保证病人安全、减少医疗差错、提高工作效率,使用二维条码技术实现手术病人身份核对,病人及药物的匹配管理,不同手术区域的核对信息的无线传送,汇总病人在手术室各区域的状态,实现手术室与手术病人家属等待区之间的信息传递,实现手术室与病区护士之间的信息传递,从而通过最简单的方式绝对保证手术病人安全及信息沟通。计算机在手术核查中应用的优点主要有以下几点:

1. 确保正确的病人、正确的手术、正确的操作

应用二维条码技术,使手术病人产生详细信息及条码腕带,使在手术前、手术中、手术后都以条码扫描形式获取和核对手术病人的所有信息,完全避免了因手术病人麻醉状态下手术室工作人员单向人工核对带来的潜在医疗差错。

2. 确保正确病人手术信息、正确的部位

应用集合病人姓名、床号、住院号、主刀医生、诊断、手术名称、手术部位、麻醉方式、手术时间、过敏信息、术前用药等综合信息的二维条码,医护人员核对手术病人与手术信息之间的对应关系,通过条码匹配术前准备室护士与病区护士、术前准备室护士与手术室巡回护士及麻醉师之间、手术室巡回护士与术后恢复室护士之间、术后恢复室护士与病区护士之间的病人交接、手术病人与药品之间的对应关系、手术病人与正确的手术方式之间的对应关系,医护人员可安全、迅速、准确地完成对手术病人的手术、麻醉、创伤性操作及各项护理。

3. 确保正确病人术前药物信息

依托移动计算终端的数据采集、条码扫描、智能识别功能,可高效地完成手术病人身份与术前及术中使用药物信息的匹配,保证药物治疗的正确性及安全性。

4. 病人状态信息的统一管理

护士可使用移动计算终端MC55在手术的任何位置实现对手术病人信息的追踪及定位,使手术病人在任何时间、任何地点、任何状态信息都能汇总到病人家属等待区域,保持手术室与病人家属之间畅通的信息沟通,节约医院在病人家属管理上需要投入的人力资源。

5. 提升手术室管理,保证医生、麻醉师及护士之间的有效沟通

合理的手术台次安排,实时的手术病人详细信息管理,使医生、病区护士都能获得正确的手术病人信息,最大限度地保证各部门信息管理的一致性,保证手术病人的安全管理。

6. 有利于手术室环境管理,提高工作效率

通过无线移动信息管理,可使手术室不需要传统的布线,有利于手术室的环境管理及感

染控制需要。移动终端数据采集功能,护士可以随时通过扫描病人腕带及药物条码的手段获得病人信息及对应的药物、病人所在位置等一系列信息,简化核对环节及优化工作流程。

7. 提升医院整体管理水平

信息化手段及用准确的数字来解决问题的方式是现代管理中非常重要的一部分,各部门信息共享、流程简化,可以使医院整体的管理水平得到提升。

五、降低院内感染的风险

(一) 原文引用

Reduce the risk of health care-associated infections.

Comply with current published and generally accepted hand hygiene guidelines.

Note:This should recognize that not all countries have an agency that is equivalent to the Centers for Disease Control and Prevention(CDC) or may not recognize guidelines of the U. S. CDC.

(二) 信息化支持手段解读

降低院内感染的有力措施是合理地使用抗生素。在医院信息管理系统中加上了抗生素电子医嘱使用申请,不同的疾病、不同的发生时间、不同的医生,抗生素权限有不同的申请控制,在流程及系统上进行了科学的医嘱管理,运用系统模式严格控制抗生素的使用,降低了医院内感染的风险,保证了病人的安全。同时,对员工洗手依从性的监控是防止医院内感染的有效支持。

(三) 院内感染控制的计算机实现内容

1. 医院感染病例监测

根据录入的医院感染病人资料在信息系统中调取病人的疾病诊断、切口情况、感染情况、易感因素、细菌培养等内容,按科室、疾病系统、高危疾病、手术切口等计算感染率、感染例次率,统计病原体分布情况以及病原体对抗菌药物的药敏情况等,实时进行疑似院感病例的筛查及院感病例的登记分析。

2. 中心供应室灭菌物品追溯管理

对中心供应室的灭菌物品进行追溯管理,手术器械的回收、清洗、打包、复核、灭菌、存放、发放、使用、回收中的各个环节进行条码唯一码信息录入和监控,可以根据病人识别条码,器械包使用时可以通过灭菌包和病人腕带双重条码实时核对,实现供应室灭菌物品院感管理要求和召回流程的建立,使病人的安全得到最大限度的保障。

3. 心导管及骨科植入性器械的追溯管理

对医院各部门使用的植入性资产进行条码编号入库、发放,使用电子化管理,使植入性资产的有效期、用途、使用科室、分布、使用的病人、医生进行系统管理,便于追溯。

4. 外科手术医院感染监测

根据录入的外科手术情况及感染情况,从手术操作、科室、医生等多个角度监测外科手术病人医院感染率、术后感染率等情况。能够根据手术情况计算感染危险等级,计算外科切口感染率等。

5. ICU病人医院感染监测

重症监护病房(ICU)的病人进行目标性监测。计算导尿管使用率和与导尿管相关的尿路感染率、中心静脉导管使用率和与静脉导管相关的原发性菌血症感染率、呼吸机使用率和与呼吸机相关的肺部感染率。可根据病人的不同危重等级来调整感染率的计算。

6. 抗菌药物监测

实时抽取医院信息系统中抗菌药物的使用,对抗菌药物的使用率、联合用药、用药目的等进行监测,统计出相关的分析报表。

7. 环境卫生学监测

主要对消毒供应室、手术室、产房、血库、检验科、内窥镜室等重点科室的空气培养,物品表面、医务人员手卫生作为重点质量监控项目。软件对环境卫生学监测检查结果进行自动评价,并打印监测报告单和评价报告单,实现全院范围的多部门监控体系。

8. 医院感染现患率调查

供医院感染管理科做现患率调查时录入数据,基本上是仿照现患率个案调查表的形式来做的,重点用于统计各科室调查时的感染情况、抗菌药物使用情况、细菌培养情况等。相应的报表有按科室汇总报表、按疾病系统分类汇总报表、按易感因素分类汇总报表、病原体与抗菌药物敏感情况统计、抗菌药物使用情况、抗菌药物使用剂量统计表。

9. 针刺伤录入及处理提示

对职工针刺伤进行全院网络直报,并根据详细情况进行综合,系统可以自动根据关联病人的情况做出处理提示。相关报表可按科室汇总、按关联操作汇总、按工种汇总,可以从多个角度分析职工针刺伤的情况,保证系统可以自动做出处理提示。

10. 职业暴露录入及处理提示

根据职工的血液体液暴露情况,自动为此次暴露评级,并根据关联病人的情况做出处理提示。相关报表有按科室汇总、按关联操作汇总、按工种进行汇总等。

11. 暴发预警

从当前日期开始,对同一科室、同一医院感染诊断的发生次数(或感染同一病原体的次数),达到设定的限制,系统自动给予预提示。系统会自动检查有无感染暴发。

六、降低病人跌倒/坠床导致伤害的风险

(一)原文引用

Reduce the risk of patient harm tesulting from falls.

Assess and periodically reassess each patient's risk for falling, including the potential risk associated with the patient's medication regimen, and action to decrease or eliminate any identified risks.

(二)信息化支持手段解读

病人入院后所有的跌倒及坠床均视为医院内不良事件(event),因此使用信息管理系统在病人入院后既开始接受护士随时的评估,有潜在风险的病人评估资料可以经电子病历及网络被医生及其他部门工作人员随时随地实现共享,保证病人在医院任何部门、任何区域、任何工作人员都能及时获得病人的高危评估,最大限度地保证病人安全。

(三)降低病人跌倒/坠床的计算机实现内容

坠床/摔倒的评估记录电子化要做到:

（1）病人在入院时由注册护士完成坠床/跌倒的风险评估电子记录；

（2）存在高风险者需采取预防措施，每班进行电子安全评估记录并交班；

（3）病人及家属进行坠床/跌倒预防安全教育，并在电子健康教育单上做好记录；

（4）医生电子病历上共享护理评估中的坠床/跌倒的风险评估电子记录。

对需常规进行坠床/摔倒评估的病人进行筛选，对象如下：

（1）任何原因造成的视觉障碍；

（2）意识改变者；

（3）术后麻醉未醒；

（4）小儿、老年人；

（5）活动不方便者；

（6）危重病人。

对有坠床/摔倒风险病人及其家属的教育必须完整记录：

（1）对上述病人在护理记录单上记录床栏使用情况，如病人或家属拒绝使用需在护理记录单上注明，并让其签名；

（2）对于行为异常的病人选择靠墙的床铺，并要求陪护夜间守护床旁，防止病人擅自离床。

对有坠床/摔倒风险病人必须采取的安全措施如下：

（1）指导病人走动时穿防滑鞋；

（2）指导病人起床/久坐后站立动作要缓慢并有人旁边协助；

（3）指导病人需要时及时请求帮助，如上厕所、起床；保持病房通道和病房走廊无障碍物；

（4）及时清除地面上的积水、油、冰、水果皮等；

（5）有台阶的地面用颜色醒目标示；

（6）转弯处有足够照明；

（7）病人能触及床边呼叫铃及必需物品。

对有坠床/摔倒风险病人采取的处理：

（1）勿移动或搬动病人，评估损伤的部位，根据损伤的部位采取合适的搬运方式；

（2）立即通知医生或委托他人通知；

（3）测量 BP、P、R，观察神志、肢体活动，倾听主诉及病情变化；

（4）安慰病人；

（5）必要时 X 线检查、CT 等辅助检查，按医嘱进行治疗；

（6）通知主管领导。

第五章　计算机网络技术

　　人类社会对信息化的需求,使通信技术和计算机技术得到了空前的发展。而计算机网络正是结合计算机技术和通信技术,正在迅速发展并已广泛应用的一门综合性学科。尤其是 20 世纪 90 年代,随着 Internet 的兴起,越来越多的人接触到计算机网络,并对其产生了浓厚的兴趣。人类社会已进入一个以网络为核心的信息时代,其特征是数字化、网络化和信息化。

　　本章主要介绍计算机网络的产生和发展、基本概念、功能和分类、基本工作原理和在医疗中的应用。

第一节　计算机网络技术概述

一、计算机网络的产生和发展

　　计算机网络源于计算机与通信技术的结合,始于 20 世纪 50 年代。1954 年,人们制造出一种称为收发器(Transceiver)的终端,它能将穿孔卡片上的数据通过线路控制器(Line Controller)、调制解调器(Modem)电话线发送到远程计算机上。这种简单的"终端—通信线路—计算机"系统,就是计算机网络的雏形。

　　后来,人们开始尝试将计算机与通信技术相结合,由一台中央计算机与多台用户终端相连。这种以单个计算机为中心的远程联机系统,被称为第一代计算机网络,除了中央计算机具有独立的数据处理功能外,其他终端设备均无数据处理功能,主要以数据通信为主。典型例子是美国于 1963 年研制的 SABRE-1 飞机订票系统,它以一台中央计算机为核心,将全美范围内 2000 多个终端连接起来而形成一个专用网络系统。第一代计算机网络系统有其致命的缺点:一旦中央计算机发生故障,就会造成整个计算机网络的瘫痪。

　　1969 年由美国高级研究计划局(Advanced Research Project Agency,ARPA)研制出的 ARPANET 系统标志着计算机网络已经发展到第二代。在这个系统中,计算机主机和终端成为资源子网,以通信子网为中心,若干台相互连接的计算机可以相互通信,并实现计算机之间的资源共享。

　　20 世纪 70 年代末至 90 年代的第三代计算机网络是具有统一的网络体系结构并遵循国际标准的开放式和标准化的网络。ARPANET 兴起后,计算机网络发展迅猛,许多计算机公司相继推出自己的网络体系结构及实现这些结构的软硬件产品。由于没有统一的标准,不同体系的网络设备之间互联十分困难,人们迫切需要一种开放性的标准化实用网络环境,这样应运而生了两种国际通用的最重要的网络体系结构,即 ISO/OSI 体系结构和 TCP/IP 体系结构。1979 年底,国际标准化组织(International Organization for Standardization,ISO)公布了开放系统参考模型(Reference Model of Open System Interconnection,OSI/RM)。

20世纪90年代末至今的第四代计算机网络,随着局域网技术发展的成熟,以及出现光纤、高速网络技术及多媒体等技术,分散在世界各地的网络被连接起来,整个网络就像一个对用户透明的、大的计算机系统,发展为以Internet为代表的互联网。

纵观计算机网络的发展,可以看出网络应用系统将向更深、更宽的方向发展。如今,网上传输的信息早已不仅仅是文字、数字等文本信息,还包括声音、视频等多媒体信息。网络已经逐渐融入了人们工作和生活的各个方面,如电子银行、电子商务、网上办公、远程教育、远程医疗等都是以计算机网络为基础的,计算机网络已经发展成为社会重要的信息基础设施。网络对人类生活的影响与日俱增,也被越来越多的人所接受。

二、计算机网络的定义和组成

(一)计算机网络的定义

所谓计算机网络就是将地理位置不同,具有独立功能的多个计算机系统,通过通信设备和线路互相连接起来,使用功能完整的网络软件(如网络通信协议、信息交换方式及网络操作系统等)来实现网络资源共享和信息交换的系统。换句话说,计算机网络既可以用通信线路将几台计算机系统连成简单的网络,实现信息的收集、分配、传输和处理,也可以将成千上万的计算机系统和数千千米乃至数万千米的通信线路联成全国或全球范围的计算机网络。

(二)计算机网络的组成

从网络功能角度来看,计算机网络由通信子网和资源子网组成。通信子网处于网络的内层,主要由网络结点、通信链路、交换机和信号变换器设备等软、硬设施构成,负责完成计算机网络内部信息流的传递、交换和控制以及信号变换和通信处理任务。资源子网处于网络的外围,包含所有由通信子网连接的主机、终端和终端控制器、外设、应用软件和共享数据等,负责面向网络用户提供各种类型的网络资源和网络服务。

从物理构成角度来看,计算机网络由硬件系统和软件系统组成。计算机网络硬件系统主要由终端、物理通信线路以及交换机组成。计算机网络软件系统包括网络操作系统、网络协议、通信软件、设备驱动软件、网络应用软件等。

第二节　计算机网络的功能、分类及工作原理

一、计算机网络的功能

(一)数据通信

数据通信是计算机网络最基本的功能。它用来快速传送计算机与终端、计算机与计算机之间的各种信息,包括文字信件、新闻消息、咨询信息、图片资料、报纸版面等。利用这一特点,可实现将分散在各个地区的单位或部门用计算机网络联系起来,进行统一的调配、控制和管理。

(二)资源共享

"资源"指的是网络中所有的软件、硬件、数据和信息资源,如数据库、文件及计算机上的有

关信息。"共享"指的是网络中的用户都能够部分或全部地享受这些资源。与网络连接的计算机不仅可以使用自身的资源,也可以使用其他计算机上的共享资源,也就是说,网络中的所有资源都能被网络用户所使用,而不必考虑用户在网络中的位置和资源在网络中的位置。

（三）分布式处理

对于大型的任务或当网络中某台计算机负担过重时,或该计算机正在处理某项工作时,网络可将新任务转交给空闲的计算机来完成,这样处理能均衡各计算机的负载,提高处理问题的实时性;对大型综合性问题,网络可将问题各部分交给不同的计算机分头处理,充分利用网络资源,扩大计算机的处理能力,即增强实用性。计算机之间或计算机用户之间的这种协同工作被称为分布式处理。

（四）提高可靠性

可靠性是指计算机网络中的资源是分布式的,其中某台计算机发生故障,其他机器可以提供它的所有服务,不至于造成系统工作中断。

二、计算机网络分类

对于计算机网络,依据划分方法的不同有不同的分类。

（一）按网络的作用范围分类

计算机网络按其作用范围分类可以分成局域网、城域网和广域网三类。

1. 局域网(Local Area Network,LAN)

局域网是指一个局部区域内的、近距离的计算机互联组成的网,通常采用有线方式连接,分布范围一般在几米到几公里之间(小于 10 公里)。例如一座大楼内或相邻的几座楼之间互联的网。一个单位内部的联网多为局域网。

2. 城域网(Metropolitan Area Network,MAN)

城域网的规模主要局限在一个城市范围内,是一种介于广域网和局域网之间的网络,分布范围一般在十几公里到上百公里之间。

3. 广域网(Wide Area Network,WAN)

广域网是指远距离的计算机互联组成的网,分布范围可达几千公里乃至上万公里,甚至跨越国界、洲界、遍及全球范围。因特网就是一种典型的广域网。

（二）按传输介质分类

计算机网络按其传输介质分类可以分成有线网和无线网两大类。

1. 有线网

有线网又有两种之分,一是采用同轴电缆和双绞线连接的网络;二是采用光导纤维作传输介质的网络。后者又称为光纤网。

采用同轴电缆和双绞线连接的网络比较经济,安装方便,但传输距离相对较短,传输率和抗干扰能力一般;光纤网则传输距离长,传输率高(可达数千兆 bps),且抗干扰能力强,安全性好,但价格较高,且需高水平的安装技术。

2. 无线网

采用卫星、微波和红外线等无线介质传输数据的网络。

（三）按网络的拓扑结构分类

计算机网络的拓扑结构是指通信子网的拓扑结构，通过网络节点与通信线路间的几何关系表示网络结构，反映出网络中各个实体的结构关系。计算机网络按其拓扑结构分类可以分为总线型、环型、星型、树型和网状型几类。

1. 总线型网

网络上所有的节点共享一条数据通道，任何一个节点发送的信号都沿着同一介质传输，并且能够被总线上其他节点接收到，如图5-1所示。基于总线型拓扑结构的网络是一种广播型网络。传统局域网技术中的以太网就是采用总线型拓扑结构的一个实例。其特点是铺设电缆最短，成本低，安装简单方便；但监控困难，安全性低，若介质发生故障会导致网络瘫痪，增加新节点困难。

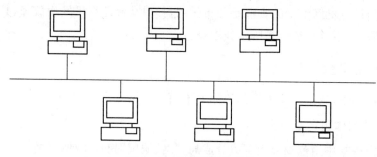

图5-1　总线型拓扑结构

2. 环型网

网络上的所有节点通过通信介质连成一个封闭的环形，每个节点从一条链路上接收数据，然后以同样的速率在另一条链路上发送出去，如图5-2所示。特点是易于安装和监控，但容量有限，增加新节点困难。

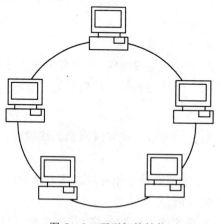

图5-2　环型拓扑结构

3. 星型网

网络上的每个节点都由一条单独的通信线路连接到中央节点上，中央节点控制全网的通信，任何两个节点的通信只能通过中央节点转发，如图5-3所示。特点是增加新站点容易,数据的安全性和优先级易于控制,网络监控易实现,但若中央节点出故障会引起整个网络瘫痪。

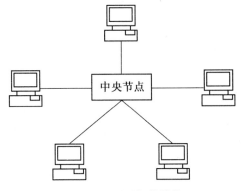

图 5-3　星型拓扑结构

4. 树型网

树型结构是星型结构的一种扩展。像星型结构一样,网络节点都连接到控制网络的中央节点上。与星型结构不同的是,所有设备并不是都直接接入中央节点,其中绝大多数节点是先连接到次级中央节点上,然后再连到中央节点上,如图 5-4 所示。树型结构中,每个子节点只有一个父节点。其优缺点与星型结构基本相同。

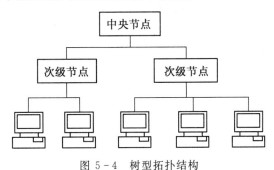

图 5-4　树型拓扑结构

5. 网状型网

在网状型拓扑结构中,各节点之间的连接是任意的、无规律的,每两个节点之间的通信链路可能有一条或多条,必须通过“路由选择”选择路径,如图 5-5 所示。网状型结构广泛应用于广域网中。

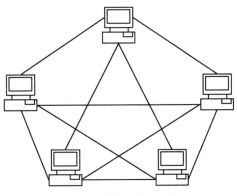

图 5-5　网状型拓扑结构

第三节 计算机网络的工作原理

一、计算机网络体系结构和协议

(一) OSI 体系结构

OSI 体系结构是为协调计算机系统的互联而建立的一个框架结构标准。它将整个网络划分为应用层、表示层、会话层、传输层、网络层、数据链路层和物理层七层结构。

1. 应用层

这是 OSI 的最高层,该层包括直接面向终端用户,提供用户需要的应用服务,如虚拟终端、文件传送、远程用户登录及电子数据交换、电子邮件等。应用层传送的是用户数据报文。

2. 表示层

表示层完成被传输数据的表示和解释工作,它包括数据转换、数据加密、数据压缩等。表示层传送的基本单位也是报文。

3. 会话层

会话层支持两个表示层实体之间的交互作用,为表示层提供同步服务以及活动管理功能。会话层传送的基本单位也是报文,但和传输层的报文有本质的不同。

4. 传输层

传输层是网络体系结构中最核心的一层,其作用是将实际使用的通信子网与高层应用分开,提供发送端和接收端之间高可靠、低成本的数据传输。传输层传送的基本单位是报文。

5. 网络层

网络层完成对通信子网的运行控制,负责选择从发送端传输数据包到达接收端的路由,还负责通信子网的分组、拥塞控制等。网络层传送的基本单位是数据包。

6. 数据链路层

数据链路层的功能是建立、维持和释放网络实体之间的数据链路,对网络呈现为一条无差错的信道。数据链路层传送的基本单位是帧。

7. 物理层

物理层规定了通信设备的机械、电气、功能和过程特性,用以建立、维持和释放数据链路实体间的连接。物理层传送的基本单位是比特,又称位。

(二) TCP/IP 协议

Internet 由无数不同类型的服务器、用户终端以及路由器、网关、通信线路等连接组成,它的核心协议是 TCP/IP 协议。TCP/IP 协议是一组通信协议的集合,主要包括传输控制协议(Transmission Control Protocol,TCP)和互联协议(Internet Protocol,IP),每个子协议都具有特定的功能,完成相应的 OSI 层的任务。

与 OSI 参考模型相比,TCP/IP 协议的体系结构共有四个层次,即应用层、传输层、互连网络层和网络接口层,如图 5-6 所示。其中,网络接口层对应于 OSI 的数据链路层和物理链路层,该层位于 TCP/IP 的最底层;互连网络层负责相邻计算机之间的通信,具有路径选择、流量控制、差错报告的功能;传输层的基本任务是提供应用程序之间端到端的通信,并把数据分组可靠地传给下一层;应用层则向用户提供一组常用的应用程序,使用户在需要时调用该程序就可以完成对 TCP/IP 互联网络的访问,并与传输协议协调工作以把数据流传递给发送方的传输层或从传输层接收发送来的数据流。图 5-7 描述了 TCP/IP 各层的协议情况。

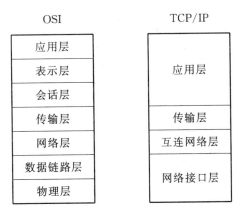

图 5-6　OSI 与 TCP/IP 的层次结构对比

应用层	SMTP	DNS	FTP	Telnet	…
传输层	TCP		UDP		NVP
网络层		ICMP			IP
				ARP	RARP
网络接口层	采用以太网、FDDI、专用线或 X.25 等现成网络				

图 5-7　TCP/IP 的各层协议

二、数据通信技术基础

计算机网络采用数据通信方式传输数据。数据通信与传统电话网络中的语音通信不同,有其自身的规律和特点。数据通信是按照通信协议,利用数据传输技术在两个功能单元之间传递数据信息。

(一) 数字信号传输方式

在数据通信系统中,由原始消息变换来的信号能以两种方式进行传输,一种是基带传输,另一种是频带传输。

1. 基带传输

基带传输即将信源发出的编码信号直接送入电路中进行传输的方式。由于传输线路的电容对传输信号的波形影响很大,使基带传输距离受到限制,一般不大于 2.5km,当超过该距离时需增设再生重发器以增加功率,以延长传输距离。

2. 频带传输

要把代表信源内容的二进制数字信号传输到远距离的接收端时,不适宜用基带传输方式,必须将数字信号转换成长途信道上传输的模拟信号,这就是数字信号的频带传输,又称载波传输。

（二）数据通信方式

通信线路可由一个或多个信道组成,根据信道的多少和在某一时间内信息传输的方向,可以有下面三种不同的通信方式。

1. 单工通信

在单工信道上,信息只能沿着一个方向在两个通信设备间进行传送,发送方不能接收,接收方不能发送。无线电广播和电视广播都是单工通信的例子。

2. 半双工通信

在半双工信道上,两通信设备间的信息交换可交替进行,但不能同时发送和接收信息。

3. 全双工通信

在全双工通信中,两通信设备间可以同时进行两个方向上的信息传送,通信双方应同时具备发送和接收设备,并且要求信道能提供双向传输的双倍带宽,所以全双工通信设备最昂贵。

（三）同步方式

在通信过程中,发送方和接收方必须在时间上保持同步,才能准确地传送信息。同步方式有两种：异步传输方式和同步传输方式。

1. 异步传输方式

即把各个字符分开传输,字符之间插入同步信息。为了给接收端提供一个字符开始和结束的信息,在每个字符前插入起始位（"0"）和在结束处插入停止位（"1"）。

加入校验位的目的是检查传输中的错误,一般使用奇偶校验。异步传输的优点是简单,不需要在线路两端设置专门的同步设备,但由于起始位和校验位的加入会引入 $20\% \sim 30\%$ 的额外开销,传输的速率不会很高。

2. 同步传输方式

发送方在发送数据之前先发送一串同步字符 SYNC,接收方只要检测到连续两个以上 SYNC 字符就确认已进入同步状态,准备接收信息。随后的传送过程中双方以同一频率工作直到传送完提示数据结束的控制字符。这种同步方式仅在数据块的前后加入控制字符 SYNC,所以有较高的效率。在短距离高速数据传输中,多采用同步传输方式。

（四）多路复用技术

多路复用技术就是把多个低速信道组合成一个高速信道的技术。复用的概念是从提高通信的有效性角度提出来的,其主要目的是为了有效地利用带宽。多路复用的典型方式有频分多路复用、时分多路复用和波分多路复用。

1. 频分多路复用

频分多路复用（Frequency Division Multiplexing,FDM）是最早采用的模拟信道复用技术,其基本原理是在一条通信线路上设置多个信道,每路信道的信号以不同的载波频率进行调制,各路信道的载波频率互不重叠,以实现一条通信线路同时传输多路信号。

2. 时分多路复用

时分多路复用（Time Division Multiplexing,TDM）是以信道传输时间作为分割对象,通过多个信道分配互不重叠的时间片的方法来实现,因此时分多路复用更适用于数字信号的传输。它又可分为同步时分多路复用和统计时分多路复用。

3. 波分多路复用

波分多路复用(Wave Division Multiplexing,WDM)是把光波长分割复用,在一根光纤中同时传输多条光波信号的一项技术,其基本原理是在发送端将不同的光信号组合起来,耦合到光缆线路上用一根光纤来进行传输,在接收端又将组合波长的光信号区分开来,通过进一步处理恢复原信号后送入不同的终端。

随着光纤通信技术的发展,为了充分扩容,人们又提出了密集波分复用(Dense Wave Division Multiplexing,DWDM)的概念,即波长间的间隔变得更小更紧密,并在技术上加以实现。

4. 码分多路复用

码分多路复用(Code Division Multiplexing,CDMA)也叫码分多址,是一种扩频多址数字通信技术,通过独特的代码序列建立信道。不同用户传输的信号不是用不同的频率或不同的时隙来区分,而是使用不同的码片序列来区分。

(五) 数据交换方式

数据交换方式有以下四种:

1. 电路交换

电路交换(Circuit Switching,CS)的过程类似于打电话,当用户要求发送数据时,先向本地交换局呼叫,在收到应答信号后,主叫用户开始发送被叫用户号码或址,然后由本地交换局根据被叫用户号码在主叫用户终端与被叫用户终端之间接通一条固定的物理数据传输线路,通信完毕后,当其中一个需要拆线时,交换机释放该链路。

2. 报文交换

报文交换(Message Switching,MS)采用存储-转发原理,即交换机把来自用户的报文先暂时存储在节点机内排队等候,等到网络上的链路空闲时就转发到下一节点,报文在下一节点再经过存储-转发,直到达到目的节点。

3. 分组交换

分组交换(Packet Switching,PS)采用存储-转发方式,同时把报文分割成若干较短的按一定格式组成的分组进行交换和传输。由于具有统一格式且长度较短,便于在交换机中存储和处理,分组在交换机中只在主存存储中停留很短的时间,一旦确定了新的路由,就很快转发到下一个节点。

4. 快速交换

快速交换(Fast Switching,FS)技术是随着各种新型业务不断涌现,为适应大容量业务需求而提高传输信道数据速率的一种新技术。它主要包括快速电路交换和快速分组交换。

第四节　计算机网络的应用

一、计算机网络在医疗中的应用

伴随着计算机的网络化潮流,医院内部建立起自己的医院局域网,使得网络蕴藏的通讯、资料检索、客户服务等方面的巨大潜力在医疗中得到了彻底的发挥。医院局域网是计算机网络技术在医疗单位的应用,其基本思想是:在内部网络上采用 TCP/IP 作为通讯协议,利用 Internet 的 Web 模型作为标准平台,同时建立防火墙把内部网络和 Internet 隔开。当然,内部网络 Intranet 并非一定要和 Internet 连接在一起,它完全可以自成一体为一个独立的网络。

(一) 医务工作者的计算机入网

医院联网,要先利用路由器、网卡、电缆、插头、交换机等,进行网络布线、联接、调试等过程建立医院内部局域网 Intranet,并通过租用 Internet 线路,使需要接入外部网络的计算机能接入 Internet 线路。

医院医务工作人员通过计算机可以连接到医院内部网络 Intranet 和外部网络 Internet,利用计算机网络的强大功能,能查阅和共享医学信息,探讨医学问题等。

(二) 计算机与局域网下的医院信息管理系统

目前,局域网下的医院信息管理系统也正日益得到广泛的应用。所谓医院管理信息系统就是以医院局域网为依托,以医院的财务管理为中心,以病人的数据采集为线索,覆盖患者在医院就诊的各个环节,支持医院管理,并由软件和硬件组成的计算应用系统。

医院管理信息系统通过局域网可以共享医疗信息,使医疗信息能在整个管理信息系统中进行流通,做到资源的全面利用。

(三) 计算机与互联网下的远程医学

计算机网络在医疗中越来越普遍利用的同时,还逐渐发展起来了一个新兴的临床医学学科,这就是借助网络进行远程医疗的远程医学(Telemedicine)。远程医学系统是通过采用最新的通信技术,使医生可以用最迅速、最经济的方式对患者开展检查、监护和诊断;同时,远程医学还可允许医院之间,甚至不同地区和国家间的医院之间、医护人员之间交流医学信息、交换医学数据。

目前,远程医学主要集中在与计算机技术应用比较密切的放射学、心电监护和心电分析上,特别是远程 Holter 上。鉴于 CPU 的快速升级和计算机多媒体技术的日益普及,远程神经精神分析近来也成为计算机工程师和精神病专家们关注的新热点。

二、计算机网络的应用趋势

(一) 无线网络技术

作为有线网络的延伸,无线网络也已经广泛应用在社会生活的各个方面,如无线办公网、计算机互联网络的桥接、无线移动宽带接入等。随着无线网络技术的发展,无线网络的应用也将越来越广泛。

无线网络技术在医疗上的新应用对于提高医护人员的工作效率,提高救治生命质量,推动数字化医院建设必将发挥越来越重要的作用。作为医院有线网络的补充,无线网络有效地克服了有线网络的弊端,利用 PDA、笔记本电脑或移动诊疗设备可随时随地进行生命体征数据采集、医护数据的查询与录入、医生查房、床边护理、呼叫通信、护理监控、药物配送和病人标识码识别、语音通讯应用等等。现在甚至能实现 eFMC (Fixed Mobile Convergence, 固定移动融合方案)、"同时振铃",即无论医生在哪里,都可以通过一个号码来找到他,同时能够实现无线局域网与广域无线网络的无缝漫游。医院和医疗中心能够以更低的成本更有效地采集及管理信息,这不仅节省了时间,而且在特殊情况下还能挽救生命。

（二）移动通信技术

　　未来无线通信领域的一个发展趋势是移动网络和无线接入网络的融合。因此人们又提出了更高的发展目标，那就是 4G。4G 系统应能实现全球范围内多种移动网络和无线网络间的无缝漫游，构筑一个移动网络和无线接入网的融合体，实现与无线局域网（Wireless LAN，WLAN）的无缝连接。4G 的无缝特性，包含系统、业务和覆盖等多方面的无缝性。其无缝性指的是用户既能在 WLAN 中使用，也能在蜂窝系统中使用；业务的无缝性指的是对话音、数据和图像的无缝性；而覆盖的无缝性则指 4G 系统应该能向全球提供业务。因此，4G 系统应当是一个综合系统，蜂窝部分提供广域移动性，WLAN 提供热点地区的高速业务。

第六章　自动识别技术

第一节　自动识别技术简介

高科技的飞速发展,国际经济迅速向一体化迈进,促进了信息开发和信息服务产业的诞生与发展。超大规模集成电路和超高速计算机技术的突飞猛进,计算机在性能上日臻完善,如何改变手工数据输入,使数据输入质量和速度与计算机性能相匹配,条码自动识别技术就是在这样的环境下应运而生的。条码自动识别技术以计算机、光电技术和通信技术的发展为基础的一项综合性技术,是信息数据自动识别、输入的重要方法和手段。

条码自动识别技术从 20 世纪 40 年代开始研究开发,70 年代逐渐形成了规模,近 30 年取得了长足发展,初步形成了一个包括条码技术、磁条技术、智能卡技术、光字符识别、系统集成化、射频技术、语音识别及视觉识别等以计算机、光、机、电、通讯技术为一体的高新技术产业群,现已应用在计算机管理的各个领域,渗透到了商业、工业、交通运输业、邮电通讯业、物资管理、仓储、医疗卫生、安全检查、餐饮旅游、票证管理以及军事装备、工程项目等国民经济各行各业和人民日常生活中。

完整的自动识别计算机管理系统一般由自动识别系统(Automatic Identification System,AIDS)、应用程序接口(Application Programming Interface,API)或中间件(Middleware)和应用系统软件(Application Software)组成。图 6 - 1 为自动识别计算机管理系统的简单模型。

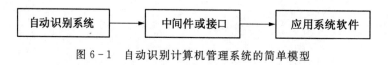

图 6 - 1　自动识别计算机管理系统的简单模型

第二节　自动识别技术分类

按照国际自动识别技术的分类标准,自动识别技术可以有两种分类方法,一种是按照数据采集技术进行分类,其基本特征是被识别物体具有特定的识别特征载体(如标签等,仅光学字符识别例外),可以分为光存储器、磁储存器和电储存器三种;另一种是按照特征提取技术进行分类,其基本特征是根据被识别物体的行为特征(包括静态的、动态的和属性的特征)来完成数据的自动采集,可以分为静态特征、动态特征和属性特征,具体的分类如图 6 - 2 所示。

在本章节中,根据自动识别技术的具体特征及其应用领域,对条码技术、光学字符识别技术、磁卡识别技术、智能卡识别技术、射频识别技术、生物识别技术、语音识别技术、图像识别技术以及其他识别技术分别给予简单地介绍。

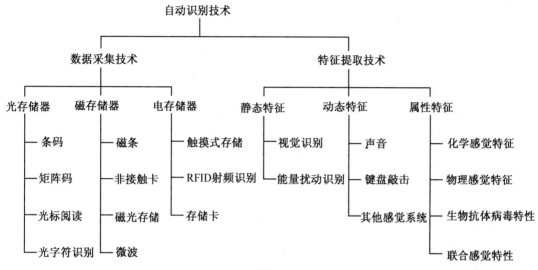

图6-2 自动识别技术分类

一、条码技术

条码技术的核心是条码符号,我们所看到的条码符号是由一组排列规则的条、空,以及相应的数字字符组成,这种用条、空组成的数据编码可以供机器识读,而且很容易译成二进制数和十进制数。这些条和空可以有各种不同的组合方法,构成不同的图形符号,即各种符号体系,也称码制。不同码制的条码,适用于不同的应用场合。

20世纪70年代,国外超市开始广泛使用条码,继而发展到每家杂货店都开始使用条码以便于POS(Point-of-Sale)扫描,仓储商店和其他零售商店更是不甘落后,以致POS加条码扫描器成为所有零售店必不可少的设备。

20世纪80年代初,由于美国国防部要求对其交货的产品都有条码,从而推动了产品制造商不仅在车间现场,甚至在车站码头都开始使用条码。

目前,条码还广泛应用于考勤报表、生产过程、库存控制及其他应用领域。条码在仓库管理中的作用越来越大,可以用于收货、理货、拣货和包装管理等等。

为降低成本和提高生产效率,几乎所有行业都采用了条码技术。零售业将其用于仓储和运输部门自动化,取得了很好的经济效益。

条码也广泛用于物品跟踪,图书馆和档案馆的图书和文档编目、文档管理,对危险废料的跟踪,对包裹的跟踪和车辆控制与识别等。

目前使用频率较高的几种码制是:EAN、UPC、EAN128码、交插25码和39码。其中EAN条码是国际通用符号体系,是一种定长、无含义的条码,主要用于商品标识;UPC条码主要用于北美地区;EAN128码是由国际物品编码协会和美国统一代码委员会联合开发、共同采用的一种特定的条码符号,它是一种连续型、非定长有含义的高密度代码,用以表示生产日期、批号、数量、规格、保质期、收货地等更多的商品信息。另有一些码制主要是适应特殊需要的应用方面,如库德巴码用于血库、图书馆、包裹等的跟踪管理,交插25码用于包装、运输和国际航空系统为机票进行顺序编号。39 码是第一个数字字母型条码,其密度较高。

上述这些条码都是一维条码,一维条码所携带的信息量有限,如 EAN - 13 码仅能容纳 13 位阿拉伯数字,更多的信息只能依赖商品数据库的支持,离开了预先建立的数据库,这种条码就失去了意义,因此在一定程度上也限制了条码的应用范围。基于这个原因,在 20 世纪 90 年代发明了二维条码。二维条码主要有 PDF417 码、Code49 码、Code16K 码、Data Matrix 码、MaxiCode 码等,从结构上讲,二维条码分为两类,其中一类是由矩阵代码和点代码组成,称为棋盘式或点矩阵式二维条码,其数据是以二维空间的形态编码的;另一类是包含重叠的或多行条码符号,称为堆积式或层排式二维条码。

二维条码与一维条码的区别与比较:自带数据文件、信息容量大、安全性高、读取率高、错误纠正能力强等特性是二维条码的主要特点。二维条码由于自带数据文件而不需依赖数据库,故而能对物品实现描述。如图 6-3 所示为一维条码和二维条码对比。

一维条码　　　　　　　　　　　　二维条码

图 6-3　一维条码与二维条码对比

在使用中,条码符号被一个红外线或可见光源所照射,深色的条吸收光,浅色的空则将光反射回扫描器。扫描器将光的反射信号转换成电子脉冲,它模拟出条码的条空格式。译码器使用数学算法将电子脉冲转换成一种二进制码,然后将译码后的信息传送给一个手持式终端机、个人电脑、控制器或计算机主机。译码器也许会与一部扫描器内接或外接。扫描器使用可见光和红外线发光二级管(LED)、氦氖激光或固态激光二极管(可见光和红外线)等光源来识读这种符号。一些扫描器要求接触符号,另一些则可以从远至几英尺以外的地方来识读符号。一些扫描器是固定式的,另一些则是手持式的。大多数情况下是通过移动式或固定式光束来照射符号;一些具有二维 CCD 管组的扫描器能够如同照相一样地一次"看到"整个条码。二维 CCD 识读器能够多方位地识读任何符号。每种类型的扫描器都有自己的优越性,但要从一个条码系统中获得最大的效益,就要求扫描器适合应用的要求。图 6-4 为手持条码扫描枪。

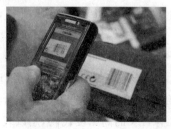 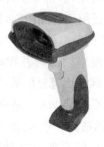

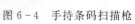

图 6-4　手持条码扫描枪

二、射频识别技术

射频识别技术(Radio Frequency Identification ,RFID)作为快速、实时、准确采集与处理信息的高新技术和信息标准化的基础,已被世界公认为 20 世纪十大重要技术之一。RFID 技术是一种非接触式的自动识别技术,它通过射频信号自动识别目标对象并获得相关数据,可工作于各种恶劣环境。射频系统的优点是识别距离不局限于视线范围,可以穿越或绕过障碍物,识别距离比光学系统远。

RFID 技术最大的优点就在于非接触,因此完成识别工作时无需人工干预,适合实现自动化且不易损坏,可识别高速运动物体并可同时识别多个射频标签,操作快捷方便。射频标签不怕油污、灰尘污染等恶劣的环境,短距离的射频标签可以在这样的环境中替代条码。射频识别系统的识别距离由许多因素决定,如传送频率、天线形状大小等。

射频标签有被动型和主动型(带电池)两种。被动型标签不带电源,从射频电波中获取能量来工作,其体积小巧,但是发射距离一般只有几厘米到几十厘米。主动式标签携带电池,发射功率大,发射距离可达几十米甚至几百米。射频标签的形状大小也有很多,如为动物设计的可植入式标签只有一颗米粒大小,为远距离通讯(甚至全球定位系统)使用的大型标签如同一部手持式电话。射频标签可以根据不同的应用需求制作成不同的形状和大小,如图6-5所示。射频标签具有可读写能力、可携带大量数据、难以伪造和智能化等特点。

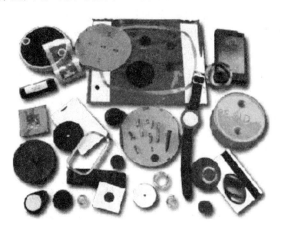

图 6 - 5 射频标签

RFID 技术以其独特的优势,逐渐被广泛应用于生产、物流、交通、运输、医疗、防伪、跟踪、设备和资产管理等需要收集和处理数据的领域。随着大规模集成电路技术的进步以及生产规模的不断扩大,RFID 技术产品的成本将不断降低,其应用将越来越广泛。

(一) 车辆的自动识别

实现车号的自动识别是铁路人由来已久的梦想。RFID 技术的问世,很快受到铁路部门的重视,从国外实践看,北美铁道协会 1992 年初批准了采用 RFID 技术的车号自动识别标准,到 1995 年 12 月为止,三年时间在北美 150 万货车、1400 个地点安装了 RFID 装置,首次在大范围内成功建立了自动车号识别系统。此外,欧洲一些国家,如丹麦、瑞典也先后用 RFID 技术建立了局域性的自动车号识别系统,澳大利亚近年来也开发了自动识别系统,用于矿山车辆的识别和管理。

（二）高速公路收费及智能交通系统（ITS）

高速公路自动收费系统是 RFID 技术最成功的应用之一，它充分体现了非接触识别优势。在车辆高速通过收费站的同时自动完成缴费，解决交通"瓶颈"问题，避免拥堵，同时也防止了现金结算中贪污路费等问题。美国 Trans Core 公司、瑞典 Tagmaster 公司都开发了用于高速公路收费的成套系统。

（三）非接触识别卡

国外的各种交易大多利用各种卡完成，即所谓非现金结算，如电话卡、会员收费卡、储蓄卡、地铁及汽车月票等。以前此类卡大多采用磁卡或 IC 卡，由于磁卡、IC 卡采用接触式识读，由抗机械磨损、外界强电及抗磁场干扰能力差、磁卡易伪造等原因，目前，大有被非接触识别卡所替代的势头。从日本 AIM 提供的资料看，日本经营磁卡电话的公司计划投资 5 亿日元，从明年开始，在两年时间内，替换掉原有的磁卡电话；日本经营地铁、游戏机的公司也都投入大量资金，取消原有磁卡设备，以"非接触"识别卡代之。

（四）生产线的自动化及过程控制

RFID 技术用于生产线实现自动控制、监控质量、改进生产方式、提高生产率，如用于汽车装配生产线。国外许多著名轿车，像奔驰、宝马都可以按用户要求定制生产，也就是说从流水线开下来的每辆汽车都是不一样的，由上万种内部及外部零件选项所决定的装配工艺是各式各样的，没有一个高度组织而且复杂的控制系统很难胜任这样复杂的任务。德国宝马公司在汽车装配线上配有 RFID 系统，以保证汽车在流水线各位置处毫不出错地完成装配任务。

在工业过程控制中，很多恶劣的环境、特殊的环境都采用了 RFID 技术，MOTOROLA，SGSTHOMSON 等集成电路制造商采用加入了 RFID 技术的自动识别工序控制系统，满足了半导体生产对于超净环境的特殊要求，而像其他自动识别技术，如条码在如此苛刻的化学条件和超净环境下就无法工作了。

（五）动物的跟踪及管理

RFID 技术可用于动物跟踪，研究动物生活习性，例如：新加坡利用 RFID 技术研究鱼的迴游特性。RFID 还用于标识牲畜，提供了现代化管理牧场的手段。还有，将 RFID 技术用于信鸽比赛、赛马识别等，以准确测定到达时间。

（六）货物的跟踪及物品监视

很多货物运输需准确地知道它的位置，像运钞车、危险品等，沿线安装的 RFID 设备可跟踪运输的全过程，有些还结合 GPS 系统实施对物品的有效跟踪。RFID 技术用于商店，可防止某些贵重物品被盗，如电子物品监视系统（EAS）。

三、生物识别技术

生物识别技术是指通过计算机利用人类自身生理或行为特征进行身份认定的一种技术，如指纹识别和虹膜识别技术等。据介绍，世界上某两个人指纹相同的概率极小，而两个人的眼睛虹膜一模一样的情况也几乎没有。人的虹膜在两到三岁之后就不再发生变化，眼睛瞳孔周围的虹膜具有复杂的结构，能够成为独一无二的标识。与生活中的钥匙和密码相比,人的指纹或虹膜不易被修改、被盗或被人冒用,而且随时随地都可以使用。

生物识别技术是依靠人体的身体特征来进行身份验证的一种解决方案,由于人体特征具有不可复制的特性,这一技术的安全系数较传统意义上的身份验证机制有很大的提高。

生物识别是用来识别个人的技术,它以数字形式测量所选择的某些人体特征,然后与这个人的档案资料中的相同特征作比较,这些档案资料可以存储在一张卡片中或数据库中。可使用的人体特征包括指纹、声音、掌纹、手腕上和眼睛视网膜上的血管排列、眼球虹膜的图像、脸部特征、签字时或在键盘上打字时的动态等。

指纹扫描器和掌纹测量仪是目前最广泛应用的器材。不管使用什么样的技术,操作方法都是通过测量人体特征来识别一个人。

在生物测量识别技术的发展历史中,曾受到高成本、不完善的操作以及供应商短缺等问题的困扰,但是现在正在被更多的使用者所接受,不但被使用在银行和政府部门这样的高度保安系统中,而且被使用在健康俱乐部、计算机网络安全、调查社会福利金申请人的情况、进入商业或工业区办公室或工厂等方面。由于生物测量识别技术使用简便,所以它已被更多的人所接受,经常用来代替密码或身份卡。它的成本已经降低到一个合理的水平,该类器材的操作和可靠性现在已达到令人满意的程度。

生物识别技术适用于几乎所有需要进行安全性防范的场合,遍及诸多领域,在包括金融证券、IT、安全、公安、教育、海关等行业的许多应用系统中都具有广阔的应用前景。

从最基本的到最完善的,存在着多种不同级别的安全技术,生物识别技术将是最安全的。人的生物特征是众多的,某些可测量或可自动识别和验证的生物特征,已成为或将成为生物测定技术的前提,我们所做的基本工作就是对这些基本的特征进行统计分析,从中获得最有效的结果。

所有的生物识别工作大致有这样四个步骤:获取原始数据、抽取特征、比较和匹配。生物识别系统捕捉到生物特征的样品,唯一的特征将会被提取并且被转化成数字符号,接着,这些符号被用作那个人的特征模板,这种模板可能会存放在数据库、智能卡或条码卡中,人们同识别系统交互,根据匹配或不匹配来确定他或她的身份。总之,生物识别技术在目前不断发展的电器世界和信息世界中的地位将会越来越重要。

四、语音识别技术

语音识别技术(在自动识别领域中通常被称作"声音识别")将人类语音转换为电子信号,然后将这些信号输入具有规定含义的编码模式中。它并不是将说出的词汇转变为字典式的拼法,而是转换为一种计算机可以识别的形式,这种形式通常可触发某个指令,例如,打开某个文件、发出某个信号或开始对某一活动录音。

大多数语音识别系统是讲话人训练(依赖讲话人)式的,也就是说,每个使用者将一组词汇读给这套系统,"训练"系统来识别他们特殊的声音。这种"训练"允许讲话人带有口音或使用特殊的词汇或术语。还有一种情况是不依赖讲话人的系统需事先存入代表人们讲话习惯的主要词汇,虽不需要特别训练,但是它只可识别有限的特殊词汇。

语音识别系统还可分为两种类型:连续性讲话和间断发音。连续性讲话型允许使用者以一个正常的讲话速度讲话;间断发音则要求在每个词和词组之间留出一个短暂的间歇。

语音识别技术常用于汽车行业的制造和检查业务,也可用在仓储业和配送中心的物料实时跟踪,运输业的收货和装车船等。语音识别技术输入的准确率不如条码高。声音反馈再进行处理会降低速度,而速度是语音识别技术的关键。语音识别技术如果能满足需要的速度,即可应用于解放手眼和实时输入的场合。

随着 CPU 速度的提高和内存容量的增大,语音识别的能力和准确性也会得到提高,语音成为最简单最直接的输入方法。随着成本的降低和准确率的提高,语音识别会成为办公和生产环节中最普及的数据采集技术。在某些应用中,特别是多步骤检验的应用中,使用模拟语音提示可以帮助完成整个检验过程。语音识别与模拟语音提示相结合,帮助操作人员完成一系列的工作,它用操作人员对模拟语音提示的回答来确认工作的正确性。在速度和准确性要求较高的应用中,或者在操作人员的手和眼睛要用来进行其他工作,而不能写字或打字的情况下,语音识别是理想的技术。目前,语音识别得到越来越广泛的应用,因为使用它的要求并不很高(允许操作人员在日常工作时收集和输入信息),而且它的成本效益非常好。通常的语音识别应用包括收货/送货、批发、订单取货、零件追踪、试验室工作、库存控制、铲车操作、分类、材料处理、质量控制和仓库管理。下面简要介绍语音识别技术的应用领域。

(一) 在信息查询领域的应用

在传统的呼叫中心系统中,为了向用户提供个性化服务,并提高坐席的工作效率,在坐席的电脑端采用了"Screen Pop"技术。电话拨打进入呼叫中心后,系统通过识别拨打者的电话号码来进行用户识别,并从数据库里调出该用户的个人及历史交易信息,从而能够提高人工坐席的工作效率并向用户提供更具有针对性的信息服务。但通过电话号码来进行用户身份识别的缺陷是显而易见的,一方面,同一个电话的呼入者未必是同一个人;另一方面某个信息查询用户可能会用不同的电话呼入。而声音识别技术就可以很好地解决上述两个问题。基于每个人的声音特征都是唯一而且很少会发生变化的特性,可以通过声音识别技术进行用户身份识别,从而提高呼叫中心的工作效率,尤其在更加需要人性化服务的医疗、教育、投资、票务、旅游等应用方面,声音识别显得尤其重要。

(二) 在电话交易方面的应用

在通过电话进行交易的系统中,如电话银行系统、商品电话交易系统、证券交易电话委托系统,交易系统的安全性是最重要的,这也是系统设计者所要重点考虑的内容。传统的电话交易系统采用"用户名+密码"的控制机制,以确认用户的身份并确保交易的安全性,然而这种控制机制有三个明显的缺点:

(1) 为了降低用户名以及密码被猜中的可能性,用户名和密码往往很长而难以记忆或者容易遗忘。

(2) 密码有可能被猜到,而且现有的电话系统中,如果没有专用的端加密设备,通过 DTMF 信号输入身份密码,密码很容易被别人窃取。

(3) 拨打者往往需要拨打很多数字才能完成身份验证并最终进入系统,给用户带来很大的麻烦。

若在电话交易系统内采用语音识别技术来进行交易者身份识别与确认,上面的问题就可以迎刃而解,用户的声音是唯一的,可以通过说几句交易系统指定的话进行身份确认,其好处是显而易见的:

（1）提高了交易的快捷性。对交易系统的用户来说，交易过程更加简单和人性化；若与电话自动语音识别技术相结合，通过语音下达交易指令，则更能提高交易的快捷性，缩短拨打用户的拨打时间，降低电话交易难度；准确的用户身份识别，可以通过用户信息数据库和历史交易数据库，为提供真正的 One-to-One 个性服务打下基础。

（2）降低交易系统费用。降低坐席的干涉时间，提高效率；由于缩短了用户的拨打时间，从而减少了互动式语音应答（Interactive Voice Response，IVR）硬件系统的通道需求数量。

（3）降低欺诈的可能性。商家可以根据相关的声音识别技术，从数据库内查看拨打者的信用状况，判断这些信息的可信度，并据此决定是否送货等，由此可以大大提高电话订购商品的效率，推动"电话商务"的发展。

（三）在 PC 机以及手持式设备上的应用

在 PC 机及手持式设备上，也需要对用户身份进行识别，从而允许或拒绝用户登录电脑或者使用某些资源，或者进入特定用户的使用界面。采用传统的用户名加密码的保护机制，同样存在着用户名和密码被泄密、窃取或被遗忘等问题。

语音识别技术应用到 PC 机以及手持式设备上，用户无需记忆密码，即可保证个人信息安全，大大提高了系统的安全性，方便用户使用。如在 Mac OS 9 操作系统中就增加了 Voiceprint password 的功能，用户不需要通过键盘输入用户名和密码，只需要对着电脑说一句话就可以登录。

（四）语音识别技术在保安系统以及证件防伪中的应用

语音识别系统可用于信用卡、银行自动取款机、门或车的钥匙卡、授权使用的电脑、声音锁以及特殊通道口的身份卡。在卡上事先存储了持卡者的声音特征码。在需要时，持卡者只要将卡插入专用机的插口上，通过一个传声器读出事先已储存的密码，此时仪器接收持卡者发出的声音，然后进行分析比较，从而完成身份确认。

同样，还可以把含有某人声音特征的芯片嵌入到证件之中，通过上面所述的过程实现证件防伪。

（五）与二维条码技术相结合的防伪应用

PDF417 二维条码是一种高密度、高信息容量的便携式数据文件，PDF417 二维条码及其系统的开发应用范围极广，在国外已广泛应用在国防、公安、交通运输、医疗保健、工业、商业、金融、海关及政府管理等领域。其典型优点如下：

（1）可容纳约 1000 个汉字信息，比普通条码信息容量高几十倍。

（2）可将照片、指纹、掌纹、声音、签字、文字等凡可数字化的信息进行编码。

（3）纠错能力强，破损面积只要不超过 50%，可照常恢复全部信息。

（4）误码率不超过千万分之一，可靠性极高。

（5）容易制作且成本低廉。利用现有的点阵、激光、喷墨、热敏/热转印、制卡机等打印技术，即可在纸张、PVC，甚至金属表面上印出 PDF417 二维条码。

采用语音识别技术对重要的证件、文件、单据进行防伪，在其上需要一个载体记载声音信息。若采用芯片的方式，则不易实现芯片和证件文件的紧密结合，并且芯片造价过高。从可行性上考虑，证件、文件的声音防伪需要选择一种可以和证件、文件紧密结合的声音记载方法。综合考虑，二维条码不失为一种理想的办法。它的高信息容量可以容纳特定人的声音信息,而且可以很好地与证件、文件等纸质结合。在需要进行证件确认的时候,通过二维条码识别出用户的声音特征并输入到声音确认仪器中,同时与持证人的声音进行对比,从而完成证件和身份的确认。

语音二维条码技术也可以应用到人类生活的很多领域,例如物流配送方面,在提取货物时、货物到达时可以通过有声音的二维条码技术来确认提货人或者购物者的身份,从而大大降低冒领、拒领等现象的发生,提高物流运行效率,促进电子商务和电话商务的发展。

在社会潜在的应用驱动下,语音识别理论和技术得到了飞速的发展。虽然有人对办公室环境下听写系统的实际用途产生怀疑,然而在一般的会议记录、纪实采访和电视广播语音中,把语音整理成文字之类的软件孕育着巨大的市场需求。不久前,中国科学院声学所的中科信利语音实验室开发出了一种"哼唱检索系统",无需鼠标键盘,只要对着话筒哼唱出歌曲的旋律就可以检索到哼唱歌曲的曲名。在未来几十年中,语音技术还将在所有涉及人机界面的地方出现。特别在电信服务、信息服务和家用电器中,以"自动呼叫中心"、"电话目录查询"、股票、气象查询和家电语音控制等为代表的语音应用将得到大力发展。人机对话就会像人与人对话一样平常。而结合语音识别、机器翻译和语音合成技术的直接语音翻译技术,将通过计算机克服不同母语人种之间进行交流的语言障碍。语音也将成为下一代操作系统和应用程序的用户界面之一。

五、图像识别与处理技术

随着微电子技术及计算机技术的蓬勃发展,图像识别技术得到了广泛的应用和普遍的重视。作为一门技术,它创始于 20 世纪 50 年代后期,经过半个多世纪的发展,已经成为在科研和生产中不可或缺的重要部分。

早在 20 世纪 20 年代,人们利用巴特兰(Bartlane)电缆图片传输系统,经过大西洋传送了第一幅数字图像,它使传输时间从一个多星期减少到了 3 小时,使人们感受到数字图像传输的魅力。它的传输方法是,首先对图像进行编码,然后在接收端用一台电报打印机利用字符模拟中间色调把图像还原出来。为了对图像的灰度、色调和清晰度进行改善,人们采用了各种方法对图像的传输、打印和恢复等技术进行改进,在此后的 40 年中这种努力一直延续。直到大型计算机出现后,人们才开始用计算机来改善图像。在 1964 年,美国喷射推进实验室(JPL)进行了太空探测工作,当时用计算机来处理测距器 7 号发回的月球图片,以矫正飞船上电视摄像机中产生的各种不同形式的固有的图像畸变,这些技术都是图像增强和复原的基础。同时,工作人员成功地用计算机绘制出月球表面的地图。随后,在 1965 年又对徘徊者 8 号发回的几万张照片进行较为复杂的数字图像处理,使图像质量进一步提高。JPL的工作引起了世界上许多有关方面的注意,JPL 也更加重视数字图像技术的研究,投入了更大的力量,并取得了许多非凡的成果。与此同时,JPL 以及世界各国有关部门已把数字图像处理技术的应用领域从空间技术开发扩展到生物医学、X 射线图像增强、光学显微图像分析、遥感图像分析、粒子物理、地质勘探、人工智能和工业检测等方面。

自 70 年代末以来,由于数字技术和微机技术的迅猛发展给数字图像处理提供了先进的技术手段,"图像科学"也就由信息处理、自动控制理论、计算机科学、数据通信、电视技术等学科中脱颖而出,成长为旨在研究"图像信息的获取、传输、存储、变换、显示、理解与综合利用"的崭新学科。

随着图像科学各基本理论的进展,具有"数据量大、运算速度决、算法严密、可靠性强、集成度高、智能性强"等特点的各种应用图文系统在国民经济各部门得到了广泛的应用,并正逐步深入到家庭生活。现在,通信、广播、计算机技术、工业自动化、国防工业,乃至印刷、医疗等部门的尖端课题无一不与图像科学的进展密切相关。事实上,图像科学已成为各高技术领域的汇流点,有人预言,"图像产业"将是 21 世纪影响国民经济、国防和世界经济的举足轻重的产业。

"图像科学"的广泛研究成果同时也扩大了"图像信息"的原有概念。广义而言,图像信息不必以视觉形象乃至非可见光谱(红外、微波)的"准视觉形象"为背景:只要是对同一复杂的对象或系统从不同的空间、不同的时间等诸方面收集到的全部信息之总和,就可称为多维信号或广义的图像信号。多维信号的观点目前已渗透到如工业过程控制、交通网管理及复杂系统的分析等理论之中。

自 80 年代后期复兴的"神经元网络"以模拟人的形象思维能力,特别是其识别能力为目标,得到了长足的发展,新一代的"神经元计算机"已进入实用化,从而大大提高现有图像系统的速度及可靠性。

目前的图像识别与处理技术主要应用在以下五方面:

(一) 遥感技术

图像识别技术在现阶段的典型应用主要是图像遥感技术的应用。

气象卫星云图的处理与应用遥感技术可以是飞机遥感技术和卫星遥感技术。从前,许多国家每天都派出很多侦察机对地球上感兴趣的地区进行大量的空中摄影,对由此得来的照片进行判读分析需要雇用几千人,而现在改用配备有高级计算机的图像处理系统来判读分析,既省人力,又加快了速度,还可以从照片中提取人工所不能发现的大量的有用情报。从遥感卫星所获得的地球资源图片由于各种原因,图像质量总不是很好,如果仍然采用简单的直观判读以如此昂贵代价所获得的图像是不合算的,因此必须采用图像处理技术。目前遥感技术,尤其是卫星遥感,已经在资源调查、灾害监测、农业规划、城市规划、环境保护等方面取得了很大的应用效果。我国也在以上诸方面的实际应用中取得了很多成果,对我国国民经济的发展起到了相当大的作用。

采用了遥感技术的领域范围有:
- 地质遥感图像处理与应用;
- 森林遥感图像处理与应用;
- 国土资源遥感图像处理与应用;
- 海洋遥感图像处理与应用。

(二) 医用图像处理

在医学上不管是基础科学还是临床应用,都是应用图像处理技术极多的领域,例如对生物医学显微图像的处理分析方面,包括对红细胞、白细胞和细菌、染色体进行分析,另外像胸部 X 线照片的鉴别、眼底照片的分析,以及超声波图像的分析等等都是医疗辅助诊断的有力工具。目前这类应用已经发展成为专用的软件和硬件设备,最广泛使用的是计算机层析成像,亦称为 CT 技术。CT 是由英国的 Hounsfield 和美国的 Cormack 发明的。通过 CT,可以获取人体剖面图,使得肌体病变特别是肿瘤诊断发生了革命性的变化,两位发明者因此获得了 1979 年的诺贝尔生理学或医学奖。近年来又出现了核磁共振 CT,使人体免受各种射线的伤害,并且图像更为清晰。目前,图像处理技术在医学上的应用正在进一步地发展。

(三) 工业领域中的应用

在工业领域中的应用一般有以下几方面:工业产品的无损探伤、表面和外观的自动检查和识别、装配和生产线的自动化、弹性力学照片的应力分析、流体力学图片的阻力和升力分析。其中最值得注意的是"计算机视觉",采用摄影和输入二维图像的机器人,可以确定物体的位置、方向、属性以及其他状态等,它不但可以完成普通的材料搬运、部件装配、产品集装、生产过程自动监控,还可以在人不宜进入的环境里进行喷漆、焊接、自动检测等。

(四) 军事公安方面

主要应用是:各种侦察照片的判读,对运动目标图像的自动跟踪技术,例如目前电视跟踪技术已经装备在导弹和军舰上,并在演习和实践中取得了很好的效果。另外,还有公安业务图片的判读分析,如指纹识别、不完整图片的复原等。在公安中的跟踪、窃视、交通监控、事故分析中都已经用到了图像处理技术。

(五) 文化、艺术及体育方面

在文化艺术方面有电视画面的数字编辑,动画片的制作,服装的花纹设计和制作,文物资料的复制和修复。在体育方面,运动员的训练、动作分析和评分等等。

随着计算机技术的日益发展,图像处理技术的日益完备,图像处理的应用范围将越加深入和广泛。

六、其他识别技术

(一) OCR 技术

20 世纪 50 年代初,当条码在零售业中开始使用时,光学字符识别(Optical Character Recognition,OCR)技术已经进入了商业化应用阶段。这种技术最初的目标是识别手写体。它最初是设计用来识读被称作"特殊字体"的字体。这些字体,如 OCR - A(包括全部字母与数字符号及特殊字母)为机器扫描或识读提供了一种高速、非键盘的信息输入方法。与条码不同的是,这些字体仍能够被人类所识读。

1975 年,全国零售商协会在识别商品标识、信用卡授权和库存控制等领域采用了 OCR 技术。但是由于缺少制造标识、扫描设备不可靠,结果促成了 80 年代条码应用的成功。

在过去的几年中,由于相对低成本、高速度的个人电脑的出现,OCR 技术有了可喜的改进。例如,目前大多数 OCR 仪器能够识读普通的办公字体,以及特殊字体和在报纸杂志上用的字体。

近几年又出现了图像字符识别(Image Character Recognition,ICR)和智能字符识别(Intelligent CharacterRecognition,ICR),实际上这两种自动识别技术的基本原理与 OCR 大致相同。

近年来,台式计算机的发展使得该项技术能够识别各种常见的打印机字体。通过使用复杂的神经网络技术可以不断提高识别精度,可以分辨出特定字体的细微特征和手写体,但是目前的大多数 OCR 系统都与字体无关。OCR 系统通常有三种配置:页式阅读器、交易阅读器和手持式阅读器。

OCR 系统多用于财务部门处理账务和票据业务,而且大量用在文档密集的保险业和保健业,同时也常用于图书馆、出版社和其他用计算机录入印刷文档的领域。在大型制造环境中也使用 OCR 系统阅读其直接标记的供人识读的零件编号。医药行业使用 OCR 系统来保证关键标签和日期数字的正确性。低于 300 美元的低价 OCR 阅读器已成为常见的台式计算机的外设。

OCR 系统与条码扫描相似,会受到低质量印刷效果的影响。但是,如果在媒体准备和应用设计上花一点点工夫,识别效果就会有很大改善。目前,在进行字母录入速度的比较中,OCR 系统的速度与条码扫描相同,而且它的准确性也与条码扫描相同。

(二) 磁卡识别技术

我们常用的磁卡是通过磁条记录信息的。磁条技术应用了物理学和磁力学的基本原理。磁条就是一层薄薄的由定向排列的铁性氧化粒子组成的材料(也称为涂料),用树脂黏合在一起并黏在诸如纸或塑料这样的非磁性基材上。

磁卡的应用,一般是先付款,然后在卡中编码记录一定的货币价值,用户使用它来购买商品或服务。具体的应用包括学生就餐卡,桥梁、通道和道路的过路费缴费卡、多次使用的汽车票、录影带出租卡、自动售货机购物卡、存有金额的驾驶员卡、信用卡、银行 ATM 卡、机票、自动售货卡、会员卡、现金卡(如电话磁卡)等。每年有 100 多亿张磁卡在各种领域中使用,而应用的范围还在不断扩大。

磁卡技术的优点是:数据可读写,即具有现场改变数据的能力;数据存储量能满足大多数需要,便于使用,成本低廉;还具有一定的数据安全性;它能黏附于许多不同规格和形式的基材上。

由于磁卡的磁条上所存储的信息量有限,而且还存在一些不安全的隐患,所以人们将目光投向了 IC 卡。近年来,磁卡电话渐渐退出市场,IC 卡电话取代磁卡电话已经是大势所趋了。

第三节 各种识别技术比较

各种自动识别技术的特点列于表 6-1 中。

表 6-1 总结各种自动识别技术的特点

	键盘	OCR	磁卡	条码	射频识别
输入 12 位数据速度	6s	4s	0.3～2s	0.3～2s	0.3～0.5s
误码率	1/300 字符	1/10⁴ 字符		1/1.5 万～1/1 亿字符	
印刷密度(字符/英寸)		10～12	48	最大 20	4～8000
印刷面积		2.5mm(高)	6.4mm(高)	长 15mm×宽 4mm	直径 4mm×长 32mm～纵 54mm×横 86mm

续表

	键盘	OCR	磁卡	条码	射频识别
基材价格	无	低	中	低	高
扫描器价格	无	高	中	低	高
非接触识读		不能	不能	几十厘米	几十米
优点	● 操作简单 ● 可用眼阅读 ● 键盘便宜	● 可用眼阅读	● 数据密度高 ● 输入速度快	● 输入速度快 ● 误码率低 ● 设备便宜 ● 可非接触识读	● 可在灰尘油污环境中使用 ● 可非接触识读
缺点	● 误码率高 ● 输入速度低 ● 输入受个人影响	● 输入速度低 ● 不能非接触识读 ● 设备价格高	● 不能直接用眼阅读 ● 不能非接触识读 ● 数据可变更	● 数据不能变更 ● 不能直接用眼阅读	● 发射及接收装置价格贵 ● 发射装置寿命短 ● 数据可改写

　　条码、OCR(光学字符识别)和 MICR(磁性墨水)都是一种与印刷相关的自动识别技术。OCR 的优点是：人眼可读,可扫描,但输入速度和可靠性不如条码,数据格式有限,通常要用接触式扫描器；MICR 是银行界用于支票的专用技术,在特定领域中应用,成本高,需接触才能识读,可靠性高。

　　磁条技术是接触性识读技术,它与条码有四点不同：一是其数据可做部分读写操作,二是给定的面积编码容量比条码大,三是对于物品逐一标识成本比条码高,而且接触性识读的最大缺点就是灵活性太差。

　　射频识别是非接触式识别技术,由于无线电波能"扫描"数据,所以射频识别标签可做成隐形和可读写的,有些射频识别技术可读数公里以外的标签。射频识别的缺点是：射频标签成本相当高,而且一般不能随意扔掉,而多数条码扫描寿命结束时可扔掉。图像识别和语音识别还没有很好地推广应用,图像识别还可与 OCR 或条码结合应用。

　　二维条码技术是在一维条码无法满足实际应用需求的前提下产生的。由于受信息容量的限制,一维条码通常是对物品的标识,而二维条码是对物品的描述。所谓对物品的标识,就是给某物品分配一个代码,代码以条码的形式标识在物品上,用来标识该物品以便自动扫描设备的识读,代码或一维条码本身不表示该产品的描述性信息。在通用商品条码的应用系统中,对商品信息,如生产日期、价格等的描述必须依赖数据库的支持。在用于物流单元的 EAN/UCC－128 条码中,对贸易项目信息,如生产日期、价格等的描述必须借助于标识符。在没有预先建立商品数据库或不便联网的地方,一维条码表示汉字和图像信息几乎是不可能的,即使可以表示,也显得十分不便且效率很低。

第四节　条码在医院的应用案例

　　在过去的十年里,检验医学得到了飞速的发展,多种新技术的问世彻底改变了传统的实验室工作模式,同时也减少了工作人员的劳动强度。但医院信息的管理还远没有跟上检验医学中信息技术高速发展的要求。实验室质量控制、智能化管理、标准化及一体化给检验医学的研究和管理工作提出了更高的要求。

现代医学要求医疗机构收集、存档、加工、监督和管理大量的检验、治疗信息。医院传统的手工抄写、热敏纸报告等方式形成的记录已远远跟不上检验医学的发展。即使是中文单机报告和实验室内部联网,也只将计算机单纯作为科室或部门接收、储存、打印或发送数据的处理器,却没有充分利用计算机网络的资源优势,使计算机管理仅停留于单向网或科内网状态。

浙江大学医学院附属邵逸夫医院建院于 1994 年,是香港知名实业家邵逸夫爵士捐资,浙江省人民政府配套,美国罗马琳达大学医学中心协助管理的一所具有国内示范水准的现代化、综合性、研究型的三级甲等医院。医院位于杭州市中心地带,共有 33 个临床科室及一所浙江大学邵逸夫临床研究所。

一流的医院需要一流的信息系统来提高整个医院的运作效率。邵逸夫医院将自动识别技术应用到检验科室,大大提高了医院信息化管理水平。他们引进了先进的管理模式。系统集成商通过和医院检验人员的充分交流和沟通,设计出合理的数据流程,实施切实可行的方案,选择最佳的设备,使得该院的检验信息化运作达到空前高效。

一、数据流程

该医院的检验数据主要集中在护士站和实验室之间(图 6-6)。护士站工作流程,即一份检验医嘱产生的过程,包括医嘱申请→核对后标签打印→样本采样→签字(工号、时间)→送检。

实验室工作流程,即一份检验医嘱在实验室内部流动的过程:样本接收→确认自动收费→分发至各小组→任务清单形成→上机测定→结果审核→相应护士站定时打印。

实验室维护和质控流程:维护操作(如清洗仪器、擦洗工作台、记录温度、准备清洁剂、仪器标定等)→质控上机测定→核收质控结果。

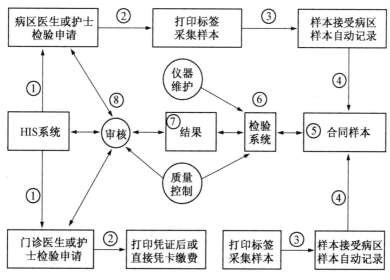

图 6-6 医院数据流程

二、实施方案

实验室日常工作中常用到医嘱号和标本号。医嘱号是申请者开出的检验医嘱,在检验信息系统(Labroratory Information System,LIS)执行时生成的流水号,它对应检验医嘱执行表中的一条记录。标本号就是操作者在分析标本时编的号码。医嘱号与标本号是一对一关系,采用条码技术,分析仪和其他设备可以直接识别标本,结合 LIS 提高了实验室的自动化程度。在实验室常用一维条码,条码贴在圆形的试管上,保证识别率。条码标签由专门厂家定做,选用厚度薄、黏性好、防静电处理的材料。信息是动态的,条码只能用专用条码打印机现场打印。

条码采用条码打印机打印,既清楚,代替了原来需手工写的申请单,又代替采样后贴在试管或容器上的标签,便于检验仪器识别。条码需要竖贴,角度不得超过 15°。

条码标签采用二联或三联,一联贴在试管或容器上,另外一联留底或是给病人,减少了手工登记。采用取单凭证标签方式,病人可以清楚地知道报告时间和取单地点。

门诊服务台配置条码阅读器可以实现病人凭取单凭证标签扫描即可自动打印取单。条码直接进入分析仪器;部分仪器采用双向通讯,即仪器在识别读取到条码信息后通过 RS-232 串口向计算机系统发送请求,计算机系统也可向检验科信息管理系统发送请求,计算机系统向检验科获取信息(如肝功能等)到仪器,仪器自动进行测试,测试完成后将结果发送至计算机。

检验科工作站配备手持条形码阅读器,用于快速、准确地读取条码。LIS 根椐条码查询标本信息、分析仪上的状态、审核结果、查询报告、标本日志等所有与标本有关的工作。

为便于区分如急诊、住院和门诊的标本,可以采用不同颜色碳带的方式轻松实现,如急诊室的打印机全部用红色碳带,条码为绿色。标本送到检验科后,很容易区分,以便尽快处理急诊标本。不过,由于非黑色碳带价格相对较高(是黑色的 5~10 倍),目前采用较少。

三、设备选型

根据浙江大学医学院附属邵逸夫医院的实际情况以及数据流程和方案的特点,系统集成商对该项目的设备进行了选择。

服务器操作系统选用 Windows2000 Advance Server、UNIX、LINUX 等;数据库软件以 Microsoft SQL Server 2000、ORACLE、ACCESS 等为主。工作站操作系统则选用 Windows98、Windows2000/XP 等。程序开发工具为 POWERBUILDER、DELPHI、VB 等。

服务器、工作站、打印机、用卡硬件设备指标根据医院规模相应配置。

条码相关设备及耗材的选择本着合理高效的原则进行采购。条形码打印机选择 ZebraTLP2844,该机具有打印速度快、操作简单、内存可扩充、适用于各种一维条码及 PDF417、Datamatrix、MaXicode 等二维条码等特点,充分考虑了系统的可扩展性。

自动识别技术在浙江大学医学院附属邵逸夫医院的应用取得了明显的效果,实现了真正的全自动操作。条码技术成功地移植到检验分析过程中,使仪器能识别标本的有关信息,自动按条码信息或是主机发送信息执行各种操作,免除了人工在仪器上输入各种检测指令的过程,简化了工作程序,使全自动分析成为现实。

(1) 减少了人为误差。由于条码的应用,使得抽血的原始试管贴上条码经过离心后,即可以直接放入仪器中进行测试,这就避免了分离血清时可能搞错标本,不同标本间的相互污染等人为误差,提高了结果的准确度。

(2) 增加了操作的灵活性。电脑和仪器之间的实时双向通讯,使操作更加灵活,必要时,在其中的任一台电脑上都可以发出一定的指令,如令仪器复查某个项目。

（3）减轻工作量，提高工作效率和检验质量。在标本采集时贴上条码，根据条码来完成标本分类、传送资料、分析仪双向通讯、审核结果、查询报告、保存标本等实验室常规操作。条码在实验室操作中唯一识别标本，与分析仪双向通讯，简化了实验室工作流程。条码技术在检验科的应用，明显提高了工作效率、结果可靠性、自动化程度，是实验室发展的方向。

第五节　条码在植入性医疗器械追溯中的应用案例

一、植入性医疗器械追溯方案简介

植入性医疗器械是医疗器械产品中潜在风险最高的一类器械，由于这类产品在使用过程中的高风险特征，使这类产品在销售、采购、定价、使用过程中还会引发一系列管理无序的问题，甚至造成伤害事件或者医患纠纷。因此，植入性医疗器械的管理受到公众和监管部门的高度关注。我国于 2007 年首先试验建立了植入性医疗器械与患者直接关联的追溯系统，系统使用 GS1 标准标识医疗器械，并在上海地区的医院广泛应用。

二、医疗器械追溯系统中重要追溯信息的形成

（一）用以追溯需要记录的基本信息

对植入性医疗器械不良事件进行追溯，首先需要记录以下基本信息：

（1）产品使用环节的基本情况；

（2）不良事件中所涉及的特定产品信息；

（3）可能发生同样质量问题产品的范围；

（4）有问题产品所涉及的患者范围；

（5）尚未使用的同类问题产品在哪里。

简单地说，就是通过记录使用环节，首先追溯到不良产品以及相关的患者，然后控制所有尚未投入使用的医疗器械，使得可能发生的伤害事件在第一时间得到有效的控制。从产品追溯到患者的追溯需要在第一现场将产品标识与患者的个人信息数据进行关联记录，并将医疗器械产品标识和患者信息所关联的所有追溯信息保持在生产商和医疗机构的质量管理系统中。例如，上海地区就规定在患者完成手术以后，在医院的手术室门外完成所有相关数据的自动识别和记录。

（二）医疗器械追溯系统中基本追溯信息设定

医疗产品追溯系统基本信息的设计应遵循经济、有效的原则，以支持系统的长期运行。一般来讲，追溯系统中包含的追溯信息包括以下几个方面：

（1）与产品标识代码关联的必要辅助信息，例如，产品名称、规格型号、产品批号或患者序号、注册证件的号码、注册证件有效期限、生产厂商名称、进口产品售后服务机构名称、产品最终销售商名称；

（2）与患者个人信息关联的医疗信息，例如，医院名称、病人住院号码、病人姓名、性别、手术名称、手术地点、手术日期、手术医生、产品使用数量等等；

（3）与系统相关的其他管理功能需求信息，例如，产品价格信息等。

三、植入性医疗器械代码采用的规则

为适应当前医疗器械产品追溯的迫切要求,上海市采用了从一维条码起步,逐步发展到用二维条码和 RFID 对医疗器械进行记录的解决方案。在植入性医疗器械追溯系统中,对医疗器械代码采用以下规定:

(1)采用 GS1 标准;

(2)采用主条码和附加条码的结构:主条码用于识别产品,通过对主条码代码进行数据库查询和检索后,可以得到生产商、产品和规格、包装等级等详细信息;附加条码用于标识单个或某个批次产品的信息,包括产品序列号或批号、有效期或生产日期等。

四、植入性医疗器械追溯系统及实施

生产企业或代理销售企业在植入性医疗器械产品销售之前,需申报:包括产品生产商的主条码代码、产品名称、规格型号、产品注册号等产品基本信息。在追溯系统中,企业通过销售链或者直接向医院销售产品,将产品数据信息发送到医院的产品数据库,也可获得医院的相关数据。植入性医疗器械追溯系统框架如图 6-7 所示。

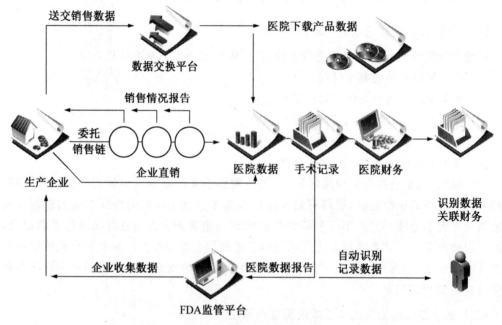

图 6-7　植入性医疗器械追溯系统框架

医院在手术后对产品身份代码进行自动识别和记录,该产品信息与患者关联医疗信息要向药监/卫生数据平台上报,同时与医院财务管理系统相连接,用于处理财务记录。

在医疗器械被实际使用后,可以根据条码符号表示的信息快速、准确地追溯出每一个/批产品的生产公司、生产时间、有效期等信息,反之也可以根据企业或医疗机构的医疗器械使用记录,结合监管部门所掌握的产品基本信息、医疗机构的病人信息、医疗器械产品的生产信息和销售信息,实现医疗器械产品的流通信息和质量的跟踪及信息追溯。

第七章　数据库技术

数据库技术应用非常广泛,是信息系统必不可少的技术。要掌握好数据库系统技术,必须弄清数据、数据库、数据模型等概念与原理。

第一节　数据库及相关概念

一、数据的概念

我们通常所说的数字是最简单的一种数据,是对数据的一种狭义的理解。其实,数据的种类有很多,例如文字、声音、图形、图像、仓库记录等都是数据。可以对数据(Data)定义为描述客观事物的符号记录。组成数据的符号有数字、字符串、日期、逻辑值、文本、图形、图像、声音等等。因此,数据有多种表现形式,它们都可以经过数字化后存入计算机。在计算机中为了便于存储与处理,人们常常抽取那些感兴趣的事物的特征或属性作为事物的描述。例如,一个学生可以用如下的记录来描述:张红,女,21,1989,浙江,护理系。

二、数据库

数据库(Data Base)简而言之就是一个仓库。这个仓库是建在计算机存储设备上的用来存放具有一定格式的数据。我们可以对数据库定义为:数据库是长期存储在计算机内的、有组织的、可共享的数据集合。

在数据库技术产生之前,数据的管理采用文件系统方式。在文件系统中,数据按其内容、结构和用途组成若干命名的文件,利用"按文件名访问,按记录进行存取"的管理技术,可以对文件进行插入、修改和删除的操作。尽管文件系统大大节省了人工管理与程序维护的工作量,但是,文件系统仍存在以下缺点:

(1)数据共享性差,冗余度大。在文件系统中,一个文件基本上对应于一个应用程序。文件系统中的数据不具有共享性,即使不同的应用程序具有相同的数据时,仍必须建立自己的文件,而不能共享相同的数据。因此,整个系统中数据的冗余度大,造成了存储空间的浪费。

(2)数据独立性差。文件系统中的文件结构与应用程序密切相关,如果要修改文件结构或某处理功能,则会导致应用程序或文件结构的变化。因此,数据与程序之间缺乏独立性。

针对文件系统的缺点,人们发展了以统一管理和共享数据为主要特征的数据库系统。在数据库系统中,数据不再仅仅服务于某个程序或用户,而是看成一个单位的共享资源,具有最小冗余度和较高的数据独立性。

三、数据库管理系统

数据库管理系统(DataBase Management System,DBMS)是位于用户与操作系统之间的用来操纵和管理数据库的软件系统。它的基本功能包括以下几个方面:

(1) 数据定义功能:用户通过 DBMS 提供的数据定义语言(Data Definition Language,DDL),对数据库中的数据对象进行定义。

(2) 数据操纵功能:用户通过 DBMS 提供的数据操纵语言(Data Manipulation Language,DML),实现对数据库的基本操作,如插入、删除、查询、修改等。

(3) 数据库的运行管理:保证数据库系统的正常运行,包括对数据库的管理和控制,以保证数据的安全性、完整性,多用户对数据的并发使用及发生故障后的系统恢复。

(4) 数据库的建立和维护功能:包括数据库初始数据的输入、转换功能,数据库的转储、恢复功能,数据库的重组织功能和性能监视、分析功能等。

(5) 其他功能:包括 DBMS 与网络中其他软件系统的通信功能;异构数据库之间的互访和互操作功能等。

四、数据库系统

数据库系统(DataBase System,DBS)一般指由数据库、数据库管理系统、应用系统、数据库管理员和用户构成,如图 7-1 所示。数据库管理员(DataBase Administrator,DBA)是指负责数据库的建立、使用和维护的专门人员。

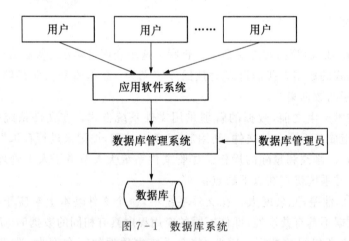

图 7-1　数据库系统

五、数据库三级模式结构

数据库系统是数据密集型应用的核心,其体系结构受数据库运行所在的计算机系统的影响很大,尤其是受计算机体系结构中的联网、并行和分布的影响。站在不同的角度或不同层次上看数据库体系结构也不同:站在最终用户的角度看,数据库系统体系结构分为集中式、分布式、C/S(客户机/服务器)和并行结构;站在数据库管理系统的角度看,数据库系统体系结构一般采用三级模式结构。

数据库的产品很多,它们支持不同的数据模型,使用不同的数据库语言,建立在不同的操作系统上。数据的存储结构也各不相同,但体系结构基本上都具有相同的特征,采用"三级模式和两极映像",如图7-2所示。

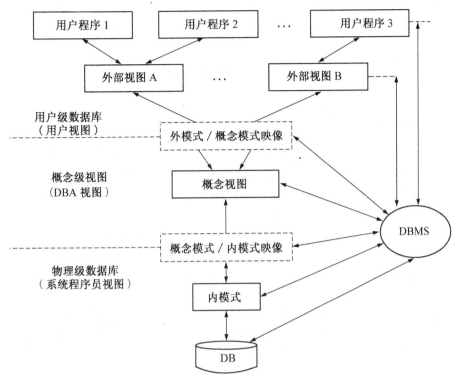

图 7-2　数据库系统体系结构

(一) 三级模式

1. 概念模式

概念模式简称模式,又称逻辑模式,是数据库中全部数据的逻辑结构和特征的描述,它由若干个概念记录类型组成。它用模式定义语言定义。模式的主体是数据库的数据模型,它是所有用户视图数据库的一个最小并集。

2. 外模式

外模式也称用户模式或子模式,是用户与数据库系统的接口,它用子模式定义语言来定义。因此,一个子模式包含了相应用户的记录类型的描述以及与概念模式中相应记录的映像定义。这里,每个用户都必须使用一个子模式,但多个用户也可以使用同一个子模式。

3. 内模式

内模式也称存储模式,对应于物理级数据库,是数据物理结构和存储方式的描述,是数据在数据库内部的表示方式。从系统管理员的角度看,这些数据是按一定的文件方式组织起来的。

(二) 两级映像

数据库系统在三级模式之间提供了两级映像:概念模式/内模式映像、外模式/概念模式映像。正是这两级映像保证了数据库中的数据具有较高的逻辑独立性和物理独立性。

概念模式/内模式映像的作用在于:当整个系统要求改变模式时,只需改变映像关系而保持外模式不变。这种用户级数据独立于全局的逻辑数据的特性称为逻辑数据独立性。

外模式/概念模式映像的作用在于：当物理数据库改变时，只需修改这种映像关系而保持概念模式和外模式不变。这种全局的逻辑数据独立于物理数据的特性叫物理数据独立性。

由于有了这两级数据独立性的存在，数据库系统就把用户数据和物理数据完全分开了，用户不必过多地涉及物理存储细节，用户程序也不必依赖于物理数据，减少了系统的维护开销。

第二节　数据模型

一、数据模型的基本概念

模型是对现实世界事务的模拟和抽象，比如我们熟知的航模飞机模型，地图都是具体的模型。数据模型（Data Model）也是一种模型，它是对现实世界中数据特征的抽象。它提供基本概念和符号来允许数据库设计者和终端用户准确无误地按照他们对组织数据的理解进行交流。

数据库系统是面向计算机的，而应用是面向现实世界的，要直接将现实世界中的语义映射到计算机世界时十分困难的。因此，人们常常首先将现实世界抽象为某种信息结构，这种信息结构是不依赖于具体的计算机系统的，是一个概念模型而不是某一个 DBMS 支持的数据模型；然后再把概念模型转换为计算机上某一个 DBMS 支持的数据模型。这个过程如图 7-3 所示。

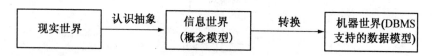

图 7-3　现实世界中客观对象的抽象过程

由图 7-3 可以看出，概念模型是现实世界到信息世界的第一层抽象，用于信息世界的建模，它与具体的 DBMS 无关。在数据库的设计阶段，采用概念模型，其主要精力放在了解现实世界的客观事物以及事物的联系上，而把设计 DBMS 的一些问题放在设计的后面阶段考虑。

常用的概念模型是实体—联系（Entity-relationship）模型，也称 E-R 图。

二、实体—联系模型

1976 年，美籍华人陈品山（P. P. S. Chen）提出实体—联系方法，该方法用 E-R 图来描述概念模型。由于该方法简单实用，且易于理解，得到了广泛的应用。在该模型中，主要涉及的概念如下：

1. 实体

实体（Entity），是客观存在并可被标识出的事物。它可以是具体的人或事物，也可以是抽象的概念或联系，如一个班级、一个学生、一门课程、学生的一次选课等。

2. 属性

属性（Attribute），是实体所具有的某一特性。一个实体可以由若干个属性来表征。如"考试成绩"这一实体中，选择班级、学号、姓名、课程、成绩等几个特性作为它的属性。实体中的每一个属性，都应该反映所关心事物的某一方面的特征。

3. 码

码（Key），是能唯一区分实体的属性或属性集。如学号是学生实体的码。

4．域

域(Domain)，是属性的取值范围。例如，设定课程名的域为字符串的集合，学生年龄的域为大于 10 小于 30 的整数。

5．实体集

实体集(Entity Set)，是相同类型的实体的集合。例如，全体学生就是一个实体集。

6．联系

联系(Relationship)，是指实体内部以及实体之间的联系。实体内部的联系通常指实体的各属性之间的联系。实体之间的联系通常是指不同实体集之间的联系。两个实体集之间的联系可以分为三种：

（1）一对一联系：如果对于实体集 E1 中每个实体在实体集 E2 中至多有一个实体与之联系，反之亦然，则实体集 E1 和 E2 的联系称为"一对一联系"，记为"1:1"。例如，一个国家只能有一位国家元首，而一个人也只能成为一个国家的元首。

（2）一对多联系：如果实体集 E1 中每个实体可以与实体 E2 中任意个（零个或多个）实体有联系，而 E2 中每个实体至多和 E1 中一个实体有联系，那么称 E1 和 E2 的联系是"一对多联系"，记为"1:N"。例如，一个班级有多个学生，而一个学生只属于一个班级。

（3）多对多联系：如果实体集 E1 中每个实体可以与实体集 E2 中任意个（零个或多个）实体有联系，反之亦然，那么称 E1 和 E2 的联系是"多对多联系"，记为"M:N"。例如，一个班级可以由多个教师任教，一位老师可以教多个班级。

三、E－R 模型的表示方法

E－R 模型的三个基本元素，即实体、属性和联系，它们的表示方法如下：

实体：用矩形表示，矩形框内写明实体名。

属性：用椭圆形表示，并用无向边将其与相应的实体连接起来。

联系：用菱形表示，菱形框内写明联系名，并用无向边分别与有关实体连接起来，同时在无向边旁标上联系的类型(1:1、1:n 或 n:m)。

设计 E－R 图的过程如下：

（1）确定实体集；

（2）确定实体类型的属性集；

（3）确定联系类型及其属性；

（4）把实体类型和联系类型组合成 E－R 图。

图 7－4 就是一个简单的学生选修课程的 E－R 图。

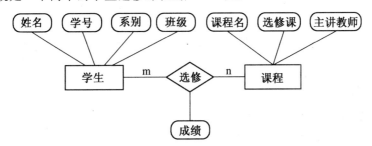

图 7－4　学生选修课程的 E－R 图

四、常用的数据模型

在数据库系统中,基本的数据模型有四种:层次模型、网状模型、关系模型和面向对象的模型。其中,层次模型和网状模型统称为非关系模型,非关系模型的数据库系统在20世纪70年代至80年代初非常流行,现在已经逐渐被关系模型所取代。

(一) 层次数据模型

层次模型是用树状结构来表示实体及实体集间的联系的模型。在这种模型中,数据被组织成由"根"开始的"树",每个实体由根开始沿着不同的分支放在不同的层次上,如果不再向下分支,那么此分支序列中最后的结点称为"叶"。上级结点与下级结点之间为一对多的联系。如图7-5所示是一个教师学生层次数据库。

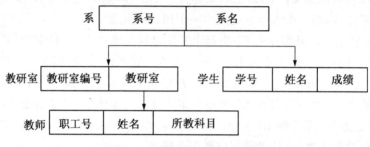

图7-5 教师学生数据库模型

层次模型有两个缺点:一是只能表示1:N联系,虽然系统有多种辅助手段实现M:N联系,但比较复杂,用户不易掌握;二是由于层次顺序的严格和复杂,引起数据的查询和更新操作很复杂,因此,应用程序的编写也比较复杂。

(二) 网状数据模型

网状模型是用有向图结构表示实体模型及实体间联系的数据模型。在该模型中,允许一个以上的结点无双亲,一个结点可以有多于一个的双亲。其实,网状模型是层次模型的一个特例。网状模型可以直接地描述现实世界,因为它去掉了层次模型的两个限制,并允许两个结点之间有多种联系。网状模型的主要优点是表示多对多的联系有很大的灵活性,但这种灵活性是以复杂的数据结构为代价的。图7-6是网状模型的一个示例。

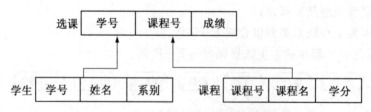

图7-6 学生/选课/课程的网状数据库模式

(三) 关系模型

关系模型是目前最常用的数据模型之一,现在流行的数据库系统大都是基于关系模型的关系数据库系统。关系模型由关系数据结构、关系操作集合和关系完整性约束三部分组成。

1. 关系数据结构

关系模型采用二维表来组织数据,而这个二维表在关系数据库中被称为关系。关系数据库实质上就是表或关系的集合。在关系模型中,用户感觉数据库就是一张张表。如表 7-1所示就是学生基本信息关系模型。现以该表为例介绍关系模型中的一些术语。

表 7-1 学生基本信息表

学号	姓名	性别	年龄	系名	籍贯
20100348	王鹏	男	23	数学	浙江
20100369	李霞	女	22	法律	江苏
20100379	陈明	男	23	人文	江西

关系:一个关系对应通常所说的一张表;

元组:表中的一行即为一个元组;

属性:表中的一列即为一个属性,如上表中六列对应六个属性(学号,姓名,性别,年龄,系名,籍贯);

主码:可以唯一确定一个元组的属性组,例如表中的学号可以唯一确定一个学生,所以该关系的主码是学号;

域:属性的取值范围,如性别域是(男,女);

分量:元组中的一个属性值;

关系模式:对关系的描述,一般表示为:

关系名(属性 1,属性 2,…,属性 n),上述关系可以描述为:

学生(学号,姓名,性别,年龄,系名,籍贯)

我们再来看一个例子,教学数据库的 4 个关系模式如下:

S(Sno,Sname,SD,Age,Sex);学生 S 关系模式,属性为学号、姓名、系、年龄和性别。

T(Tno,Tname,Age,Sex);教师 T 关系模式,属性为教师号、姓名、年龄和性别。

C(Cno,Cname,Pcno);课程 C 关系模式,属性为课程号、课程名和先修课程号。

SC(Sno,Cno,Grade);学生选课 SC 关系模式,属性为学号、课程号和成绩。

由此可以看出,学生关系表与学生选课表有公共属性"Sno",表明这两个关系有联系。而课程关系和学生选课关系有公共属性"Cno",表明这两个关系也有联系。

由上可以看出,在一个关系中可以存放以下两类信息:

(1) 描述实体本身的信息。

(2) 描述实体之间的联系的信息。

在层次模型和网状模型中,把有联系的实体用指针连接起来,实体之间的联系通过指针来实现。而关系模型则采用不同的思想,即用二维表来表示实体与实体之间的联系,这就是关系模型的本质所在。

2. 关系操作

关系数据模型中的操作包括:

(1) 传统的集合运算包括并(Union)、交(Intersection)、差(Difference)和广义笛卡尔积(Extended Cartesian Product)。

(2) 专门的关系运算包括选择(Select)、投影(Project)、连接(Join)和除(Divide)。

(3) 有关的数据操作包括查询(Query)、插入(Insert)、删除(Delete)、修改(Update)。

关系操作是通过关系语言实现的,关系语言的特点是高度非过程化。所谓非过程化,是指用户不必关心数据的存取路径和存取过程,只需要提出数据请求,数据库管理系统就会自动完成用户请求的操作;用户也没有必要编写程序代码来实现数据的重复操作。

3. 关系完整性约束

完整性规则提供了一种手段来保证用户对数据库作修改时不会破坏数据的一致性。因此,完整性规则防止的是对数据的意外破坏。关系模型的完整性规则是对关系的某种约束条件。关系的完整性分为 3 类:实体完整性、参照完整性、用户定义完整性。

(1) 实体完整性:规定基本关系 R 的主属性 A 不能取空值。

(2) 参照完整性:现实世界中的实体之间往往存在某种联系,在关系模型中实体及实体间的联系是用关系来描述的,这样自然就存在着关系与关系间的引用。

例如,学生和所在系关系模式表示如下:

学生(学号,姓名,性别,年龄,系号)

系(系号,系名,电话,负责人)

这两个关系存在属性的引用,及学生关系中的“系号”值必须是确实存在的系的系号及系关系中有该系的记录,即,学生关系中的“系号”属性取值要参照系关系的“系号”属性取值。

参照完整性规定,若 F 是基本关系 R 的外码,它与基本关系 S 的主码 K 相对应,则对于 R 中每个元组在 F 上的值必须为:或者取空值(F 的每个属性值均为空值),或者等于 S 中某个元组的主码值。

(3) 用户定义完整性:就是针对某一具体的关系数据库的约束条件,反映某一具体应用所涉及的数据必须满足的语义要求,由应用的环境决定。例如,银行的用户账号规定必须大于等于 100000,小于 999999。

4. 面向对象模型

面向对象的数据模型中对象(Object)是现实世界中实体的模型化。每个对象有一个唯一的标识符,把属性和行为封装在一起。类(Class)是具有相同属性和行为的对象的集合。系统中所有类构成一个有向无环图。类与类之间有继承关系,如图 7-7 所示。

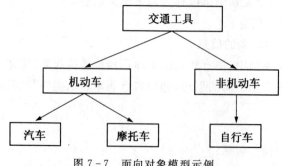

图 7-7　面向对象模型示例

第三节　关系数据库的规范化

在关系模型中,一个关系可以用来描述一个实体以及其包括的属性,又可用来描述实体之间的联系。但对于给定的任一实体及其属性,有时不能满足应用要求,我们还应该对它进行规范化。

一、函数依赖

现实世界中的事物彼此相关、相互制约、相互依存。它们之间的这种联系一般可以分为实体与实体之间的联系和实体内部各属性间的联系两类。实体与实体之间的联系称为数据依赖。

函数依赖的定义:设有关系模式 $R(A_1, A_2, \cdots, A_k)$,X 和 Y 都是$\{A_1, A_2, \cdots, A_k\}$的子集,是 R 的任一具体关系。如果 R 的所有关系 r 都存在着,对于 X 的每一个具体值,都有 Y 的唯一的具体值与之对应,则称 X 函数决定 Y,或 Y 函数依赖于 X。记为:$X \rightarrow Y$

应当指出,函数依赖不是指 R 的某个或某些关系满足上面给出的定义,而是指 R 中的所有关系都必须满足定义中的限定。只要有一个具体 r 不满足定义中的条件,就使得这种函数依赖不成立。

二、规范化

关系数据库中的关系必须满足一定的要求,即满足不同的范式。范式有:1NF、2NF、3NF、BCNF、4NF 和 5NF,其中 1NF 级别最低。通过分解,可以将一个低一级范式的关系模式转换成若干个高一级范式的关系模式,这种过程叫做规范化。下面给出各个范式的定义。

(一) 1NF(第一范式)

定义:若关系模式 R 中的每一个分量是不可再分的数据项,则关系模式 R 属于第一范式。数据库表的每一列都是不可分割的基本数据项,同一列中不能有多个值,即实体中的某个属性不能有多个值或者不能有重复的属性。如表 7-2 所示,联系方式中有固定电话、手机,是一个组合项,因此不满足第一范式。这种非 1NF 的关系经过简单处理可以变为 1NF,如表 7-3 所示。

表 7-2

职工号	姓名	电话	
		固定电话	手机
10111	张军	0571-873973978	1738788378
10323	王红	0571-289739729	1278978979

表 7-3

职工号	姓名	固定电话	手机
10111	张军	0571-873973978	1738788378
10323	王红	0571-289739729	1278978979

说明：在任何一个关系数据库中，第一范式（1NF）是对关系模式的基本要求，不满足第一范式（1NF）的数据库就不是关系数据库。

（二）2NF（第二范式）

定义：若关系模式 R 满足 1NF，且每一个非主属性完全依赖于主码。换句话说，当 1NF 消除了非主属性对码的部分函数依赖，则称为 2NF。

例如，在一个选课关系表中存在如下字段（学号、姓名、年龄、性别、课程、课程学分、系别、学科成绩、系办地址、系办电话），该表满足 1NF，但存在如下的依赖关系：

（学号）→（姓名、年龄、性别、系别、系办地址、系办电话）

（课程名称）→（学分）

（学号，课程）→（学科成绩）

因此不满足第二范式的要求，会产生如下问题：

数据冗余：同一门课程由 n 个学生选修，"学分"就重复 $n-1$ 次；同一个学生选修了 m 门课程，姓名和年龄就重复了 $m-1$ 次。

更新异常：① 若调整了某门课程的学分，数据表中所有行的"学分"值都要更新，否则会出现同一门课程学分不同的情况；② 假设要开设一门新的课程，暂时还没有人选修。这样，由于还没有"学号"关键字，课程名称和学分也无法录入数据库。

删除异常 ：假设一批学生已经完成课程的选修，这些选修记录就应该从数据库表中删除。但是，与此同时，课程名称和学分信息也被删除了。很显然，这也会导致插入异常。

为了解决上述问题，可以把选课关系表改为如下三个表：

学生：Student（学号、姓名、年龄、性别、系别、系办地址、系办电话）

课程：Course（课程名称、学分）

选课关系：Select Course（学号、课程名称、成绩）

（三）第三范式（3NF）

定义：若关系模式 R 满足 2NF，并且它的任何一个属性都不传递依赖于任一主关键字，则称 R 是第三范式，记为 3NF。满足第三范式（3NF）必须先满足第二范式（2NF）。简而言之，第三范式（3NF）要求一个数据库表中不包含已在其他表中包含的非主关键字信息。

接着看上面的学生表 Student（学号、姓名、年龄、性别、系别、系办地址、系办电话），关键字为单一关键字"学号"，因为存在如下决定关系：

（学号）→（姓名、年龄、性别、系别、系办地址、系办电话）

但是还存在下面的决定关系：

（学号）→（所在学院）→（学院地点、学院电话）

即存在非关键字段"学院地点"、"学院电话"对关键字段"学号"的传递函数依赖。

它也会存在数据冗余、更新异常、插入异常和删除异常的情况，这里就不赘述了。

把学生关系表分为如下两个表就可以满足第三范式了：

学生：（学号、姓名、年龄、性别、系别）；

系别：（系别、系办地址、系办电话）。

在 1NF、2NF、3NF 的基础上，规范理论还提出了 BCNF、4NF 和 5NF 范式，但在实际应用中一般达到 3NF 就可以，有兴趣的读者可以参阅相关数据库理论书籍。

第四节　关系数据库 SQL 语言简介

结构化查询语言(Structured Query Language,SQL)是 1974 年由 Boyce 和 Chamberlin 提出来的。1975 年至 1979 年 IBM 公司 San Jose Research Laboratory 研制了著名的关系数据库管理系统原型 System R 并实现了这种语言。由于它语言简洁并且功能丰富倍受用户及计算机工业界的欢迎。经各公司的不断修改、扩充和完善,SQL 语言最终发展成为关系数据库的标准语言。

SQL 语言是数据库知识学习过程中必须掌握的重要内容。不管是通过数据库管理系统来管理数据,还是通过开发应用程序来访问数据库中的数据,都离不开 SQL 语言的支持。本节将详细介绍 SQL 语言中的语句。

一、SQL 的特点

1. 综合统一

非关系模型数据语言分为模式定义语言和数据操作语言,其缺点是,当要修改模式时,必须停止现有数据的运行,转存数据,修改模式编译后再重装数据库。SQL 集数据定义、数据操作和数据控制功能于一体,可以独立完成数据库生命周期的所有活动。

2. 高度非过程化

非关系数据模型的数据操纵语言是面向过程的,若要完成某项请求,必须指定存储路径;而 SQL 语言是高度非过程化语言,当进行数据操作时,只要指出"做什么",无须指出"怎么做",存储路径对用户来说是透明的,提高了数据的独立性。

3. 面向集合的操作方式

非关系数据模型采用的是面向记录的操作方式,操作对象是一条记录,而 SQL 语言采用面向集合的操作方式,其操作对象、查找结果可以是元组的集合。

4. 两种使用方式

第一种方式,用户可以在终端键盘上键入 SQL 命令,对数据库进行操作,故称之为自含式语言;第二种方式,将 SQL 语言嵌入到高级语言程序中,所以又是嵌入式语言。

5. 语言简洁、易学易用

二、SQL 数据定义

(一) 创建表(CREATE TABLE)

语句格式:

　　CREATE TABLE<表名>
　　　　(<列名><数据类型>[列级完整性约束条件]
　　　　[,<列名><数据类型>[列级完整性约束条件]…]
　　　　[,<表级完整性约束条件>]

列级完整性约束条件有 NULL(空)、UNIQUE(取值唯一),如 NOT NULL UNIQUE 表示取值唯一,不能取空值。

【例1】　建立一个学生表 Student,其属性为学号 Sno、姓名 Sname、性别 Ssex、年龄

Sage。其中学号为主码,不能为空,值是唯一的。

```
CREATE TABLE Student
        (Sno    CHAR(5) NOT NULL UNIQUI / * 列级完整性约束条件,Sno 取值唯一,不允
        Sname   CHAR(20),                许空值 * /
        Ssex    CHAR(1),
        Sage    INT
        PRIMARY KEY(Sno));
```

(二)修改表和删除表

1. 修改表(ALTER TABLE)

语句格式:

```
ALTER TABLE<表名>[ADD<数列名><数据类型>[完整性约束条件]]
             [DROP<完整性约束名>]
             [MODIFY<列名><数据类型>];
```

例如,向学生表中增加 Sdept"所在系"可以用如下语句:

```
ALTER TABLE Student ADD Sdept CHAR(15);
```

又如,将 Sage 字段改为字符型可用如下语句:

```
ALTER TABLE Student MODIFY Sage CHAR(8);
```

2. 删除表(DROP TABLE)

语句格式:

```
DROP TABLE<表名>
```

例如,执行 DROP TABLE Student;

(三)定义和删除索引

数据库中的索引与书籍中的索引类似,在一本书中,利用索引可以快速查找所需信息。同样,在数据库中,索引使数据库程序无须对整个表进行扫描,就可以在其中找到所需数据。

索引分为聚集索引和非聚集索引。聚集索引是指索引表中索引项的顺序与表中记录的物理顺序一致的索引。

1. 建立索引

```
CREATE[UNIQUE][CLUSTER]INDEX<索引名>
          ON<表名>(<列名>[<次序>][,<列名>[<次序>]]…);
```

参数说明:

次序:可选 ASC(升序)或 DSC(降序),默认值为 ASC。

UNIQUE:表明此索引的每一个索引值只对应唯一的数据记录。

CLUSTER:表明要建立的索引是聚集索引,意为索引项的顺序是与表中记录的物理顺序一致的索引组织。

例如,为学生表建立按学号升序建唯一索引:

```
CREATE UNIQUE INDEX Stusno ON Student(Sno);
```

2. 删除索引

语句格式:

```
DROP INDEX<索引名>
```

例如,DROP INDEX Stusno；

(四) 定义、删除、更新视图

视图是从一个或者多个表或视图中导出的表,其结构和数据是建立在对表的查询基础上的。和真实的表一样,视图也包括几个被定义的数据列和多个数据行,但从本质上讲,这些数据列和数据行来源于其所引用的表。因此,视图不是真实存在的基础表,而是一个虚拟表,视图所对应的数据并不实际地以视图结构存储在数据库中,而是存储在视图所引用的表中。使用视图可以屏蔽数据的复杂性,用户不必了解数据库的结构,就可以方便地使用和管理数据。视图可以使用户只关心他感兴趣的某些特定的数据和他们所负责的特定任务,而那些不需要的或者无用的数据则不在视图中显示。

1. 视图的创建

语句格式：

　　　　CREATE　VIEW 视图名(列表名)
　　　　　　AS SELECT 查询语句
　　　　　　[WITH CHECK OPTION]；

【例 2】　建立"护理系"(HS 表示护理系)学生的视图：

　　　　CREATE VIEW HS-STUDENT
　　　　　　AS SELECT Sno,Sname,Sage,Ssex
　　　　　　FROM Student；

2. 视图的删除

语句格式：

　　　　DROP VIEW 视图名

例如,DROP VIEW HS-STUDENT 将删除例 2 建立的视图。

三、SQL 数据查询

SQL 的数据操作功能包括 SELECT(查询)、INSERT(插入)、DELETE(删除)和 UPDATE(修改)4 条语句。

(一) SELECT 基本结构

数据库的核心操作就是数据库查询,SQL 语言提供了 SELECT 语句进行数据库查询。

语句格式：

　　　　SELECT[ALL|DISTINCT]<目标列表达式>[,<目标列表达式>]…
　　　　　　FROM<表名或视图名>[,<表名或视图名>]
　　　　　　[WHERE<条件表达式>]
　　　　　　[GROUP BY <列名 1>[HABING<条件表达式>]]
　　　　　　[ORDER BY<列名 2>[ASC|DESC]…]

SQL 查询中的子句顺序：SELECT、FROM、WHERE、GROUP BY、HAVING 和 ORDER BY。但是 SELECT、FROM 是必须的,而且 HAVING 子句只能与 GROUP BY 搭配来使用。

SELECT 语句既可以完成简单的单表查询,也可以完成复杂的连接查询和嵌套查询。下面以学生-课程数据库为例说明 SELECT 语句的各种用法。

学生-课程数据库中包括三个表。

（1）学生表：S（Sno，Sname，Ssex，Sage，Sdept,Sadd）

S 由学号（Sno）、姓名（Sname）、性别（Ssex）、年龄（Sage）、所在系（Sdept）六个属性组成，其中 Sno 为主码。

（2）课程表：C（Cno，Cname，Cpno，Ccredit）

C 由课程号（Cno）、课程名（Cname）、选修课号（Cpno）、学分（Ccredi）四个属性构成，其中 Cno 为主码。

（3）学生选课表：SC(Sno，Cno，Grade)由学号（Sno）、课程号（Cno）、成绩（Grade）。

（二）简单查询

SQL 最简单的查询是找出关系中满足特定条件的元组，这些查询与关系代数中的选择操作类似。

【例3】 查询学生-课程数据库中护理系学生的学号、姓名及年龄。

```
SELECT Sno,Sname,Sage
    FROM S
    WHERE SD='HS';
```

（三）连接查询

若查询涉及两个以上的表，则称为连接查询。

【例4】 检索选修了课程号为"C1"的学生号和学生姓名可用连接查询和嵌套查询实现，实现方法如下：

```
SELECT Sno,Sname
    FROM S,SC
    WHERE S. Sno＝SC. Sno AND SC. Cno="C1"
```

（四）子查询与聚集查询

1. 子查询

子查询也称嵌套查询。嵌套查询是指一个 SELECT － FROM － WHERE 查询块可以嵌入另一个查询块中。

【例5】 采用嵌套查询来实现例4。

```
SELECT Sno,Sname
    FROM S
        WHERE Sno IN
            (SELECT   Sno
            FROM   SC
                WHERE   Cno IN
                    (SELECT   Cno
                    FROM  C
                        WHERE Cname='MS'))
```

2. 聚集函数

聚集函数是对一组值进行操作，返回单个值的函数。SQL 提供了 5 个预定义集函数：平均值 AVG、最小值 MIN、最大值 MAX、求和 SUM 以及计数 COUNT，如表 7 － 4 所示。

表 7 - 4 集函数的功能

集函数名	功能
COUNT([DISTINCT|ALL] *)	统计元组个数
COUNT([DISTINCT|ALL]<列名>)	统计一列中值的个数
SUM([DISTINCT|ALL]<列名>)	计算一列(该列应为数值型)中值的总和
AVG([DISTINCT|ALL]<列名>)	计算一列(该列应为数值型)中值的平均值
MAX([DISTINCT|ALL]<列名>)	求一列值的最大值
MIN([DISTINCT|ALL]<列名>)	求一列值的最小值

【例6】 查询课程 C1 的最高分和最低分以及高低分之间的差距。

    SELECT MAX(Grade),MIN(Grade),MAX(Grade)-MIN(Grade)

    FROM Sc

    WHERE Cno="C1"

【例7】 查询其他系比护理系 HS 所有学生年龄都要小的学生姓名及年龄。

    SELECT Sname,Sage

      FROM S

      WHERE Sage<

          (SELECT MIN(Sage)

              FROM S

              WHERE SD='CS')

          AND SD<>'CS'

(五) 分组查询

1. GROUP BY 子句

在 WHERE 子句后面加上 GROUP BY 子句可以对元组进行分组,保留字 GROUP BY 后面跟着一个分组属性列表。

【例8】 学生数据库中的 SC 关系,查询每个学生的平均成绩。

    SELECT Sno,AVG(Grade)

      FROM SC

      GROUP BY Sno

该语句是将 SC 关系的元组重新组织并进行分组。例如,使得学号为 201001 的元组被组织在一起,201002 的元组被组织在一起,以此类推;然后分别求出各个学生的平均值并输出。

2. HAVING 子句

假如元组在分组前按照某种方式加上限制,使得不需要的分组为空,可以在 GROUP BY 子句后面跟一个 HAVING 子句即可。

【例9】 在例8中查询年龄大于 22 的每个学生的平均成绩。

    SELECT Sno,AVG(Grade)

      FROM SC

      GROUP BY Sno

      HAVING Sage>10

（六）更名运算

SQL 提供可为关系和属性重新命名的机制,这是通过使用具有如下形式的 as 子句来实现的：

　　　Old-name as new-name

AS 子句既可以出现在 SELECT 子句,也可以出现在 FROM 子句中。

【例 10】　查询护理系学生的 Sname 和 Sage,Sname 用姓名表示,Sage 用年龄表示,其语句如下：

```
SELECT Sname as 姓名,Sage as 年龄
   FROM S
   WHERE Sage<
      (SELECT MAX(Sage)
         FROM S
         WHERE SD='HS')
```

（七）字符串操作

对于字符串进行的最通常的操作是使用操作符 LIKE 的模式匹配。使用两个特殊的字符来描述模式："％"匹配任意字符串；"_"匹配任意一个字符。注意,模式匹配是区分大小写的。

例如："yan％"匹配任何以"yan"开头的字符串；"％age％"匹配任何包含"age"的字符串。"_"匹配只含两个字符的字符串；"_％"匹配至少包含两个字符的字符串。

【例 11】　(1)查询家庭住址包含"登云路"的学生姓名。

(2)检索名字为"晓云"的学生姓名、年龄和所在系。

解　(1)家庭住址包含"登云路"的学生姓名的 SQL 语句如下：

```
SELECT   Sname
   FROM   S
      WHERE   Sage LIKE '％登云路'
```

(2)名字为"晓云"的学生姓名、年龄和所在系的 SQL 语句如下：

```
SELECT   Sname,Sage,SD
   FROM   S
   WHERE   Sname LIKE '_晓云'
```

四、SQL 数据更新

（一）插入语句

要在关系数据库中插入数据,我们可以指定被插入的元组,或者用查询语句选出一批待插入的元组,插入语句的基本格式如下：

```
INSERT   INTO   基本表名(字段名[,字段名]…)
         VALUES(常量[,常量]…);查询语句
INSERT   INTO 基本表名(列表名)
         SELECT 查询语句
```

【例 12】　将学号为 2010233、课程号为 C3、成绩为 94 的元组插入 SC 关系中,其语

句如下：

```
INSERT　INTO　SC
      VALUES('2010233','C3',94)
```

（二）删除语句

DELETE　FROM 基本表名

［WHERE 条件表达式］

【例 13】　删除表 S 中姓名为"张三"的记录。

```
DELETE　FROM　S
    WHERE　Sname='张三'
```

（三）修改语句

UPDATE 基本表名

SET 列名＝值表达式（.列名＝值表达式…）

［WHERE 条件表达式］

【例 14】　将学生的年龄增加 1 岁。

```
UPDATE　S
    SET　Sage＝Sage＋1
```

五、SQL 的访问控制

DBMS 数据控制应具有如下功能：

（1）通过 GRANT 和 REVORK 将授权通知系统，并存入数据字典。

（2）当用户提出请求时，根据授权情况检查是否执行操作请求。

SQL 标准包括 DELETE、INSERT、SELECT 和 UPDATE 权限。SELECT 权限对应于 READ 权限，SQL 还包括 REFERENCES 权限，用来限制用户在创建关系时定义外码的能力。如果即将创建的关系中包含参照其他关系的属性的外码，那么用户必须在这些属性上具有 REFERENCES 权限。

（一）授权的语句格式

GRANT＜权限＞［,＜权限＞］…

　［ON＜对象类型＞＜对象名＞］

　TO＜用户＞［,＜用户＞］…

　［WITH GRANT OPTION］；

不同类型的操作对象有不同的操作权限，常见的操作权限见表 7－5 所示。

表 7－5　常见的操作权限

对象	对象类型	操作权限
属性列	TABLE	SELECT,INSERT,UPDATE,DELETE,ALL PRIVILEGES
视图	TABLE	SELECT,INSERT,UPDATE,DELETE,ALL PRIVILEGES
基本表	TABLE	SELECT,INSERT,UPDATE,DELETE,ALTER,INDEX,ALL PRIVILEGES
数据库	DATABASE	CREATETAB 建立表的权限

【例15】　DBA 把数据库 SP 中建立表的权限赋给用户 User1。

　　GRANT　CREATETAB　ON　DATABASE　SP　TO User1;

(二) 收回权限语句格式

REVOKE＜权限＞[,＜权限＞]…

　[ON＜对象类型＞＜对象名＞]

　FROM＜用户＞[,＜用户＞]…;

【例16】　将 User1 用户对学生表 S 的学号修改权收回。

　　REVOKE　UPDATE(Sno) ON TABLES S FROM User1;

第五节　数据仓库技术

　　在 1965—1990 年数据仓库出现之前,企业主要使用的是事务处理系统,这个现状持续了 25 年,现在称之为"遗产系统"环境。它主要实现了数据的收集、存储以及数据的在线存取。随着时间的推移,企业的数据库中存储了大量数据,但由于缺乏从海量数据中提取有价值数据的工具,管理者往往无法及时获取信息,导致数据库变成"数据丰富,信息贫乏"的"数据坟墓"。因此,数据仓库技术应运而生。

一、数据仓库的定义

　　业界公认的数据仓库概念创始人 W. Hinmon 在《建立数据仓库》一书中对数据仓库给出的定义是:数据仓库就是面向主题的、集成的、稳定的(不可更新)、随时间变化(不同时间)的数据集合,用以支持经营管理中的决策制定的过程。对于数据仓库,可以从两个层次予以理解:首先,数据仓库用于支持决策,面向分析型数据处理,它不同于企业现有的操作型数据库;其次,数据仓库是对多个异构的数据源的有效集成,集成后按照主题进行了重组,并包含历史数据,而且存放在数据仓库中的数据一般不再修改。因此,数据仓库的定义包含以下特性:

(一) 面向主题性

　　数据仓库围绕一些主题,如顾客、供应商、产品和销售组织。数据仓库关注决策者的数据建模与分析,而不是集中于组织机构的日常操作和事务处理。因此,数据仓库排除对于决策无用的数据,提供特定主题的简明视图。

(二) 数据集成性

　　通常,构造数据仓库是将多个异种数据源,如关系数据库、一般文件和联机事务处理记录,集成在一起。使用数据清理和数据集成技术,确保命名约定、编码结构、属性度量等的一致性。

(三) 数据时变性

　　数据存储从历史的角度提供信息。数据仓库中的关键结构隐式或显式地包含时间元素。

(四) 相对稳定性

　　操作型数据库中的数据通常实时更新,数据根据需要及时发生变化。数据仓库的数据主要供企业决策分析用,所涉及的数据操作主要是数据查询,一旦某个数据进入数据仓库,一般情况下将被长期保留,也就是数据仓库中一般有大量的查询操作,而修改和删除操作很少,通常只需要定期的加载、刷新。

(五)数据集合性

数据仓库的集合性意味着数据仓库要以数据集合性质存储。目前数据仓库的数据集合方式主要是以多维数据库方式进行存储的多维模式和以关系数据库进行存储的关系模式,或者是这两者结合的方式进行存储的混合模式。

数据仓库总是物理分离地存放数据,该数据源于操作环境下的应用数据。由于这种分离,数据仓库不需要事务处理、恢复和并发控制机制。通常,它只需要两种数据访问:数据初始化装入和数据访问。

二、数据仓库系统的体系结构

构造数据仓库需要数据集成、数据清理和数据统一。数据仓库不是静态的,它的任务是以现有企业业务系统和大量业务数据的积累为基础,将这些业务数据和信息加以整理、归纳和重组,并及时提供给相应的管理决策人员。因此,从企业角度来看,建立数据仓库既是一个过程,同时也是一项工程。数据仓库系统的体系结构包含四个层次,如图7-7所示。

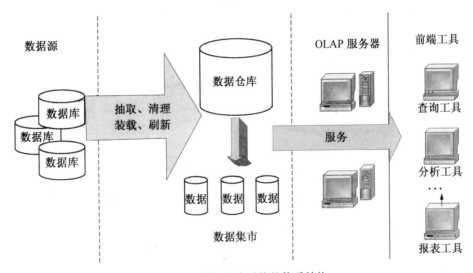

图7-7 数据仓库系统的体系结构

(一)数据源

这是数据仓库系统的基础,通常包括企业内部信息和外部信息。内部信息包括存放于关系数据库中的各种业务处理数据以及各类文档数据。外部信息包括各类法律法规、市场和竞争对手信息等。

(二)数据的存储与管理

这是整个数据仓库系统的核心。数据仓库的关键之处是数据存储和管理。数据仓库针对现有各业务系统数据,进行抽取、清理、集成,并按照主题进行组织。数据仓库按照数据的覆盖范围可分为企业级数据仓库和部门级数据仓库(通常称为数据集市)。

（三）OLAP 服务器

它对需要分析的数据进行有效的集成,按多维模型予以组织,以便进行多角度、多层次的分析,并发现数据趋势。

（四）前端工具

前端工具主要包括各种报表工具、查询工具、数据分析工具、数据挖掘工具以及各种基于数据仓库或数据集市的应用开发工具。其中,数据分析工具主要针对 OLAP 服务器;报表工具、数据挖掘工具主要针对数据仓库。

三、数据仓库与传统数据库的区别

数据仓库区别于传统的数据库系统。对数据仓库而言,主要特点是集成和分析能力。表 7-6 为数据仓库与传统操作型数据库的比较。

表 7-6　数据仓库与传统数据库的比较

比较内容	数据仓库的特征	常规事务处理数据库
目标	OLAP 联机分析处理	OLTP 联机事务处理
作用	面向主题	面向过程
活动特征	分析式	事务处理
构成	集成	不同的、分散的
内容	不更改性	更改的
时间性	时序性、历史性	当前的
基础机构	多维性	关系型
关系结构	星型/雪花型结构或混杂型机构	3NF 三级范式
终端用户	多为管理人员和决策者	多为专业级操作人员

数据仓库是依赖于其他数据库系统而生存的,由于数据仓库来自操作型数据库的数据,因此从另外一个意义上来讲,操作型数据库是数据仓库的根和源,就像大树依赖于它的根系存活一样。没有数据源,数据仓库就无从谈起,切断数据源,数据仓库就会"死掉"。

第八章 电子病历

第一节 病历概述

一、什么是病历

病历是对病人发病情况、病情变化、转归和诊疗情况的系统记录,是医务人员在医疗活动过程中形成的文字、图标、影像等资料的总和。

病历主要是由临床医师以及护理、医技等医务人员实现的。他们根据问诊、体格检查、辅助检查、诊断、治疗、护理等医疗活动所获得的资料,经过归纳、分析、整理而形成病历,如图 8-1 所示。

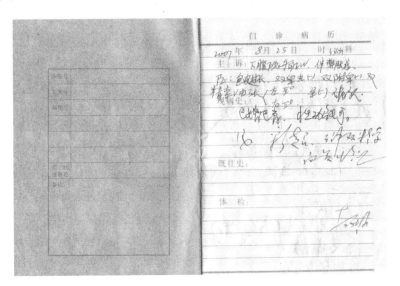

图 8-1　纸质病历

二、病历的类型和内容

我国现行的病历,主要分为"西医"病历和中医病历两大类型,每一大类又分为门(急)诊病历和住院病历两类。根据卫生部及各省、自治区、直辖市卫生行政部门规定,各有其固定的规范和必具内容。

(一)门(急)诊病历

门(急)诊病历是指患者在门诊或急诊就诊时形成的病历,主要包含以下几部分:首先是病历首页或封面,含有患者的一般信息,如姓名、性别、年龄、住址、工作单位、药物过敏史等;第二是病历,又分为首诊病历和复诊病历,含有患者的医疗信息,主要内容为就诊时间、科别、主诉、现病史、既往史、体征、检查及结果、诊断、处理意见和医师签名。

门诊病历要求简明扼要、重点突出;急诊病历则特别注重时间表述(要求记录到分钟)、抢救过程及后果。

(二) 住院病历

住院病历是指患者在住院期间,由医师、护士等医务人员写成的综合记录,主要包含以下几方面:

(1) 病案首页:包括患者一般信息、住院信息摘要。

(2) 住院志入院记录:住院志包括患者一般情况、主诉、现病史、既往史、个人史、婚育史、家族史、月经史、体格检查、专科情况、辅助检查、初步诊断、诊疗计划、医师签名;入院记录则是住院志的简要形式。

(3) 病程记录:是继住院志之后,主治医师对患者病情和诊疗过程所做的连续性记录,包括患者的病情变化,重要的检查结果以及临床意义,上级医师查房意见、会诊意见,所采取的诊疗措施及效果,医嘱更改理由,向患者和亲属告知事项,以及疾病治疗转归。这其中还可划分为抢救记录、术前小结、麻醉记录、手术记录、会诊记录等。

(4) 出院记录或死亡记录:是对患者此次住院期间诊疗情况的总结,要明确出院或死亡诊断,记录出院医嘱。

(5) 医嘱:医嘱是指诊治医师为诊治患者而下达的指令,医嘱记录单分为长期医嘱单和临时医嘱单。

(6) 辅助检查报告:是指患者住院期间所做各项检验及检查结果的医疗文书。

(7) 体温单:包括住院天数、脉搏、体温、呼吸、血压、大小便次数等。

(8) 护理记录:是指护理人员对患者护理过程的客观、及时、真实、动态的记录。

(三) 中医病案

现行的中医病案与前面介绍的"西医"病历基本一致,两者的病历书写要求、内容、格式、排列装订顺序都一样,但中医病案仍保留了其信息的特点,主要特点如下:

(1) 体格检查:保留了"望、闻、切"的特色体检方法和检查信息记录,具体有望神、望色、望态、听声音、闻气味、看舌相、切脉相等内容。

(2) 诊断:病历同时具有西医诊断和中医诊断。中医诊断还包括中医疾病诊断和征候诊断。西医诊断根据疾病分类代码 ICD-10 填写,而中医诊断则根据《中医病症分类与代码》(GB/T15657-1995)填写。

综上所述,关于中医电子病历将是个挑战。首先,我们无国外的经验可以借鉴;另外,中医辨证论治的思维方式和理论体系与西医不同,它在知识的表达与获取、知识的推理、专家系统的建立上仍有许多问题有待我们去解决。

三、病历描述的格式

(一) 以时间为顺序的类型

自公元前 5 世纪希波克拉底的最早纸质病历起,就是以年、月、日顺序来记载患者病情的,并沿用至今。只有以时间为序的患病信息才能确切地反映疾病的发生、发展、转归的过程,并验证或提示诊断与治疗正确与否。以时间为序的特点为繁杂的病历信息表达提供了一个主轴,从而为信息的组织、排序奠定了基础。

例如:

1996 年 2 月 21 日

呼吸短促,咳嗽,发热。大便颜色深黑。

检查:血压 150/90mmHg,脉搏 95 次/min,体温 39.3℃。肺部有干啰音,腹部无压痛。目前药物疗法是每日阿司匹林 64mg。可能是支气管炎,可能还并发心脏失代偿。阿司匹林可能造成出血。红细胞沉降率(ESR)25mm/h,血红蛋白(Hb)78g/L,大便隐血(+)。

胸透:无肺不张现象,轻微心脏失代偿症状。

药物疗法:阿莫西林胶囊 500mg,每日 2 次,阿司匹林减量至 32mg。

1996 年 3 月 4 日

不再咳嗽,轻微呼吸短促,大便颜色正常。

检查:轻微干啰音,血压 160/95mmHg,脉搏 82 次/min。每日服用阿司匹林 32mg。Hb 82g/L,大便隐血测试。

(二) 以信息源为中心类型

为了客观、正确地对患者疾病作出诊断,客观、准确地反馈医疗的效果,病历中的信息必须是真实、可靠的,尽量避免转述、转抄等因素造成的遗漏、变相。因此,病历记录必须以信息源为基础。例如,直接从患者本人采集症状信息,从实施体格检查的医师本人采集体征信息,从仪器设备记录的原始表格和图像中采集实验室检查信息……并以此为基础,构架了病历的信息仓库,并在这个仓库里对信息进一步分析、整理。

例如:

就诊:

1996 年 2 月 21 日:呼吸短促,咳嗽,发热。大便颜色深黑。

检查:150/90 mmHg,脉搏 95 次/min,体温 39.3℃。肺部有干啰音,腹部无压痛。

目前药物疗法是每日阿司匹林 64mg。可能患急性支气管炎,伴有心律失常。消化道出血可能是阿司匹林所致。

药物疗法:阿莫西林胶囊 500mg,每日 2 次,阿司匹林减量至 32mg。

1996 年 3 月 4 日:不再咳嗽,轻微呼吸短促,大便颜色正常。

检查:轻微干啰音,血压 160/95mmHg,脉搏 82 次/min。每日服用阿司匹林 32mg。Hb 82g/L。

化验结果:

1996 年 2 月 21 日:红细胞沉降率(ESR)25mm/h,血红蛋白(Hb)78g/L,大便隐血(+)。

1996 年 3 月 4 日:Hb 82g/L,大便隐血测试。

X 线检查:

1996 年 2 月 21 日:胸透无肺不张现象,轻微心律失常。

(三) 以问题为中心类型

一份病历、一次住院、一次就诊,往往是以解决患者一个主要疾病或相关的几个疾病为中心的,即现代病历是以问题为中心的,这可以从病历主诉的定义加以证实。主诉是患者就诊的主要原因,包含症状、部位及其持续时间。通常情况下,一份病历就是围绕这个主要原因(即问题)所进行的检查、诊断、医疗。由于涉及这个"主要原因"的信息很多,分散在多个部门、多个医生、多个医疗环节,显得杂乱无章;加之患者可能是因几个"主要原因"来就诊,即有几个问题,就会涉及更多学科,相互交叉,愈加凌乱。针对这一现象,病历已经实行了SOAP 结构,对每一个问题单独记录。其中,S 表示主观类(病人的主诉),O 表示客观类(医生和护士的临床发现),A 表示评定类(检验结果和结论,如诊断),P 表示计划类(如治疗或处理措施)。

以问题为中心的 SOAP 结构,更好地反映了医护人员的思路,反映了疾病演变的客观规律,使得充满病历的所有信息易于归类,有利于病历的标准化。

例如:

问题 1:急性支气管炎

1996 年 2 月 21 日

S:呼吸短促,咳嗽,发热。

O:血压 150/90mmHg,脉搏 95 次/min,体温 39.3℃。肺部有干啰音,腹部无压痛。ESR 25mm/h。胸透无肺不张现象,轻微心律失常。

A:急性支气管炎。

P:药物疗法:阿莫西林胶囊 500mg,每日 2 次,阿司匹林减量至 32mg。

1996 年 3 月 4 日

S:不再咳嗽,轻微呼吸短促。

O:检查:轻微干啰音,脉搏 82 次/min。

A:轻微支气管炎。

问题 2:呼吸短促

1996 年 2 月 21 日

S:呼吸短促。

O:血压 150/90mmHg,肺部有干啰音。无肺不张现象,轻微心律失常。

A:轻微心律失常。

1996 年 3 月 4 日

S:轻微呼吸短促。

O:血压 160/95mmHg,脉搏 82 次/min。

A:无呼吸困难。

问题 3:大便颜色深黑

1996 年 2 月 21 日

S:大便颜色深黑。目前药物治疗每日阿司匹林 64mg。

O:腹部无压痛,直肠指检未见出血,Hb 78b/L。

A:可能阿司匹林引起消化道出血。

P:阿司匹林减量至 32mg。

1996 年 3 月 4 日

S:大便颜色正常。

O：大便隐血检查。

A：无消化道出血症状。

P：维持每日服用阿司匹林 32mg。

四、纸质病历存在的问题

（一）信息的独占性

纸质病历通常是以患者的主管医师为主要完成者，在某一时刻只能处于一个地方，为一所医院、一个专科或一个专管医师所独占。而现代医学的进步促使了专科的增加，医师、护士专业化程度的提高，往往会导致一个患者身上存在多种疾病的医疗信息，这些信息分散在不同专科的病历中；即使是同一疾病的信息也会因就诊医院和医师不同而分散在不同的病历中。而当我们希望对这位患者总的患病情况有一全面了解时，无法将相关信息汇总到一起。这一方面造成大量的患者和疾病信息无法被利用，另一方面同样的信息又被重复采集、分析，以致造成医疗资源的大量浪费。

（二）信息的易损性

纸张作为患者信息的载体，容易破损、霉变、遗失，常因一些不注意的小疏忽而造成永久性的丢失，例如，在病历库的几十万份病历中，可能因工作人员看错了一个病历号，插入错误的行列中而永不见天日。

（三）信息的不确定性

由于纸质病历是自由文本形式，因此它的内容可变化，顺序可改变，字迹可随意潦草。它所包含的信息常因书写医师的主观愿望、书写习惯乃至遣词造句的文学素养欠缺而变得含混模糊，造成其不确定性，给疾病诊断和制定治疗方案带来困惑。当我们间隔一段时间重新阅读和摘抄时，可能对这些信息产生误解和遗漏。

（四）信息利用的被动性

纸质病历通常是在记录完成以后，并被医师重新阅读后才能达到参考和支持决策作用，而无法在决策之前得到警告、提示作用，因而它是被动的、滞后的，直接影响到医护质量乃至病人安全。例如，结核病人在长期服用抗结核药异烟肼时可能导致肝功能损害，在定期复查肝功能时，谷丙转氨酶（SGOT）已在进行性升高，甚至已造成肝功能损伤，如果检测记录未及时送达，或医师未注意这种变化，病人继续服用将会产生严重后果。再如一位心肌梗死病人同时患有糖尿病，当他送达医院抢救时，可能因病危无法述及糖尿病史，医师又无法详细阅读既往病历，仍旧使用 5％葡萄糖液体作为给药的基本溶剂，这将造成极其严重的后果。

（五）信息再利用的障碍

纸质病历最大的缺点是其中包含的信息是一次性的，不可再利用。当病人再次住院或科研统计需要时，必须重新阅读、理解并转抄。例如，我们要做一项关于抗结核药异烟肼与肝功能损害相关性的研究。面对纸质病历，我们必须重新查阅所有结核病病历，找出服用异烟肼的部分病历，再查阅每份病历的肝功能化验报告，然后还要逐个病历地统计异烟肼服用的剂量、持续时间以及对应肝功能的变化，最后才可能得出异烟肼服用剂量、时间对肝功能损害是否有影响的结论。因此,掩埋在病历中的巨大信息无法被直接利用,必须依靠人工去重新挖掘、收集,从而造成了回顾性研究的困难。

综上所述,纸质病历的局限性和存在的问题已极大地影响了医疗质量和医学科研,制约了医学发展。随着计算机信息技术的发展,电子病历已成为病历发展的必然趋势,并将最终取而代之。

第二节　电子病历概述

电子病历(Electronic Medical Record,EMR)也叫计算机化的病案系统或称基于计算机的病人记录(Computer-Based Patient Record,CPR)。它是用电子设备(计算机、健康卡等)保存、管理、传输和重现的数字化的病人的医疗记录,取代手写纸张病历。它的内容包括纸张病历的所有信息。美国国立医学研究所将电子病历定义为:电子病历是基于一个特定系统的电子化病人记录,该系统提供用户访问完整准确的数据、警示、提示和临床决策支持系统的能力。

我国卫生部颁发的《电子病历基本架构与数据标准电子病历》将电子病历定义为:电子病历是医疗机构对门诊、住院患者(或保健对象)临床诊疗和指导干预的、数字化的医疗服务工作记录,是居民个人在医疗机构历次就诊过程中产生和被记录的完整、详细的临床信息资源,如图8-2所示。

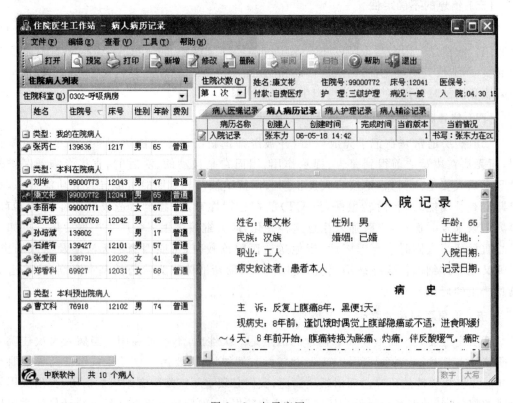

图8-2　电子病历

　　电子病历是病人在医院诊断治疗全过程的原始记录,它包含首页、病程记录、检查检验结果、医嘱、手术记录、护理记录等。电子病历不仅包括静态病历信息,还包括提供的相关服务,是以电子化方式管理的有关个人终生健康状态和医疗保健行为的信息,涉及病人信息的采集、存储、传输、处理和利用的所有过程信息。

　　电子病历是随着医院计算机管理网络化、信息存储介质——光盘和 IC 卡等的应用及 Internet 的全球化而产生的。电子病历是信息技术和网络技术在医疗领域应用的必然产物,是医院病历现代化管理的必然趋势,其在临床的初步应用,极大地提高了医院的工作效率和医疗质量。

第三节　电子病历发展现状

　　20 世纪 60 年代,美国麻省总医院率先开发了门诊 EMR 并投入使用;1991 年,美国国家科学与医学研究所发表了题为“CPR 是医疗保健的基本技术”的研究报告,总结了多年来实现病历记录计算机化的经验,全面论述了 CPR 发展的各个方面,提出了推动 CPR 的多项建议;1994 年,西门子信息系统公司(SNI)推出了多媒体电子病历记录系统(Viewscope);1995年,日本厚生省成立了电子病历开发委员会,组织研发 EMR;2004 年,美国总统布什在众议院的年度国情咨文中,把建立电子健康档案(EHR)的目标概括为“将健康记录计算机化,我们可以避免严重的医疗事故,降低医疗费用,提高医疗水平”,要求在 10 年内确保绝大多数美国人拥有共享的 EHR。美国还准备以 EHR(包含个人终生健康状况和医疗保健信息)为基础,建立国家健康信息体系(National Health Information Infrastructure,NHII),据研究人员测算,预计在未来 10 年内需投入 2760 亿美元。2003 年,美国 13％的医院使用 CPR,到 2004 年底增加到 19％;2005 年春,英国卫生部签署了一份为期 10 年、价值 55 亿英镑的合同,支持发展电子病历、网上预约、网上处方和 PACS。

　　在美国国立医学图书馆的统一的医学语言系统(UMLS)计划取得实质性进展和制定了 Health Level 7 标准后,电子病历开始迅速发展。根据美国卫生主管部门的统计,约 1/7 的住院患者和 1/5 的实验室检验结果是重复的和没有必要的,而住院患者药物处方差错的比例也高达 1/7。鉴于以上原因,美国提出在 2010 年建成完整的电子病历系统的计划,该计划的目标是:建立一个巨大的电子网络,使给患者看病的所有医师(包括急救室的医师)都能安全地在这个网络上看到患者的医疗记录和实验室化验结果。但便利并不是唯一的好处,电子医疗记录还可以给患者节省医疗费用,医师更了解患者的以往病情,也能减少医疗事故的发生。全国电子病历将向患者提供评分系统,可以比较医师、医院以及家庭护理的质量。患者可以收到提醒用药的消息,增加患者和医疗提供者的 E－mail 通信功能。政府要进行有关手提式电脑和电子病历对提高医疗质量的研究。

　　美国立足于全国联网的电子病历计划,不仅对美国本身具有划时代的重要意义,是计算机和网络技术对医学应用的重大突破,同时也将对全球的医疗信息化起到巨大的推动作用和积极的辐射影响。

　　日本厚生劳动省于 2001 年 12 月策划和制定了该国保健医疗领域信息化的宏观规划,提出截至 2007 年 3 月,在全国 400 张病床以上医院的 60％,以及所有诊疗机构的 60％普及电子病历。这一计划虽然没有完全实现,但由于采取了资金补助等政策,对电子病历的普及以及医院信息系统的更新换代还是起到了非常大的推动作用。特别是在国立大学的附属医院，电子病历的普及率已达到 100%。在医院内部的 EMR 建设有了"质"和"量"的飞跃之后，日本政府于 2007 年 3 月又发表了新一轮的宏观规划，包括在全国范围内建立电子健康档案（EHR）、促进医学信息的更有效利用、普及远程医疗、加强区域医疗合作、促进循证医学（EBM）的发展、实现医疗结算的完全在线化等内容。

与发达国家相比，我国的电子病历研发起步较晚。1994 年，卫生部在第六届医药信息学大会上提出"希望到本世纪末，我国将有若干家医院能够真正实现完整的电子病历系统"。自 1999 年起，少数医院开始部分使用实验性的电子病历，用计算机写病史、下医嘱、开化验单和检查单，查阅病史和患者信息等。2001 年杭州市第三人民医院率先使用"电子病历"，将电脑和网络引入医疗程序，避免了因医生字迹潦草可能带来的用药、治疗失误。2002 年 10 月，卫生部制定的《全国卫生信息化发展规划纲要（2003—2010）》指出："三级医院在全面应用管理信息系统的基础上，要创造条件，重点加强临床信息系统的建设应用，如电子病历、数字化医学影像、医师和护士工作站等应用。"2005 年 4 月 1 日，我国《电子签字法》开始实施，这对于电子病历的使用有很大的促进作用。

近几年来，我国医院数字化建设的紧迫感显著提高，南方一些地区医院已经将有没有电子病历作为医院信息系统（HIS）招标的入围条件之一。但与医院对优秀电子病历产品的需求相比，国内公司在这方面的研发相对滞后。按应用来分，国内电子病历产品可以分成科研应用和临床应用两类，这两类产品在技术和功能方面有显著的不同。我国第一代用于临床的电子病历以支持自由文本录入、录入模板和关键字为特征（以军惠第一代电子病历为例）；第二代以支持半结构化文档、XML 为特征（以广州军区总医院为例）；用于科研的电子病历主要以支持表格化病历和受限关键字选择录入为主（以南京海泰公司产品为例）。

但从具体使用上来看，由于信息化的普及程度不同导致的数字鸿沟、产品的成熟度和医疗体制的原因，使得国内门诊电子病历的使用还停留在仅用于开处方和检查检验单据等较低的层次上，而达到减轻医师工作量、提高医疗效率、降低临床高错误率以及实现医疗信息共享等效果更是无从提起。既然是一项系统工程，从医疗信息化和建设数字化医院的角度看，这些问题还需要从医政管理、法律及技术等方面深入研究加以解决。

经过近 20 年的发展，我国医院信息系统已初具规模，许多医院相继建立起医院范围的信息系统，以大连汇源电子系统工程有限公司的汇源医院管理信息系统为代表，为我国电子病历的研究和应用奠定了坚实的基础。国家卫生部监制的金卫卡将向全社会推出，可保存持卡人终生的医疗保健信息，持卡人可通过计算机网络直接和银行、医疗保险中心和保险机构联网，使医疗活动变得简单、方便、快捷。解放军总医院开展了 EMR 的研究和应用。这仅仅是 EMR 研究及应用的起步，相关的研究内容将会随着 EMR 的发展而深入。

门急诊看病的特点是病人流量大、病情各式各样、问诊过程个性化、书写（录入）病历时间短等，因此，不同于住院电子病历，门急诊电子病历包括以下几种：

1. 电脑录入纯文本的电子病历

医生不需要在病历本上书写病历，而改为用电脑录入病历，然后打印出病历单，手写签名后交病人保留。

主要的优点：彻底解决了"天书病历"的问题。

存在的问题：医生打字的速度参差不齐，对打字快的医生，可以提高看病速度；反之，将降低看病效率。在出现医疗纠纷时，病人常常会质疑医院病历的真实性。

2. 电脑录入结构化的电子病历

医生的操作流程基本同上，增加了动态可编辑的结构化病历模板，多数情况下可通过鼠标操作即可完成病历的录入。

主要的优点：大大减轻了医生录入病历的工作量，方便数据的查询与统计。

存在的问题：能否用结构化的病历模板自然地描述复杂多变的病情，要在实践中进一步验证；在出现医疗纠纷时，病人常常会质疑医院病历的真实性。

3. 医用手写板写入电脑的手写电子病历

医生在病历本上写病历的同时，手写病历电脑原样自动储存。

主要的优点：不改变医生的工作习惯和流程，增加了对手写电子病历质量的监督，有效地改善了"天书病历"的问题；便于医疗纠纷的举证。

存在的问题：病案管理人员需要对手写电子病历进行事后的人工录入或全文汉字识别与校对，才能得到结构化的电子病历。

如何在为病人提供优质医疗服务的前提下，有效地减轻医生工作量，门急诊病历不能为了"信息化而信息化"，还有待不断探索前进。

第四节　电子病历与 HIS 的关系

1. 电子病历依附于 HIS。电子病历系统不是一个独立于 HIS 的新系统，因为病人信息来源于 HIS 中的各个业务子系统中。比如：病案首页来源于住院登记、入出转、病案编目等系统中。各个业务系统在完成自身的功能、管理自身业务数据的同时，也在收集着病人信息。因此，脱离了 HIS，也就不存在电子病历系统。可以说，电子病历渗透于 HIS 中。

2. 电子病历系统与传统的 HIS 的不同。从电子病历的角度看病人信息，是完整的、集成的；而从传统的 HIS 的每个子系统来看病人信息，是局部的、离散的，相互之间信息有冗余、有遗漏，它们往往没有按照一个统一的原则进行设计和管理。在内容上，有不同的侧重和要求。比如：以统计和检索为目的的病案首页管理对病人的诊断只要录入保存 ICD 码即可，而从电子病历的角度则必须完整地保留医生的诊断描述，诊断描述与 ICD 分类码不能相互取代。电子病历强调病人信息的原始性和完整性。

电子病历与 HIS 的接口有：

与 HIS 实现病人入出转业务（Administration，Discharge，Transfer，ADT）接口；

与 HIS 实现医嘱接口；

与 LIS 实现检验报告接口，电子检验申请接口；

与 PACS 系统实现检查报告接口，电子检查申请接口；

与病案系统实现病案统计接口；

如果是门诊电子病历还需与分诊叫号实现叫号接口；根据具体情况，还可能与手麻系统，ICU 系统等有相应接口。

第五节　电子病历的功能和优点

一、电子病历的主要功能

（1）结构化存储；

（2）病历模板库；

（3）必填项检查；

（4）支持各种医学专用表达式（例如月经史、胎心、龋齿位置的公式表述）；

（5）支持病历文档三级检诊（三级审核）功能；

（6）支持修改痕迹保留，保留各级医生的修改痕迹；

（7）时效控制机制，采用工作流主推模式，任务自动提示，及时提醒和催促医务人员，按时、按质、按量完成病历书写工作，有效地避免病历文档的缺写、漏写、延时书写；

（8）支持数据元素绑定，实现了多文档同步刷新技术；

（9）表格处理能力（可以方便地制作表格病历），支持表格嵌套、合并单元格、拆分单元格、删除行、删除列、添加行、添加列、表格内插入元素、表格宽度手动或自动调整；

（10）支持输入数值合法性检验。

二、电子病历的优点

（1）传送速度快。医务人员通过计算机网络可以远程存取病人病历，在几分钟甚至几秒钟内就能把数据传往需要的地方。在急诊时，电子病历中的资料可以及时地查出并显示在医师的面前。

（2）共享性好。现在使用的常规病历有很大的封闭性。医院诊治病人的记录只保存在本医院，如果病人到其他医院就诊则需要重新进行检查，这不仅浪费了宝贵的医疗资源也使病人增加了不少不必要的痛苦。而采用电子病历后，则能够克服这些不足。病人在各个医院的诊治结果可以通过医院之间的计算机网络或病人随身携带的健康卡（光卡和 IC 卡）来传输。病历的共享将给医疗带来极大的方便。

（3）存储容量大。由于计算机存储技术尤其是光盘技术的进步，电子病历系统数据库的存储容量可以是相当巨大的，而且病人随身携带的健康卡（光卡或 IC 卡），其容量也是可观的。

（4）使用方便。医务人员使用电子病历系统可以方便地存储、检索和浏览病历，复制也很方便，可以方便、迅速、准确地开展各种科学研究和统计分析工作，大大减少人工收集和录入数据的工作量，极大地提高临床科研水平。

（5）成本低。电子病历系统一次性投资建成后，使用中可以减低病人的费用和医院的开支。

目前，电子病历也存在一些缺点。例如，需要大量的计算机软硬件投资和人员培训，有些医务人员甚至很难适应计算机操作。计算机一旦发生故障，将造成系统停顿，无法进行工作，因此，经常需要保存手工的原始记录。还有在将病历数据输入计算机时经常会出现各种错误（主要是操作失误），需要严格地检查，以防止发生差错和事故。

三、电子病历比传统病历的优势

引入电子病历概念后,目前正在使用的纸病案一般被称做传统病历。电子病历的主要优势如下:

(一) 主动的、动态的、关联的

传统病历是被动的、静态的、孤立的,电子病历是主动的、动态的、关联的。传统病历完全不具有电子病历的第二方面功能,即没有主动性和智能,不能关联相关知识。纸病历放在那里,可以被阅读,也可补充新内容,但其内容与内容之间无法建立有机联系,病历内容与患者的实际状态完全脱节,病历内容与其相关知识没有连接,病历只能完成顺序不变的记载作用。电子病历的革命性,在于其储存的信息不再是孤立的、静态的,而是关联的、动态的,不再仅是块状信息,而是知识的集合。新补充的信息会与已存在的所有信息建立必要的联系,变换结构,根据现有的知识、规律、规则、先例,对患者的状态进行综合分析判断,主动提示相关医生或病人,提出检查、治疗计划等。例如,一个管理肾透析的电子病历系统,可以记载患者的全部相关生理指标及既往全部透析情况等资料,这些资料在进入系统时已经被加工整理,当某位患者完成一次透析治疗后,系统会根据仪器的即刻检测和医生输入的新检查结果,综合既往情况立即提出一套详细的下一阶段治疗计划或相关建议,包括是否需要增加检查项目,是否需要辅助用药,用药的剂量等。医生参考系统提供的方案给出自己的方案后,电子病历系统会根据其存储的知识进行判断,如果发现有矛盾或不符合一般规律或违反特殊原则之处则提醒医生。医生可以询问有哪些矛盾,其原理及文献如何。如果医生坚持自己的方案,予以实施,并最终证明方案有效,则电子病历系统将学习这一方案,并作为先例保存。由此可见,传统病历的记录功能在电子病历中只是诸多功能的一个方面。

(二) 完整、准确和及时

传统病历无法保证数据完整,电子病历则可保证完整、准确、及时获得信息资料。传统病历的这种缺陷源自诸多方面。

首先,检查、治疗、监护等技术的发展,甚至于包括管理技术的发展都在否定传统病历。按照病案管理的初衷,所有患者相关资料最后都应集中到病案中进行统一保管。X 线片最先脱离病案而单独管理,病理切片、涂片更是从来没有归入病案,CT、B 超、磁共振等各种成像造影检查,围手术监护、透析治疗、康复治疗等种种检查治疗获得的大量信息均被保存在病案之外,进入病案的只是简短的报告或是部分简略的影像资料,有的除了医嘱和病程日志外甚至什么具体资料都没有留到病案中,这些信息资料被分散保管在各专业部门或被丢弃。

另一方面,由于传统病历纸介质条件的限制,即便有些资料,如一段多普勒超声录像,希望与病案一同保管,也是不可能的。信息系统投入使用后,医嘱等信息被存入计算机,尽管仍有打印页装订到病案中,但查看纸面信息的人越来越少。综合上述情况,从总趋势上不难看出,通过病案保管的患者信息占患者总信息的比例正在迅速变小,在一个不太久的未来,纸病历必然会失去其存在意义。

其次,交通的发达,使人们的地域观念减弱。医疗体制改革,使患者可以选择多家医院就诊。一个人可以在北京的东城或西城的不同医院看病,也可能在深圳、西安的医院看病。采用纸病历,任何一家医院想全面得到其他医院关于某个病人的病历资料都是十分困难的。

这种困难不仅限于形式,不同医院的检查结果、习惯用语、质控标准等,其他医院的医生基本上无从获知。

电子病历可以全面管理各种信息资料,可以集中管理,也可以分散管理。例如,一位患者做 CT 检查,他在做检查时,放射科的医生可以即刻看到其影像,主管医生则可以通过电子病历系统在病房同时观看,但此时由于放射科医生尚未给出诊断报告,相关影像资料主要保管在放射科。当诊断做出后,相关资料通过计算机网络自动传入电子病案室永久保存,此时主管医生能体会的只是内容的不同,具体资料位于何处,不需要也不必关心。不同医院的电子病历可以通过网络和必要的协议、标准在医院间完成数据传输交换,医生则可得到全面的资料,同样是不必关心病历的保存位置。

(三)知识关联

传统病历无法得到必要的释义,无法进行知识关联。

所谓释义,就是解释含义。对于病案,释义包括两方面内容:

一是不同医院、不同医生或工作人员使用的术语或检查仪器记录的信息,其实际含义需要解释,以便不同的人能够正确获知其准确含义。例如,一家医院的病案在另一家医院中被阅读时就需要做必要的释义。患者或保险公司人员等非医疗人员阅读病历更需要随时释义。

二是对于由于专业、资历或新进展造成的生疏术语或新概念或新的检查、治疗项目、新药等,需要解释说明理论根据、含义、正常值、适应证等等。释义功能需要借助人工智能技术,特别是知识工程。知识关联对于医学实习生、进修医生及低年资医生具有重要意义。知识关联也利于解决由于专科细化造成的病历阅读困难,利于低级别医院的医生共享应用高级别医院的病历资料。这类功能纸病案完全无能为力。

(四)及时获取

传统病历不能保证及时获取、不能共享。

除了前述由于病案属于不同医院而造成的取用不便外,同一家医院内部也会由于病案正被借用、尚未归档、丢失等原因造成病历不能及时到位。采用电子病历则可彻底改变这一局面,一位患者的病历不仅可以多人同时获取,而且可以异地、不同医院获取。如果接入无线网,则医生可在任何时候,如在旅途或在会议中,获取病历。

以上介绍了理想电子病历与传统纸病历间的一些主要差别。但是,目前现实存在的电子病历,由于种种原因,还达不到理想效果。电子病历的现实概念是一个发展的概念,变化的概念,或者说电子病历有许多现实版本。目前广为接受的电子病历定义由美国医学研究所(IOM)1991 年提出,原文如下:

"……an electronic patient record that resides in a system specifically designed to support users through availability of complete and accurate data, practitioner reminders and alerts, clinical decision support systems, links to bodies of medical knowledge and other aids."

其译文大致为:电子病历存在于一个特殊系统中,借助这个系统,电子病历可以支持其使用者获得:完整、准确的资料;提示和警示医疗人员;各种医疗决策支持系统;连接医疗知识源;其他帮助。

这个定义提到一个概念叫电子病历系统。传统病历需要医护人员借助纸张、油墨记录信息，通过一组专业人员手工加工、整理、保管病案。一份病案通常是一叠记有信息的纸。电子病历需要借助计算机设备转变成可与人交互的信息形式，结合数据采集、记录、加工、存储、管理、传送等工作完成电子病历功能。这些工作是通过一套计算机系统来完成的，这个系统就是电子病历系统。电子病历系统是电子病历依附存在的一种计算机系统，电子病历是电子病历系统的功能形式或功能统称。由于比起"系统"概念，医护人员更关心病历的内容，而且愿意具体化、形象化，所以通常模糊使用电子病历系统概念，不管是"系统"还是电子病历本身，都笼统称为电子病历。

在电子病历的有关文献中，有一个词叫虚拟病历（Virtual Medical Record, VMR）。这个词有助于理解电子病历。所谓虚拟病历，是指计算机系统中管理了足够数量和种类的病历信息，在需要时，可以完全再现纸病历的全部内容，但其数据保存方式不同于传统病历形式。需要注意的是，虚拟病历强调的是计算机化管理的病历数据对传统病历从形式到内容的再现能力。对电子病历而言，做到再现传统病历的内容和形式是完全可以的，但电子病历并不拘泥于再现，也不追求再现，而是追求更合理、更高效的形式。这是使用虚拟病历和电子病历概念时需要注意的。

第六节　电子病历系统的建设和实现

一、电子病历的信息系统特点

（一）电子病历的 IT 系统概述

以电子病历为核心的医疗信息化系统，是构建一个资源共享、安全高效、方便使用的信息化模型结构。系统通常采用三层体系架构，底层是电子病历数据库服务器，用于存储和管理病历等数据；中间层是应用服务器和 Web 服务器，其中应用服务器用于实现系统的业务逻辑（例如，病历管理、病历归档、病历查询、统计报表等），完成各种复杂的管理操作和数据存取；Web 服务器用于提供系统的 Web 服务（例如，病历查询、信息公告、电子邮件、网上挂号等），还可以通过网管与外部系统进行数据交换和信息传递；最上层是客户端，如位于门诊大厅、挂号部、住院部等处的医护工作站和查询工作站，Windows 用户通过专用程序完成相关操作。

电子病历系统关联到病历重要数据、病人隐私等，一旦出现隐患将出现无法挽回的损失，因此电子病历的 IT 系统建设，必须考虑安全性、稳定性、可靠性。电子病历系统为结构化、模块化结构设计，多采用双机热备方案，并通过密码控制、文件存储传输加密等设置，确保数据安全。

（二）电子病历的 IT 系统性能要点

电子病历系统为数据库应用，包含上万乃至 10 万级别的电子病历在线建档；多用户在线数据搜索与调用，如同类疾病的病历查阅，帮助医生选择最佳医疗方案；智能知识库，辅助医生确立医疗方案；医疗违规警告，像药品相互作用配伍禁忌等，避免医疗错误；联机专业数据库，如药品数据库，供医生查询。

以一个大型三甲医院为例，平均门诊量高达 7000～10000 人次/天，这样算下来，一年的门诊量高达 240 万～250 万人次/年,电子病历系统里存放大量的病历数据,当患者就诊时,医生通过电子病历系统从 200 多万份数据中快速、准确地找到该患者的数据。从上应用可以看出,建设一个简化、高效的电子病历信息系统需要一个强大的计算平台。

(三) 电子病历信息的安全机制

电子病历是已执行的病人医疗过程的记录,也是将要执行的医疗操作的依据;病历内容不管是患者医疗信息还是患者个人的隐私都具有法律效力。因此,使用电子病历系统必须建立一套安全机制。这一机制要覆盖病人信息不同表示形式的各组成部分,要控制到具体的病人。它要实现对信息的使用者进行授权,哪些人对哪些信息可以修改,哪些人对哪些信息可以阅读,同时对一些重要的操作要进行追踪记录。

在信息系统建设中,关于接入层安全、网络层安全、数据层安全都会有相应的方案,但系统层往往被忽略掉。浪潮集团研制的安全服务器根据国家相关标准,结合浪潮多年来在服务器安全领域的技术积累,从服务器安全自身特点出发,从主板、安全专用芯片等底层硬件,到操作系统、上层应用软件,集成化构建符合标准三级要求的软硬件一体化安全服务器产品。浪潮安全服务器有机整合了服务器运行状态监控、网络状态监控、强制访问控制、安全管理、安全审计等多项信息安全技术,从设备安全、运行安全和数据安全三个方面,为服务器用户提供全方位的安全功能,解决了医院用户面临的日益严峻的安全威胁。

(四) 存储体系及备份方案

病人的电子病历信息需要长期保存。但电子病历信息数据量大,不可能所有病人信息都长期联机保存。作为电子病历系统,不仅要实现病人信息的长期保存,而且在发生故障时,病人的信息都不能丢失,在需要时还要能提取出来。为此,要建立分级存储结构,实现海量存储和实时存取的统一;对过期病人的病历,实现自动备份;对需要提取的病历,提供恢复联机状态工具;在发生故障后,能将数据恢复到断点状态。

二、电子病历的实现

(一) 电子病历的开发主体

电子病历的开发主体应该是医务人员和计算机技术人员,而不应该仅仅是计算机技术人员,因为 EPR 的最终用户是医务人员,对它的功能、作用、内涵最清楚的人也是医务人员,只有他们的需要、期盼和实际应用才是 EPR 得以开发和完善的原始动力。

(二) 电子病历的实现方法

1. 建立 EPR 的格式化模型

要实现 EPR,首先要建立一个 EPR 的格式化模型,这个模型必须符合我国现行关于病历书写规范的规定,而且这个模型不是固定不变的,它可以根据不同专科、不同病种进行动态组合。

2. EPR 中的数据高度结构化和代码化

来自病人或医疗过程中的数据应该尽可能地以结构化的形式为医生直接获取,并直接录入 EPR 中。当然,也应留有自然语言的文本输入方法,以备特殊情况下使用。对于自然语言处理的主要方式倾向于通过 EPR 的语音识别系统,自动提取并以结构化数据录入。

3. 系统设计及平台

系统设计可采用 Internet/Intranet 的体系结构，各种应用程序之间的通信由各个工作站按 ISD 标准自动管理。这种系统集成的平台可在 Unix 或 Windows 环境下，基于 Internet，特别是 WWW 的技术开发。

4. 执行过程

首先，在病人接诊医院的挂号处或住院处建立电子病历，随后，病区医师及有关医务人员要输入病人的主诉、现病史、既往史、家族史、体格检查、治疗计划、申请实验室或影像学检查、治疗及检查结果等。同时，护士要输入医嘱及护理信息。病人出院时，医师要输入出院小结，在 EPR 首页上输入主要诊断、其他诊断和手术操作名称，并在首页上签名以示负责。病人在出院处办理出院手续，结清住院费用，电子病历即提交病案室。

三、电子病历系统的主要技术

（一）中间件技术

中间件技术是近几年来 HIS 建设中的一项新技术，国内常称为多层结构技术。目前国内外的 HIS 大多应用客户机/服务器模式，在这种模式中数据库、应用程序逻辑和用户界面在客户机和服务器是分开的，一般采用参数定义的方法解决软件适应性问题。而为了满足参数定义的需求，模块写得十分复杂而细致，环环相扣，相互影响。

中间件或多层结构的理念就是把过去复杂的大模块分解为多个层次，以简化模块内部的复杂度，建立一个可以任意组合 HIS 的工具系统。这样，公司只开发基本系统和大量工具，由实施具体 HIS 的项目工程师根据医院需求去组合 HIS。一旦发生用户需求变更，不必重新改写顶层的应用程序逻辑，解决了系统维护的关键问题。

（二）XML 技术

XML(eXtensible Markup Language)即"可延伸标示语言"，是由全球信息网协会(World Wide Web Consortium，W3C)于 1998 年提出来的，它是由标准通用标示语言(Standard Generalized Markup Language，SGML)的格式精简后制定出来的，目的是为了扩充网络的应用。

用可延伸标示语言建立电子病历有三个优点：① 便于长期保存病历。用可延伸标示语言记录的病历是文本格式，不依赖于任何计算机平台、软件或者数据库格式，不会因为软硬件更新而要作相应的升级工作。② 便于信息交换和查询。由于可延伸标示语言对内容进行了标记，因而其中的信息可以方便地在用户之间进行交换和检索。③ 可延伸标示语言是一种强大的语言，允许用户在不违背标准的前提下根据自己的当前和今后的需要进行扩充，具有很大的适应性和灵活性。

（三）移动计算机技术

我国目前 HIS 均采用有线联网的方式。各种网线相连的工作站固定在医生、护士办公室或实验室工作台上，这些工作站完成了大量信息录入、存储、查询等工作，但是医疗工作的特性决定了许多工作必须在病床边或在移动中进行，如危重病人的床边急救、每日医生的巡回查房、护士的巡回治疗和观察，医护人员使用笔记本电脑或掌上电脑便可以在床边或伴随移动病人与 HIS 保持实时连接。

附　录　电子病历基本规范

电子病历基本规范

（试行）

第一章　总则

第一条　为规范医疗机构电子病历管理，保证医患双方合法权益，根据《中华人民共和国执业医师法》、《医疗机构管理条例》、《医疗事故处理条例》、《护士条例》等法律、法规，制定本规范。

第二条　本规范适用于医疗机构电子病历的建立、使用、保存和管理。

第三条　电子病历是指医务人员在医疗活动过程中，使用医疗机构信息系统生成的文字、符号、图表、图形、数据、影像等数字化信息，并能实现存储、管理、传输和重现的医疗记录，是病历的一种记录形式。

使用文字处理软件编辑、打印的病历文档，不属于本规范所称的电子病历。

第四条　医疗机构电子病历系统的建设应当满足临床工作需要，遵循医疗工作流程，保障医疗质量和医疗安全。

第二章　电子病历基本要求

第五条　电子病历录入应当遵循客观、真实、准确、及时、完整的原则。

第六条　电子病历录入应当使用中文和医学术语，要求表述准确，语句通顺，标点正确。通用的外文缩写和无正式中文译名的症状、体征、疾病名称等可以使用外文。记录日期应当使用阿拉伯数字，记录时间应当采用 24 小时制。

第七条　电子病历包括门（急）诊电子病历、住院电子病历及其他电子医疗记录。电子病历内容应当按照卫生部《病历书写基本规范》执行，使用卫生部统一制定的项目名称、格式和内容，不得擅自变更。

第八条　电子病历系统应当为操作人员提供专有的身份标识和识别手段，并设置有相应权限；操作人员对本人身份标识的使用负责。

第九条　医务人员采用身份标识登录电子病历系统完成各项记录等操作并予确认后，系统应当显示医务人员电子签名。

第十条　电子病历系统应当设置医务人员审查、修改的权限和时限。实习医务人员、试用期医务人员记录的病历，应当经过在本医疗机构合法执业的医务人员审阅、修改并予电子签名确认。医务人员修改时，电子病历系统应当进行身份识别、保存历次修改痕迹、标记准确的修改时间和修改人信息。

　　第十一条　电子病历系统应当为患者建立个人信息数据库(包括姓名、性别、出生日期、民族、婚姻状况、职业、工作单位、住址、有效身份证件号码、社会保障号码或医疗保险号码、联系电话等),授予唯一标识号码并确保与患者的医疗记录相对应。

　　第十二条　电子病历系统应当具有严格的复制管理功能。同一患者的相同信息可以复制,复制内容必须校对,不同患者的信息不得复制。

　　第十三条　电子病历系统应当满足国家信息安全等级保护制度与标准。严禁篡改、伪造、隐匿、抢夺、窃取和毁坏电子病历。

　　第十四条　电子病历系统应当为病历质量监控、医疗卫生服务信息以及数据统计分析和医疗保险费用审核提供技术支持,包括医疗费用分类查询、手术分级管理、临床路径管理、单病种质量控制、平均住院日、术前平均住院日、床位使用率、合理用药监控、药物占总收入比例等医疗质量管理与控制指标的统计,利用系统优势建立医疗质量考核体系,提高工作效率,保证医疗质量,规范诊疗行为,提高医院管理水平。

第三章　实施电子病历基本条件

　　第十五条　医疗机构建立电子病历系统应当具备以下条件:

　　(一)具有专门的管理部门和人员,负责电子病历系统的建设、运行和维护。

　　(二)具备电子病历系统运行和维护的信息技术、设备和设施,确保电子病历系统的安全、稳定运行。

　　(三)建立、健全电子病历使用的相关制度和规程,包括人员操作、系统维护和变更的管理规程,出现系统故障时的应急预案等。

　　第十六条　医疗机构电子病历系统运行应当符合以下要求:

　　(一)具备保障电子病历数据安全的制度和措施,有数据备份机制,有条件的医疗机构应当建立信息系统灾备体系。应当能够落实系统出现故障时的应急预案,确保电子病历业务的连续性。

　　(二)对操作人员的权限实行分级管理,保护患者的隐私。

　　(三)具备对电子病历创建、编辑、归档等操作的追溯能力。

　　(四)电子病历使用的术语、编码、模板和标准数据应当符合有关规范要求。

第四章　电子病历的管理

　　第十七条　医疗机构应当成立电子病历管理部门并配备专职人员,具体负责本机构门(急)诊电子病历和住院电子病历的收集、保存、调阅、复制等管理工作。

　　第十八条　医疗机构电子病历系统应当保证医务人员查阅病历的需要,能够及时提供并完整呈现该患者的电子病历资料。

　　第十九条　患者诊疗活动过程中产生的非文字资料(CT、磁共振、超声等医学影像信息,心电图,录音,录像等)应当纳入电子病历系统管理,应确保随时调阅、内容完整。

　　第二十条　门诊电子病历中的门(急)诊病历记录以接诊医师录入确认即为归档,归档后不得修改。

第二十一条　住院电子病历随患者出院经上级医师于患者出院审核确认后归档,归档后由电子病历管理部门统一管理。

第二十二条　对目前还不能电子化的植入材料条形码、知情同意书等医疗信息资料,可以采取措施使之信息数字化后纳入电子病历并留存原件。

第二十三条　归档后的电子病历采用电子数据方式保存,必要时可打印纸质版本,打印的电子病历纸质版本应当统一规格、字体、格式等。

第二十四条　电子病历数据应当保存备份,并定期对备份数据进行恢复试验,确保电子病历数据能够及时恢复。当电子病历系统更新、升级时,应当确保原有数据的继承与使用。

第二十五条　医疗机构应当建立电子病历信息安全保密制度,设定医务人员和有关医院管理人员调阅、复制、打印电子病历的相应权限;建立电子病历使用日志,记录使用人员、操作时间和内容。未经授权,任何单位和个人不得擅自调阅、复制电子病历。

第二十六条　医疗机构应当受理下列人员或机构复印或者复制电子病历资料的申请:

(一)患者本人或其代理人;

(二)死亡患者近亲属或其代理人;

(三)为患者支付费用的基本医疗保障管理和经办机构;

(四)患者授权委托的保险机构。

第二十七条　医疗机构应当指定专门机构和人员负责受理复印或者复制电子病历资料的申请,并留存申请人有效身份证明复印件及其法定证明材料、保险合同等复印件。受理申请时,应当要求申请人按照以下要求提供材料:

(一)申请人为患者本人的,应当提供本人有效身份证明;

(二)申请人为患者代理人的,应当提供患者及其代理人的有效身份证明、申请人与患者代理关系的法定证明材料;

(三)申请人为死亡患者近亲属的,应当提供患者死亡证明及其近亲属的有效身份证明、申请人是死亡患者近亲属的法定证明材料;

(四)申请人为死亡患者近亲属代理人的,应当提供患者死亡证明、死亡患者近亲属及其代理人的有效身份证明、死亡患者与其近亲属关系的法定证明材料、申请人与死亡患者近亲属代理关系的法定证明材料;

(五)申请人为基本医疗保障管理和经办机构的,应当按照相应基本医疗保障制度有关规定执行;

(六)申请人为保险机构的,应当提供保险合同复印件,承办人员的有效身份证明,患者本人或者其代理人同意的法定证明材料;患者死亡的,应当提供保险合同复印件,承办人员的有效身份证明,死亡患者近亲属或其代理人同意的法定证明材料。合同或者法律另有规定的除外。

第二十八条　公安、司法机关因办理案(事)件,需要收集、调取电子病历资料的,医疗机构应当在公安、司法机关出具法定证明及执行公务人员的有效身份证明后如实提供。

第二十九条　医疗机构可以为申请人复印或者复制电子病历资料的范围按照我部《医疗机构病历管理规定》执行。

第三十条　医疗机构受理复印或者复制电子病历资料申请后,应当在医务人员按规定时限完成病历后方予提供。

第三十一条 复印或者复制的病历资料经申请人核对无误后,医疗机构应当在电子病历纸质版本上加盖证明印记,或提供已锁定不可更改的病历电子版。

第三十二条 发生医疗事故争议时,应当在医患双方在场的情况下锁定电子病历并制作完全相同的纸质版本供封存,封存的纸质病历资料由医疗机构保管。

第五章 附则

第三十三条 各省级卫生行政部门可根据本规范制定本辖区相关实施细则。

第三十四条 中医电子病历基本规范由国家中医药管理局另行制定。

第三十五条 本规范由卫生部负责解释。

第三十六条 本规范自 2010 年 4 月 1 日起施行。

第九章　移动护理信息系统

第一节　移动护理信息系统概述

根据国外权威调查机构统计,医生的差错有35％可以被药剂师发现,药剂师的差错有20％可以被护士发现,而护士是医嘱的最后执行者,护士的差错该由谁纠正呢?

移动护理信息系统(Mobile Nursing Information System)是护士工作站在患者床边的扩展和延伸,其解决方案以医院信息系统(Hospital Information System,HIS)为支撑基础,以掌上电脑(PDA)为硬件平台,以无线局域网(WLAN)为传输交换信息平台,并通过条码技术作为病人和药品身份信息识别手段,充分利用HIS的数据资源,实现了HIS向病房的扩展和数据的及时交换,实现了电子病历的移动化,让护理人员在临床服务中心实时采集数据和实时录入数据,不仅优化了医护流程,提升护理人员的工作效率,同时杜绝了护理人员的医疗差错,极大地推动了医院的信息化建设和数字化发展趋势。近年来,随着无线网络技术在国内医疗机构逐步得到推广应用,移动护理信息系统在临床护理工作中也发挥出显著的作用。

一、国内外移动护理信息系统的应用

在国外,PDA应用开始得比较早,但造价高昂。PDA体积小巧、携带方便、价格低廉、功能性强,满足了护士随时随地获取患者信息的需求,越来越受到人们的重视。美国Bicomerica公司为医生配备的ReadyScript解决方案,是一个保健现场无线手持设备开具处方和解决药物治疗管理方案。医生利用无线手持PDA,可以经因特网或其他电子连接将处方以电子方式传送到患者选择的药房,此外ReadyScript还为医生提供了一系列可提高他们工作效率与能力的工具和资料,从而使他们能够为患者提供更好的治疗及更大的便利。据有关资料报道,PDA在中国台湾数家医院的应用效果显著,且有些医院在移动式医疗信息管理建设方面已超过欧美等国家,台湾的新光医院和长庚医院都实施了移动医疗整合系统。

在国内,PDA只是在一些大医院开展和使用,由医院与某些公司合作开发并试行移动护理信息系统配合PDA使用,每个医院根据自己原有的工作习惯,制定适合自己的移动护理信息系统,使护理工作发生革命性变化。2002年,北京协和医院开始在呼吸科试用临床移动护理信息系统,2004年底开始全院推行;2005年,浙江大学医学院附属邵逸夫医院开始推行基于EDA和无线网络的移动临床护理信息系统,解放军总医院开始在几个病区试用临床移动护理信息系统;此外,浙江大学医学院附属第一医院、浙江大学医学院附属第二医院、无锡市人民医院、北京同仁医院、天坛医院、无锡市中医医院、解放军第302医院等单位也相继在临床使用了移动护理信息系统。临床移动护理信息系统的成功实施,提高了医护人员的工作效率。

二、移动护理信息系统的功能

(一)确认患者身份、查询与统计患者信息

患者入院后,打印以住院号编码的条形码腕带,佩带于患者腕部作为身份标识。护士在

床旁为患者进行治疗护理时,用 PDA 扫描患者手上的腕带进行患者身份识别与确认,同时可确认患者给药单的条形码与患者腕带上的身份标识条形码的信息。通过无线护士工作站可查看患者的基本信息,包括患者的住院号、床号、姓名、性别、年龄、入科时间、临床科室、诊断情况、主治医生、疾病状态、饮食情况、护理级别、体重、身高、手术时间、过敏史、费用等基本信息;利用在院患者的入院评估单与护理记录单,可随时获得患者的病情信息。

（二）生命体征的实时采集

PDA 自动提示生命体征信息采集时间。护士随身携带 PDA,将采集的护理数据即时在床头录入,保存后信息直接呈现于医生及护士工作站,HIS 即时生成体温单、生命体征观察单、护理记录单等,同时将采集的时间和采集人等相关信息记录到数据库。当多次录入生命体征时,计算机可以自动筛选最靠近体温单记录点的各项生命体征数据绘制到体温单上,并自动识别与生命体征正常值差异最大的数据绘制至体温单上。与 PC 机上的 HIS 相比,PDA 还能显示正在发热患者,以便医护人员及时发现患者病情变化,采取相应的措施。

（三）出入量的录入、累加和查询

PDA 明确设置可录入的项目有体重、腹围、大便次数、尿量、呕吐物,各种出入量可随时录入。如果需要记录的项目在 PDA 里没有设置,可在"补充项目"中自行添加所需项目,并输入相应数据,添加的补充项目会在系统中自动保存,记录用户所输入的项目名称和单位,再次输入此项目时,只需在"项目名称"中选择该项目即可。各种出入量录入后将自动累加,24 小时累加结果自动记录在体温单上。

（四）医嘱查询、执行与统计

无线护士工作站的设置使医嘱的分时处理成为可能,系统将医嘱按临床路径进行拆分,PDA 上只显示当前班次需要执行的医嘱,并提醒护士需要执行医嘱的时间,在当前班次尚未执行的医嘱可选择性地交到下一班,交班后的医嘱在当前班次将不再显示,从而使护理工作程序更为清晰、明了。医生下达医嘱后,信息自动转移到 PDA 上,PDA 会提示有新医嘱,提醒提取,护士可以随时随地在 PDA 上提取和转抄医嘱。经校对后护士可即时进行读取、查询、查对与执行。执行医嘱时,执行者只需在指定位置点击,即可自动生成该条医嘱的实际执行人和真正的执行时间。另外,护士可利用 PDA 上的远红外线,扫描患者的腕带和输液袋上的条形码,然后简单点击 PDA 上的触屏,就可将医嘱执行时间和执行人等信息直接保存到数据库中。护士长可随时查看全天的医嘱执行情况、各种护理记录的完成情况、病区护理量统计及护士工作量的权重。

（五）患者护理过程的记录及护理工作量的统计

责任护士随身携带 PDA,特殊的治疗与护理时间可设置提示音,可在病房内随时以点击的方式将患者测量结果、所执行的操作、观察到的病情、治疗和护理等情况以精确的时间记录于 PDA 上,信息直接回传到 HIS,呈现于医生及护士工作站。工作中的细节问题可以短信方式及时发送于医生 PDA 上,保持有效畅通的工作联系。床旁即时书写护理病历,包括记录单首页、一般护理记录单与危重护理记录单。PDA 内设常用医学术语及护理记录单模板,简化录入过程,护士可点击选择或利用手写板功能稍加修改即可形成记录,工作效率大大提高。该系统还设有科主任查房移动记录功能,利用手写功能,查房时护士长可在床旁即时完成查房记录。移动护士工作站充分体现出护理记录的即时性与真实性。系统还可对护理工作项目进行统计,根据护士上班的时间、执行各项护理操作的签名,统计出护士个人、病区或者全院某时间段内护理的危重人数、一级护理人数以及具体护理操作数量,通过科学加权使护理工作达到了量化,为科室建立二级考评制度提供了数据基础。

(六)护理质量查房移动记录

移动护士工作站有护理质量检查记录模块,分为本病区质量检查与院质量检查记录,其中院质量查房包括护理部联查和夜值班护士长查房。护理管理者行质量检查时,持PDA在病区发现问题时,选择检查内容,点击不合格项,当场由责任人口令确认,信息记录于数据库,即时上传到护理部,并自动汇总个人、病区、全院合格率。护理部助理只有查看权,无修改权。用PDA进行移动护理质量检查,保证了记录的即时、真实;由管理者与当事人共同签名确认,保证了检查结果的公正、透明。同时,责任到人,为年底病区、个人考评提供了依据。另外,自动汇总功能也使护理部助理减少了以往文件输入及人工汇总时间。

(七)条码扫描检验标本

无论是传统的手工检验单模式还是标本容器条码化,都不能解决床旁标本采集容易出错的问题。引入PDA以后,抽血前护士在床旁先用PDA扫描患者腕带识别身份,提取检验医嘱,然后根据提示在试管架中选择所需试管,扫描试管条码后即可进行采血,省去了人工对照的麻烦,同时保证了试管与患者信息的一致性。

(八)耗材的录入及费用显示

在护理过程中所使用的耗材,可随时点击耗材对话框,选择相应的耗材名称、规格即完成录入,可有效避免遗漏。同时,自动显示患者住院费用,便于通知患者缴纳治疗费用和解释费用支出。现有系统是在医嘱转抄阶段就对其分解的医嘱项目进行了收费,如果患者因某种原因终止医嘱流程,护士需通过退药、退单等手段将已收的费用退给患者,易出现差错,移动护士工作站实现了确认医嘱执行后再收费。

(九)字典库与护理工具库

无线护士工作站中设立了护理计划中常用的护理诊断等字典库,包括目前北美护理诊断协会(North America Nursing Association,NANDA)正式通过的148个护理诊断和相关的护理措施等用词,将各种疾病与其主要的护理诊断与措施呈对应关系排列,避免了护理记录中繁冗重复。护理工具库内设置护士工作中常用的计算公式、各种评估表等,方便护士随时使用。

(十)实时与信息传递

医护人员工作的流动性比较大,PDA提供VOAP方式的小区电话、短信功能,更适合移动工作的特点,当有紧急情况时,可与医生护士及时联系。

三、移动护理信息系统的作用

(一)优化工作流程,提高工作效率

因移动护士工作站与HIS资源共享,信息一经录入,多终端读取,简化护理记录程序,减少护士重复劳动,优化工作流程,使护士有更多的时间护理患者,提高了患者的满意度。同时,记录的准确性和及时性增强,提高了护理质量和工作效率。

(二) 建立标识系统,减少护理差错

目前,护理工作中患者的查对有许多不确定性,如同姓名、换床、患者意识障碍等,加上护士查对工作量大,人为出错的几率较大。基于患者标识系统的条码或射频识别技术,护士在床旁为患者进行操作时,用 PDA 对患者进行确认,极大地提高了患者身份识别的准确性,为临床管理路径提供了辅助手段,确保了治疗过程中患者、时间、诊疗行为的准确性。快捷、方便、有效的医嘱查询,也能最大限度地防止医嘱漏执行。用 PDA 床旁扫描检验标本,保证了采样信息的实时性与正确性,彻底解决了标本采集在源头出错而造成医疗纠纷的问题。

(三) 解决签字问题,规范文书书写

长期以来医嘱执行的签字问题没有得到较好的解决,特别是长期医嘱,目前 HIS 中护士站不支持这项功能,而移动护士工作站中医嘱的拆分实现了所有医嘱执行后即可签名的功能。签名方法可直接点击,签名时间为服务器提取数据时的时间。移动护士工作站的使用实现了医嘱全程跟踪,满足了卫生部和国家中医药管理局《病历书写基本规范(试行)》长期医嘱执行后应签署执行时间和执行人姓名的要求。另外,使用 PDA 后,无需再打印各种分类执行单,随着电子病历归档,护理工作真正实现了"无纸化"办公。

(四) 加强质量控制,杜绝护理差错

移动护士工作站使护理质控深入到医疗护理过程的每个环节,实现了实时环节控制,使终末式管理变为环节控制。即时的信息存取,降低了错误率。护士长能够很方便地随时掌握全科的护理工作动态,加大了对工作过程的监控及管理,及时发现医疗护理过程中各环节的问题,可及时采取相应的措施,将事后管理变成事前管理,增加了护理管理的深度。

(五) 规范护理行为,增强法制观念

由于每条医嘱与实际执行人形成一对一的关系,记录医嘱的执行时间、用药途径,对病情观察的时间、观察数据即时进行录入,不但规范了护士的行为,同时为护理工作提供了可靠的数据资料,避免了在医嘱执行过程中责任区分不清。

(六) 提供法律证据,避免护患纠纷

基于 HIS 的安全机制,移动护士工作站准确、实时、完整地记录医嘱执行时间和执行人,并且永久保存医嘱记录,为医疗举证倒置提供了法律依据。

(七) 加强医护配合,提高患者满意度

PDA 的医嘱提示音、短信功能等为繁忙的临床护理工作提供了科学有效的保障,减少了医护语言沟通中的信息传递失误,同时责任护士能及时有效地为患者提供各种治疗与护理信息,有利建立良好的护患关系,使患者满意度上升。

(八) 促进管理创新,树立护理品牌

移动护士工作站的应用,使护理管理更加严谨规范,由定量管理向定性管理转变,由经验管理向科学管理转变,以数据资料为依据,实行对个人、科室、全院护理工作绩效考评,合理调配人力资源,促进了医院护理管理向科学化、正规化发展。实施移动化护理信息管理,降低了人力资源投入和耗材成本的同时,提高了工作效率,提高了医院的管理水平,树立了"精美护理品牌"意识,提高了医院的竞争力。

第二节　移动护理信息系统优化医护流程

　　传统的护理信息系统由于存在遗嘱和护理病历的二次人工转抄,所以不仅效率低下,而且很容易发生差错。通过移动护理信息系统的应用,避免了人工核对患者身份,减少了医护人员手工记录、修改医嘱信息,实时记录生命体征信息以及打印医嘱信息、生命体征信息等流程,不仅大大减少了医疗差错的发生,也全面优化了整个临床医疗流程。

一、优化医嘱执行流程

　　传统医嘱信息及医嘱执行流程如图 9-1 所示,移动信息系统的医嘱信息及医嘱执行流程如图 9-2 所示。

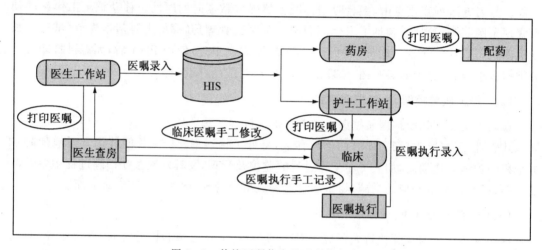

图 9-1　传统医嘱信息及医嘱执行流程

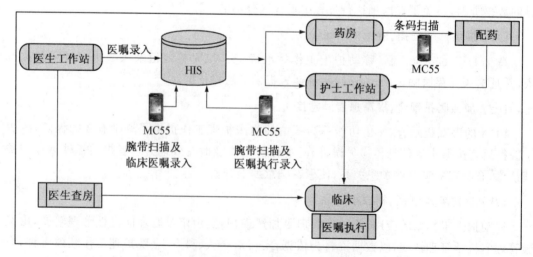

图 9-2　移动信息系统的医嘱信息及医嘱执行流程

二、优化录入、读取生命体征信息流程

传统生命体征信息采集流程如图9-3所示,移动护理信息系统的生命体征采集流程见图9-4所示。

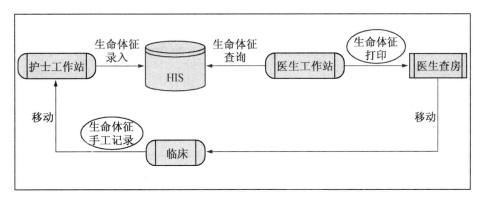

图9-3　传统生命体征信息采集流程

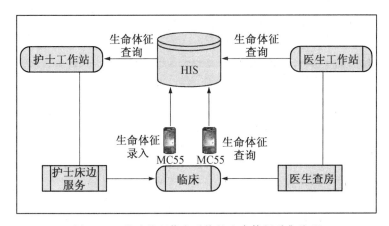

图9-4　移动护理信息系统的生命体征采集流程

第三节　移动护理信息系统整体架构

为了满足医院各种应用的需求,在医院现有局域网的基础上架构无线局域网和医疗物联网建立信息传输的基础网络平台,为系统应用前端配置无线手持终端以实现应用实时化和信息移动化,采用中间件技术建立面向服务的通用数据交换平台,整合医院的各个信息子系统,为医院的应用系统提供统一、标准的接口,便于现有应用系统的维护和未来系统的扩展。

一、系统结构

整个系统架构在医院原有局域网(LAN)之上,在医院数据中心配置应用服务器与LAN相连,提供移动护理信息系统的应用和数据库服务;配置 Motorola 无线交换机与核心交换

机连接；在 WLAN 上可配置 WIPS，提供 WLAN 系统的安全和管理服务；在楼层通道根据通道长度配置相应数量的 AP；根据 AP 数量以及连接 AP 的网线长度限制，在相应楼层（通常为该楼层的弱电井）配置供电交换机；在医护人员处配置 MC55 应用前端 EDA 设备（针对护士的移动工作站）和 MCA 设备（针对医生的移动工作站），由此组建一个完整的移动护理信息系统，如图 9-5 所示。

通过拓扑图，可以清晰地看出本系统的建设对医院原有网络并没有做任何改动，我们在原来局域网（LAN）的基础上，将网络信息点延伸到了住院病房内和病人床边，以及时刻移动着的医护人员身边。

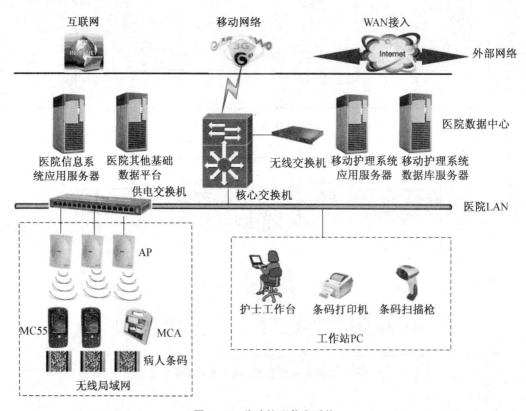

图 9-5　移动护理信息系统

二、系统软件结构

移动护理信息系统是建立在医院 HIS 数据中心基础之上的整合型平台，系统以无线网络为依托，使用移动数据终端（EDA 和 MCA），将医院各种信息管理系统通过无线网络和移动数据终端连接，实现医护人员在病床边实时输入、查询、修改病人的基本信息、医嘱信息和生命体征信息等，以及快速检索病人的护理、营养、检查、化验等临床检查报告信息。通过将二维条码标识技术应用于病人腕带、药品标签、生化标签和标本标签等，采用 MC55 作为手持终端设备扫描腕带等标签信息，实现快速准确地完成出入院、临床治疗、检查、手术、急救等不同情况下的病人、药品和标本等识别。

系统采用 Web Service 技术提供信息服务，前后台系统之间的通讯采用 SOAP 协议。

这种体系结构的好处在于各个层次非常清晰,也符合当今技术发展的趋势,如图 9 - 6 所示。

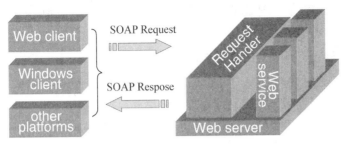

图 9 - 6　移动护理信息系统软件结构

第四节　移动护理信息系统优势

一、应用优势

(一) 电子病历移动化,将电子病历从桌面应用推向移动应用

当前,国内各大医院都在开展电子病历系统建设,但都只是将电子病历的实际应用局限于桌面级。电子病历系统是解决医疗机构内部支持电子病历信息的采集、存储、访问等问题的医院信息系统,而随着电子病历系统应用的深化,传统的信息采集和调用方式将成为推进电子病历应用的瓶颈,因为它无法解决海量电子病历信息的实时电子化和采集、调用等问题。移动护理信息系统的应用使得医护人员能随时随地访问电子病历,及时记录病人的相关信息并获得完整的诊疗信息。

(二) 加强医护工作的过程管理和质量控制,提高医院管理效率和管理水平

移动护理信息系统运用高效、实时、移动化的信息处理方式,实时记录医院各个环节的医疗信息、医疗和收费过程,便于医院管理者及时准确地掌握医院各项信息,从而利于管理层根据情况实时做出决策判断,完善医院的考核体系,提高了医院管理效率和管理力度。

(三) 减少医疗差错和事故

利用一、二维条码和 RFID 技术,标志和识别药品、生化标本、设备、医护工作人员以及病人身份等信息,通过运用 PDA 进行条码扫描不仅可以快速进行信息对应关系的确认,而且也可有效杜绝人工判断差错的产生。

(四) 提高病床周转率,提升医院效益

引入标准化和过程化的护理模板功能,减少护理环节的差错,帮助缩短病人康复周期,提升医院的病床周转率,同时标准化的护理模板功能对于缩短新进护士的护理业务学习和熟悉周期也非常有效,进而提升医院效益。

(五) 减轻医护工作人员的工作强度,提高医护人员的工作效率

PDA 的应用使医护人员能随时随地获得和处理病人诊疗信息,大大减轻了医护人员的工作强度和工作压力,同时也全面提高了医护人员的各项工作效率。

（六）优化信息存取流程

借助条形码、RFID、移动计算等各种成熟技术，可大大减少医护工作中处理海量信息录入、手工抄写等工作环节。

（七）实现"以病人为中心"的医院管理理念

医护工作人员通过使用 PDA，实现实时获取和处理信息，确保了患者能在第一时间得到恰当的诊疗；同时工作效率的提高能够进一步解放医护人员的工作时间，为患者提供人性化的就医环境和服务。

二、技术优势

移动护理信息系统在医院信息系统中是直接面向一线医护人员的，因此必须保证所选择技术的先进性、实用性、可靠性和安全性等要素。系统的整体建设主要通过以下 4 项先进技术来满足实际需求。

（一）移动计算和 EDA 技术

移动计算技术是采用智能计算终端设备在无线环境下解决多个网络的无线、无缝接入，实现移动计算、数据传输及资源共享，将及时、准确的信息提供给任何时间、任何地点的任何用户。

为了满足实际应用的移动性和便携性的需求，Motorola 结合移动计算、无线呼叫、VOIP、条码和 RFID 扫描及成像等技术推出比传统移动计算设备更具功能和使用优势的企业数字助理（Enterprise Digital Assistant，EDA）。具有企业级应用程序操作性能的移动数据终端 EDA 不仅具有传统移动计算设备所具备的功能，而且还支持一、二维条码和 RFID 标签信息采集、灵活的语音和数据通信以及方便的无线局域网（WLAN）同步等功能。在结构设计上，不仅小型轻便，而且具有防水、防尘和抗摔等特性，可承受在多种环境中长时间使用的严格考验。

（二）无线局域网技术

无线网络技术带来的核心优势就是移动性。医疗机构信息非常庞大，无线网络在医疗机构中的应用正能满足建立"以人为本"医疗模式的需要。而医院应用的特殊性，要求所提供的无线局域网不仅能满足普通的覆盖、简单接入等功能，也要求具有全楼宇无缝漫游以及全面安全接入保障等功能。

（三）中间件技术

医院的数据中心包含医院信息系统（HIS）、临床信息系统（CIS）、检验信息系统（LIS）、影像存档及信息系统（PACS）、管理信息系统（MIS）以及输血信息系统（BIS）等数据库服务。为了保证移动护理信息系统的模块化、兼容性和扩展性，我们采用中间件技术以屏蔽各业务系统的硬件平台的差异性，操作系统与网络协议以及各个系统接口的异构性，使移动护理信息系统软件能够平滑地运行于不同平台上。

移动护理信息系统采用融合中间件平台，实现了移动护理信息系统中重要的数据交换平台，大大提高了各组成部分建设的灵活性，便于已有系统和以后可能建设的系统的集成，同时协调不同用户的系统需要。

融合中间件实现的服务包括如下：

HIS 数据中心各子数据库之间的数据交互服务；

HIS 数据中心与系统应用前端中的临床、移动终端(MC55)之间的数据交互服务；

HIS 数据中心与系统应用前端中的院内固定点应用之间的数据交互服务；

HIS 数据中心与系统应用前端中的外网应用之间的数据交互服务；

HIS 数据中心今后增加数据库服务后，与前端应用的数据交互服务；

（四）条码和 RFID 技术

条形码和 RFID 技术在医院信息系统中的重要性主要体现在：一方面医院在诊疗过程中每天都有大量的病人诊疗信息、药品信息及标本信息等需要检索、录入和识别，另一方面每个病人又会涉及各种医疗、药品和费用等信息；而对这些数据处理结果如果仅仅依靠人工判断对应来完成，不但效率低下而且会有大量错误判定的出现。为了避免人工判断差错的出现以及提高医院工作效率，移动护理信息系统通过一、二维条码和 RFID 技术来构建信息的主索引。通过条码扫描技术不仅能快速进行信息对应关系的确认，也杜绝了人工判断所造成的差错产生，如图 9－7 所示。

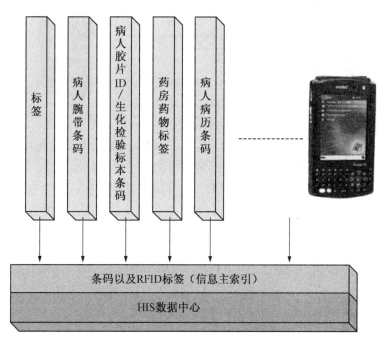

图 9－7　条形码以及 RFID 标签信息采集

三、结构优势

一套完善的医院信息系统，必然架构在一个先进、合理的系统结构上。吸收、整合了全球医疗机构临床信息应用的实际需求以及实施经验，提出先进的数字化医院框架理念，全新设计了移动护理信息系统的结构，具体表现在：

（一）数据总线化

面对医院庞杂的信息，移动护理信息系统采用数据总线的方式，利用美国 BEA 公司中间件技术的开放性，建立一个数据交换平台，简化信息流，实现数据面向服务的应用，为各种应用前端提供各自所需的数据服务。

（二）网络总线化

系统通过采用 Symbol 无线局域网技术，实现有线网络和无线网络的有机结合，构建了医院各类信息，包括文字、语音、图像、医疗设备数据以及与外网连接的数据传输的物理平台。

（三）信息索引化

通过条形码和 RFID 技术的应用，实现病人与相关诊疗信息一一对应，病人、医护人员、药品及标本等条码标签化管理，使得病人身份及其诊疗信息的确认快捷、方便、准确。

四、设备优势

移动终端 MC55 如图 9-8 所示，其特点为：

（1）坚固耐用、便携美观、小巧轻便：达到 IP54 密封标准，可承受从 4 英尺/1.2 米落至水泥地面的冲击，几乎可以全年全天候在各种环境下使用；

（2）为移动性设计的强大微处理器 XScale PXA270 @520MHz：具有与台式机媲美的性能，但耗电量更低。

（3）3.5 英寸高分辨率的彩色 QVGA 显示屏（320×240）：可在任何照明条件下轻松查看。

（4）Microsoft 的最新操作系统：Windows Mobile 6.1：改进了与现有企业基础架构的互操作性，增强了安全功能，研发平台更为灵活，改善了移动信息业务合作。

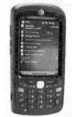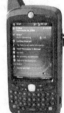

图 9-8　MC55 移动终端

（5）2.5G WWAN：通过蜂窝网络进行的 GSM/GPRS/EDGE 宽带连接，高性能无线宽带，具有世界上分布最广的语音和数据服务，适用于室外工作人员。

（6）灵活支持 VoIP（VoWLAN）的 802.11a/b/g WLAN 连接（仅限 MC5590；MC5574：802.11b/g）：在办公室和热点区域均能提供经济的语音和数据连接性。

（7）WPAN：蓝牙 v2.0 增强型数据传输速率（EDR），可以无线连接到调制解调器、打印机、耳机等，v2.0 提供附加的吞吐量、改进的安全性及附加配置信息，可将连接范围延伸到更多设备类型。

（8）SiRFstarIII GSC3ef/LP GPS 芯片组（仅限于 MC5574）：为基于位置的强大应用程序提供辅助和自治的 GPS 支持；与 SUPL 1.0 兼容；高性能的节能处理器，可以在信号很微弱的区域中获得、保持并锁定信号，扩展了 GPS 应用程序的覆盖范围；缩短首次定位时间（TTFF）；可灵活选择以独立模式或辅助 GPS（aGPS）模式运行（取决于运营商），以便更为快速、准确地定位（特别是在极具挑战的区域中）

（9）高品质免提电话、麦克风和传感器：一流的音质和音效。

（10）多语音模式：听筒、免提电话和蓝牙耳机，可灵活地选择，在合适时间使用合适模式。

（11）多模式数据采集：一维和二维条码扫描以及具有解码能力的 200 万像素、带闪光、自动对焦的可选彩色摄像头，可以采集高品质照片、单据、签名以及一维和二维条码，提高了工作团队的自动化程度和工作效率，减少了错误数据的发生。

（12）移动平台体系结构（MPA）：实现从其他摩托罗拉移动数据终端植入应用程序，简便且经济。

（13）整个 MC55 系统——包括所有型号、电池以及电源相关配件（如通讯座和充电电缆)都符合 IEEE 1725 标准。减少电池系统故障,将整个 MC55 系统的可靠性、质量和安全性提升到一个新水平。

(14) 多键盘选件:包括数字、QWERTY、QWERTZ、AZERTY 和 NAV PIM(仅限于 MC5590),灵活满足不同用户和应用需求。

(15) 用户可操作的 microSD 卡插槽:提供附加内存和可扩展功能。

(16) 128MB RAM/256MB 闪存:提供实现数据库应用程序强大性能所需的内存空间。

第五节 移动护士站

一、病人身份识别

所有住院病人均戴上具有唯一识别信息的条码腕带(二维条码),护士通过手持 EDA 终端(MC55)所具有的二维条码扫描识别技术,通过扫描病人腕带,实现对病人身份的识别。

二、系统初始界面(床位列表)

系统初始界面如图 9-9 所示。

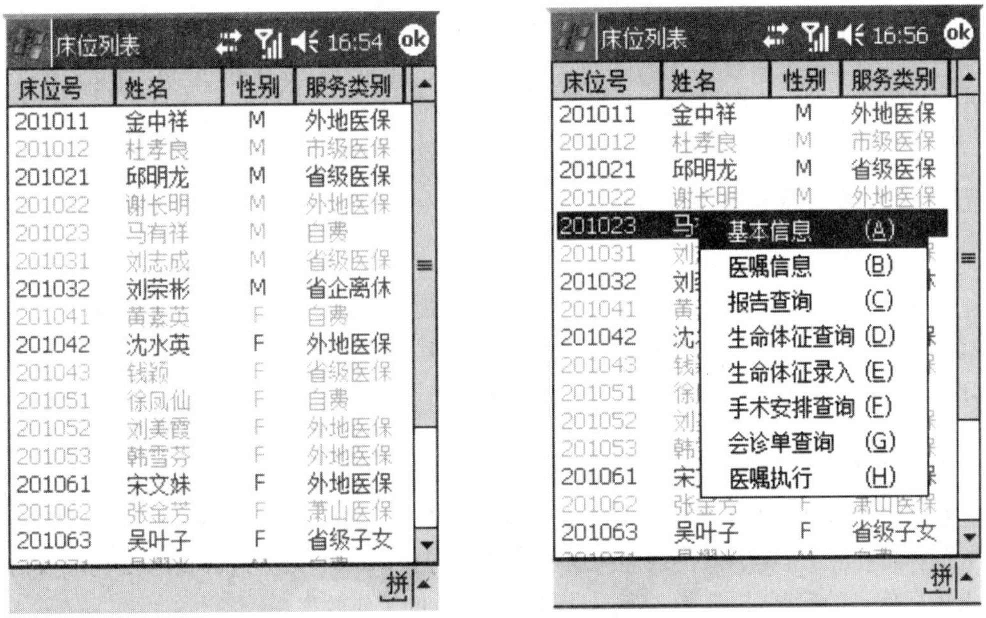

图 9-9 移动护士站床位列表界面

三、病人基本信息

查询病人住院基本信息,如病历号、床号、姓名、性别、年龄、是否新病人、入科时间、临床科室、诊断、主治医生、是否病危、饮食、是否新生儿、护理级别、是否分娩、体重、身高、手术时间、过敏症状、医保类别等基本信息。此功能界面清晰有序,详细展示了病人的基本信息。

病人基本信息来源于病人入院登记时所录入医院信息系统的数据,我们采用中间件技术,进行数据抽取,实现病人基本信息的自动获取。

四、医嘱信息

　　方便地对病人的历史医嘱和变更医嘱进行
浏览,也可以根据护理人员自身需要的医嘱分
类,实时地获取当前想要的医嘱信息(如医疗、药
品,长期、临时,已停、未停等医嘱分类)进行
检索。

　　此功能查询病人(支持腕带扫描准确快速定
位某病人)的医嘱信息,包括有效、停用、药物、其
他医嘱信息。医嘱信息的顶部显示病人的病历
号、床位、姓名和性别。姓名用颜色区分护理级
别、是否欠费。医嘱由医嘱类型、药名、开始时
间、用法、频度、每日剂量、备注、医生等信息组
成。选中一项医嘱时,高亮显示,以便进行"执行
医嘱、停用医嘱、复制医嘱"操作。信息超过屏幕
时,使用上下翻页的功能进行查看。

　　医嘱信息的获取是实时的,当医生开列了任
何新的医嘱信息,病区护士都可随时获知最新的
医嘱信息和变更信息,从而使病人获得最好的治
疗、护理,如图9-10所示。

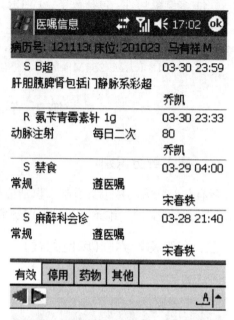

图9-10　移动护士站医嘱信息界面

五、病人检查报告查询

　　能够通过MC55扫描病人的腕带条码,快速定位病人记录,及时浏览到检验(查)科室反
馈回来的报告数据,为医护人员的临床治疗提供必不可少的支持。相对于以往医护人员往
返于病床和护士站的过程,移动计算的引入避免了从检验(查)科反馈的报告不能第一时间
被临床医护人员获知的问题。

六、生命体征查询

　　在护士平常的巡视过程中,可以通过刷病人的腕带条码,快速定位到当前的病人,并浏
览病人的体征信息,避免了以往护理人员在巡视过程中,如果不携带病历夹,就无法及时获
取病人体征信息的问题,提高了医疗质量和护理人员的工作效率。

七、生命体征录入

　　在无线网络覆盖的区域,实现床边病人当时的生命体征信息的录入。

　　录入病人的生命体征信息,系统中提供了以下两种输入方式:

　　(1)针对单个病人录入的模式,在这种方式下,只能是针对重症病人的单独护理的工作
场景;

　　(2)针对某一时间点某一护士只负责单项检测情况下的集中录入模式,例如:A护士只
负责体温的测量,那么可以选择连续录入体温信息,如图9-11所示。

➤ 手术安排查询：护士可以查询当前病人的手术安排情况和手术内容，便于宣教或者停止药物医嘱。

➤ 会诊单查询：查询本科室收到的会诊信息，以及本科室发出的会诊信息。

八、医嘱执行

根据医生开的医嘱的不同，医嘱执行也分三类处理，药物医嘱、化验医嘱以及诊疗医嘱。药物医嘱以及化验医嘱双条码扫描匹配执行，诊疗医嘱单条码扫描执行。双条码扫描是指扫描病人腕带和药物（化验为试管）条码，单条码扫描指病人腕带扫描。可以通过两种方式进入医嘱执行页面，第一种方法：双击病人，进入护理电子病历，选择执行；第二种方法直接扫描病人的腕带进入。

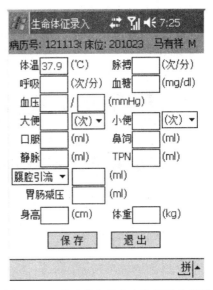

图 9 - 11　移动护士站生命体征录入界面

➤ 医嘱执行情况查询：护士站对于给定的时间段，可以查询病区内所有病人或者给定病人的长期医嘱执行情况。护士可以选择打印成纸质文件或保存成为电子表格。

➤ 医嘱执行签名：医嘱执行时，需要护理人员确认，系统将自动在后台记录当前执行人员的工号及操作时间点。为考虑到实习护士的情况，在实习护士执行医嘱之后，年资高的负责护士也要进行双签名。

九、入院评估

登录系统后，选择要评估的病人，点击入院评估，如图 9 - 12 所示。

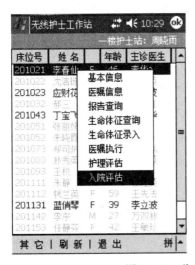
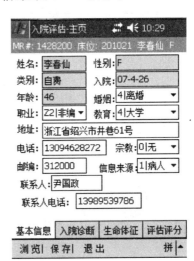

图 9 - 12　移动护士站入院评估界面

基本信息和入院诊断信息直接从病人入院资料中提取，生命体征和评估评分由护理工作人员按病人实际情况输入。

十、备注事件

系统登录后,进入病人列表,选中需要录入事件的病人,右键打开菜单,选择相应项进行事件录入,如图 9-13 所示。

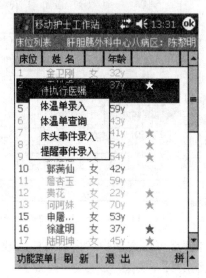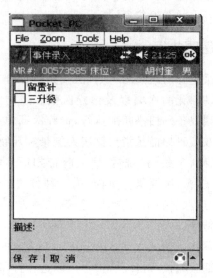

图 9-13　移动护士站备注事件录入界面

由于这类事件存在一定生命周期,例如留置针四天后自动失效,四天之后该留置针记录会被自动结束掉。提醒事件在满足设定时限后,MC55 会自动报警和振动提醒护理工作人员该完成先前设定的内容,如图 9-14 所示。

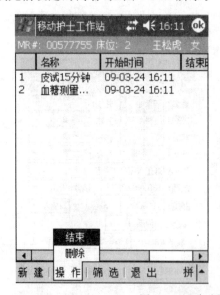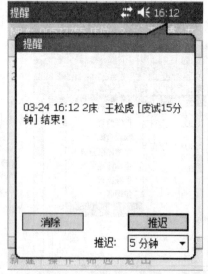

图 9-14　移动护士站提醒界面

护理工作人员收到事件提醒后,可以马上处理该事件,也可以选择推迟五分钟后处理该事情。

十一、电子三卡

电子三卡指电子化病区的输液单、口服单以及体温单,分别表示当天需要输液、服用口服药以及测量体温的病人列表,如图 9 - 15 所示。

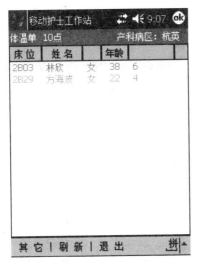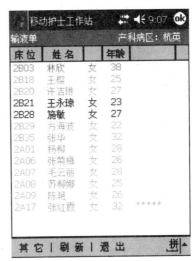

图 9 - 15　移动护士站病人列表界面

当选择输液单、口服单、注射单、治疗单的情况下双击某个病人后直接显示其单子的内容,如图 9 - 16 所示。

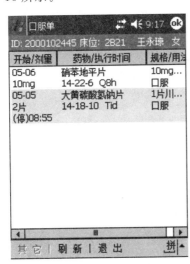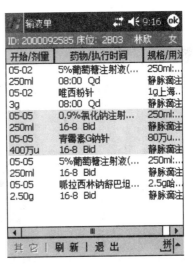

图 9 - 16　移动护士站医嘱界面

第六节　桌面护士站

桌面护士站围绕着护理工作人员的日常工作展开,桌面护士站提供给护士的功能包括医生医嘱执行的完成、病人体征的采集,以及对病人的各项评估评分,如入院评估、每日评估等。

一、病床平面图

通过病床平面图可以一手掌握病区的概况信息,例如危重病人、手术病人、一级护理病人、二级护理病人、三级护理病人、过敏病人以及新病人等。

病区平面图可分两种浏览模式,一种为简卡模式(图 9-17),另外一种为列表模式(图 9-18),护理工作人员可以在这两种模式间任意切换。

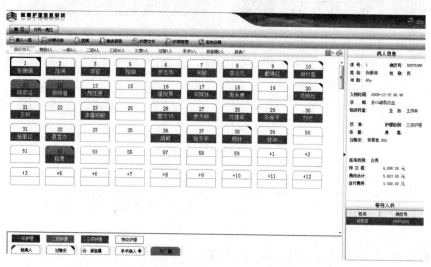

图 9-17　桌面护士站病区简卡界面

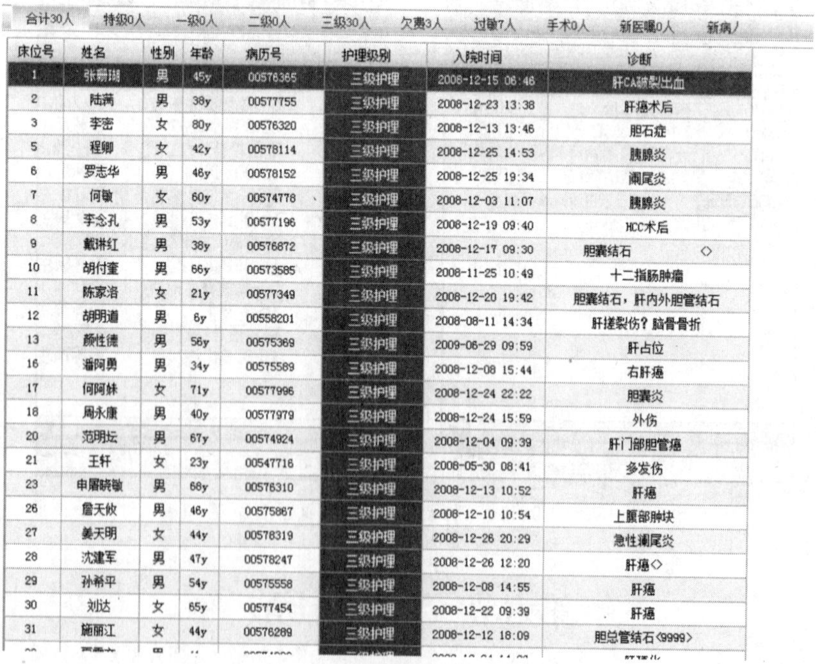

图 9-18　桌面护士站病区列表界面

二、护理任务

(一) 标签打印

在护理电子病历中,为了准确控制用药安全,所有的药物都会被条码化。除了静配中心以及中心药房生成并打印的条码外,病区还可以根据自己的需要打印各种用药方式的条码,如图 9 - 19 所示。

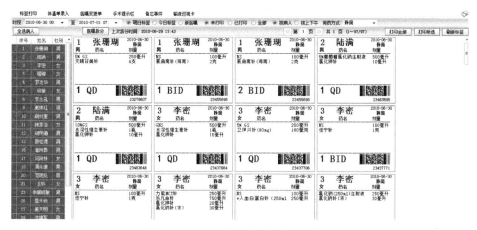

图 9 - 19　桌面护士站病人标签界面

(二) 体温单录入

可以浏览整个病区各个时间点对生命体征值的采集情况,符合权限的护理工作人员可以对其修改以及补录缺少的体征值。同时系统内置了可供选择的 6 个时间进行体温的录入。

(三) 执行单打印

护理工作人员可以打印整个病区的所有医嘱执行完成情况,并且可以打印整个病区的医嘱执行结果,结果中包括医嘱执行开始时间、执行护士、结束时间、结束护士。通过选择录入日期进行针对性选择,默认打印全部的,还可以根据情况选择大量、小量进行打印。

(四) 备忘事件浏览

查看当前病区的备忘事件项,例如有多少人当前使用了留置针,以及三升袋等,可以用于此类事件的工作量统计以及计算成本。

(五) 医嘱变更单

医嘱变更单可以让护理工作人员全面及时了解病区中所有医嘱变更,减少和避免药物错配的情况。在 PC 电脑上,护士可以批量地处理操作变更的医嘱,确认知晓医嘱的变更,如图 9 - 20 所示。

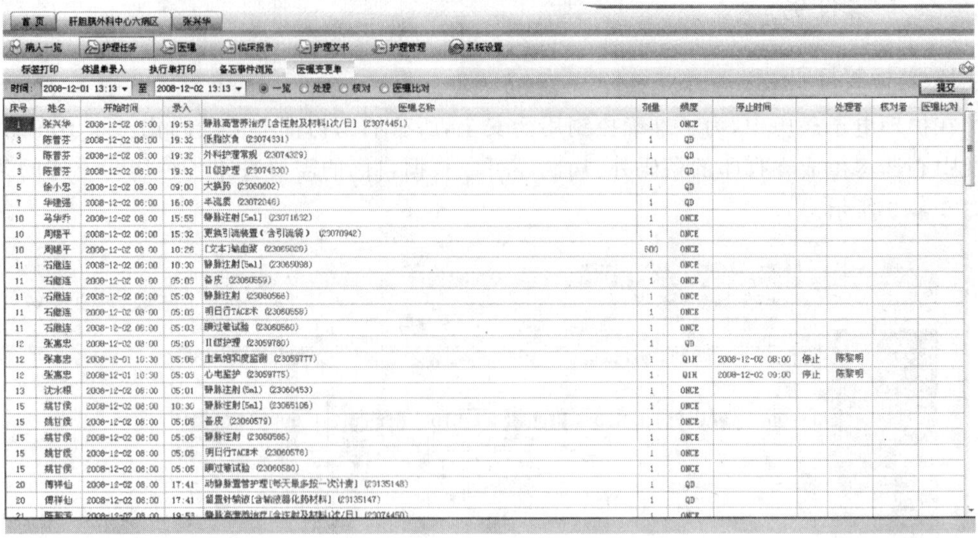

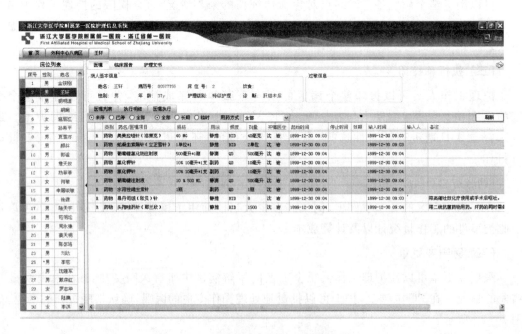

图 9-20　桌面护士站医嘱变更界面

此外,护理任务模块还包括手术安排提示功能。

三、医嘱

这里可以查看到该病人所有的医嘱信息,包括目前所有已开的医嘱、当前需要执行的医嘱,以及已经执行过的所有医嘱记录,并支持打印,如图 9-21 所示。

图 9-21　桌面护士站病人医嘱记录界面

图 9-22 左边显示床位列表,通过单击不同的病人切换。上方显示病人的基本信息以及过敏信息。图 9-22 中的医嘱列表可通过未停、已停、部分、全部、长期和临时等多种方式查看;用药方式也可根据多种类型如静滴、静推、肌注等进行。

系统提供医嘱执行及执行明细情况查看功能,如图 9-22 所示。

图 9-22　桌面护士站病人医嘱明细界面

当病人的医嘱由于某些原因不能在合理的时间得到执行时,例如病人的药物在病人外出检查后使用,护理电子病历可以让获取权限后的用户输入理由后补执行或其他处理该医嘱,如图 9-23 所示。

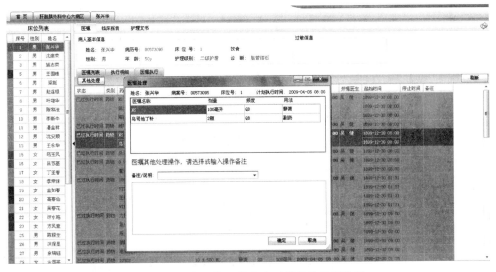

图 9-23　桌面护士站病人医嘱其他处理界面

四、临床报告（护理电子病历）

基础护理电子病历满足普通病区的护理电子病历需求，包括常规的医嘱执行、生命体征录入、病人的各项护理文书以及病人的各项检查化验报告。

（一）病人列表

位于左边，方便在任何地方切换病人的电子病历，如图 9-24 所示。

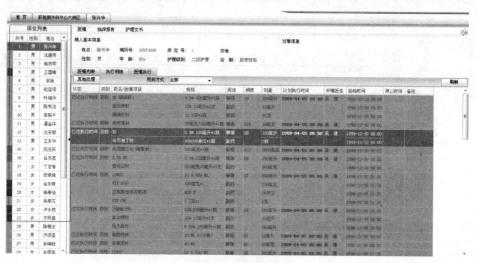

图 9-24　桌面护士站临床报告病人列表界面

（二）基本信息

病人的基本信息包括姓名、病历号、床号、性别、年龄、护理级别、诊断、饮食和过敏信息。这些信息，会出现在该病人护理电子病历的每一个页面中，如图 9-25 所示。

图 9-25　桌面护士站病人基本信息界面

（三）临床报告

病人所有电子化的临床检查、化验报告都能在这里实时最新查询到，并且用红色标出警戒异常值，如图9-26所示。

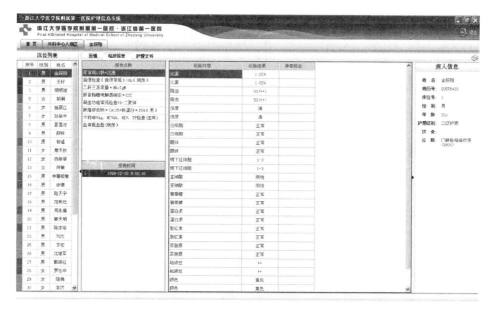

图9-26 桌面护士站临床报告界面

点击左边床位列表切换不同病人，右边显示点击病人信息。

（四）护理文书

护理文书包括病人的各项评估、病人教育以及护理措施等。

护理电子病历文书中的各项值都能进行排序、查询、统计以及搜索，并可供其他系统做进一步科研或其他二次开发使用。

入院评估模块是在病人新入院的时候完成的一次全面的评估，评估操作过程由MC55客户端完成，可以在PC客户端电脑查看和打印，符合权限要求的护理工作人员可以对其进行修改。

体温单模块功能包括体温录入以及体温信息的查询修改（该要求只有符合权限的护理工作人员能实现）等。

每日评估模块针对护理工作人员对病人进行的每日一次的评估，主要针对病人的各大系统。MC55客户端用于病人病房对其进行评估；PC客户端供查看、打印，符合权限要求的护理工作人员可以对其进行修改。

护理文书模块中的功能还包括出入量记录单、生命体征记录单、病情和处理记录单以及病人健康教育功能。

五、护理管理

（一）工作量统计，如图 9 - 27 所示。

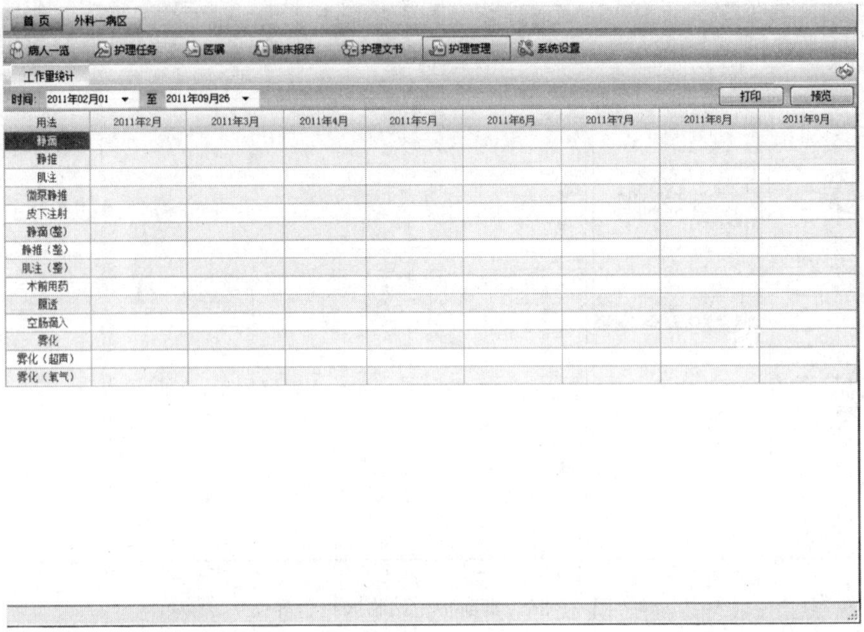

图 9 - 27　桌面护士站护理管理界面

（二）系统（病区）设置

　　不同病区之间都存在自己特性化的项目，通过这里系统化的设置，可以满足不同病区之间的不同需求。备忘时间设置模块可增加删除和修改病区时间，如留置针、三升袋、皮试提醒等；同时还包括医嘱生命周期设置功能。

第七节　系统的典型应用

一、病人信息的床边输入和查询

　　移动护理信息系统的应用改变了医护人员在病人床边手工记录病人信息和纸质查询诊疗信息的工作模式，使医护人员可以随时随地获得和处理电子化的病人相关信息。

二、医疗管理中的实时审批

　　在医院管理和医疗管理中涉及诸多审批流程，移动护理信息系统的应用将使审批可以随时随地地进行（例如：抗生素、麻醉药品的管理）。这样既减轻了临床医护人员的工作强度，又使患者得到及时治疗，从而使医院的审批制度既严格又切实可行。

三、医护人员的工作业绩考核

　　移动护理信息系统的应用将医护人员的操作实时准确地记录到临床信息系统中，为医院管理者提供了准确的数字化考核依据。

四、药物条码化管理

移动护理信息系统的应用可以实时跟踪药品的使用记录和管理药品的使用期限,从而有利于药品管理部门随时随地掌握和了解药品的使用情况,加强了医院对药品管理的力度。

五、实时计费

移动护理信息系统的应用使医院实现了实时计费的收费模式,在病人诊疗过程中,任何诊疗服务的提供和药品的服用都实时记录到 HIS 数据中心,做到消费明晰、收费明晰、诊疗信息有据可循。

六、呼叫对讲

移动护理信息系统的应用满足了医院医用对讲、无线点对点呼叫、无线集群呼叫的需求,增强了医护人员之间的沟通和交流,实现了对病人呼叫的实时响应。

第十章　移动门诊输液系统

门诊输液室是医院 24 小时对外服务的窗口。门诊输液工作是医院门诊医疗流程中的重要环节，也是医院管理、医护质量以及服务水平的具体体现。门诊输液工作繁忙琐碎，重复性强，输液患者既多又杂，而护理人员相对缺少，忙于应对患者的各种服务要求，难以区别患者姓名中的同名或同音，同时，医院使用的药品种类繁多，药名更改频繁，也增加了护士对新药品了解的难度，从而增加了门诊输液的不安全因素。医疗市场竞争日益加剧，病人自我维权意识不断增强，要求门诊输液工作更安全、高效。如何保证门诊输液工作安全高效，为患者提供安全、优质服务是医院管理者面临的新课题。

第一节　移动门诊输液系统概念

移动门诊输液系统(Mobile Outpatient Infusion System)采用无线网络技术、自动识别技术、无线呼叫技术和移动计算技术，实现了输液病人身份和药物信息的随时随地准确识别提取，病人和药物准确匹配，移动实时呼叫，确保患者输液安全，改善输液秩序，提高护士工作效率，减轻护士的工作压力，是目前最先进的输液管理系统，它的运用能有效解决目前门诊输液流程中存在的安全隐患和缺陷。

一、传统的门诊输液流程和隐患

传统门诊输液业务流程：护士接收病人药物和核对(人工核对病人、病历、处方以及药物)→手写或者打印输液袋标签→化药配液→注射核对(人工核对病人姓名、年龄以及药物)→病人求助(大声呼喊或者到护士站求助)→护士接瓶操作(再次人工核对)→输液结束(拔针)，共 7 个步骤。其中主要是三大环节，核对、求助、结束操作并记录，如图 10-1 所示。经分析，传统的门诊输液流程存在以下问题和隐患：

(1)以病人的姓名和年龄为标志进行人工核对病人身份，当碰到病人神志不清、名字发音或姓名相同的病人等情况时，会容易产生差错隐患和效率低的问题。

(2)以手工书写方式生成输液单和输液袋标签，需要用人工核对的方式才能找到相对应的病人，无法进行自动统计等。

(3)病人输液位置的随意性，秩序混乱，不方便护士确认病人的位置，给管理工作带来困难，给位置占用计划和统计无法做到。

(4)病人有不适反应、接瓶、完毕时需要呼喊护士进行操作，造成了输液室环境的嘈杂，护士听不清呼喊及病人位置确认错误等问题。

(5)护士的工作量没有统计报表，需要整理纸质文档，护士出现差错和工作疏忽等信息无法记录，导致医院对护士工作量和差错率考核的困难。

(6)医院管理层无法切实了解输液室的实际工作现状和对输液室护士工作的准确考核。

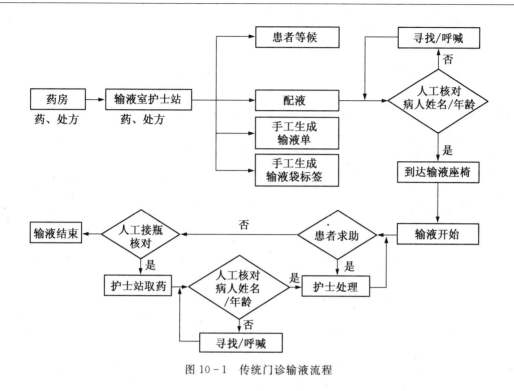

图 10-1 传统门诊输液流程

第二节 移动门诊输液系统和关键技术

一、自动识别技术

自动识别技术是计算机系统、可编程逻辑控制器或其他微处理设备进行非键盘输入的一种数据输入技术。自动识别技术可以有效地提高数据采集的便利性和准确性,减少相关劳动的复杂程度。目前,医院对于自动识别技术的需求主要集中在以下几个方面:身份识别、样品识别、血液管理、设备管理以及病案识别等。自动识别技术包括条形码技术、射频识别技术(RFID)、磁条磁卡技术、声音图像识别系统、生物统计识别等方法。

(一)条形码技术

条形码技术(Barcode)包括一维条形码和二维形条码。其中一维条形码只能存储包括数字和字母的 30 字节的数据,可以表示物品编号信息,因此必须在线联机使用,而二维条形码可以存储包括图片、声音、文字、签字、指纹的 1000 多字节的数据,并且可以单独或脱机使用,功能更强,应用范围更广。某些医院采用条形码核对技术来解决患者身份与药物的匹配问题,同时排除人工核对可能带来的判断差错。

(二)射频识别技术

射频识别技术(RFID)用射频信号来传输被标识物体的信息,与条形码技术相比,RFID有远距离、非可视、快速高效、存储容量大等优点。

二、无线网络

无线网络就是利用无线电波作为信息传输的媒介构成的无线局域网(WLAN),无线网络使用的频段主要是 S 频段(2.4GHz～2.4835GHz 频率范围),这个频段也叫 ISM(Industry Science Medical),即工业科学医疗频段,该频段属于工业自由辐射频段,不会对人体健康造成伤害。标准有 IEEE 802.11a(5G,54Mbps)、IEEE 802.11b(2.4G,11Mbps)、IEEE 802.11g(2.4G,54Mbps),其中 IEEE 802.11b 最常用,兼容和支持的无线设备最多,但 IEEE 802.11g 更具有发展潜力,是目前发展应用的主流。无线网络的可管理性、抗干扰性、无缝连接性、安全性是其在医院应用的主要问题。当今比较先进的无线交换技术是瘦 AP(Access Point)的无线网络,无线网络的认证采用 WPA 和 MAC 绑定的技术方案,WPA 企业级认证更注重网络安全性,而 MAC 绑定认证兼顾了使用的方便、安全和速度。

三、移动计算

移动计算(Mobile Computing)就是信息传递技术和无线通信的融合。它是随着移动通信、互联网、数据库、分布式计算等技术的发展而兴起的一项多学科交叉、涵盖范围广泛的新兴技术。移动计算技术使计算机或其他信息智能终端设备在无线环境下实现数据的采集、传输和资源共享。具体说来,就是笔记本电脑、掌上电脑、个人数字助手等移动计算工具在不固定的场地接入有线或无线网络。越来越多的医院利用企业级移动终端,通过条形码技术、无线网络技术、移动计算技术和医院信息系统相连,通过扫描患者身份条码标签和输液袋条码标签,核对确认后自动生成药物使用执行清单,自动记录执行护士姓名及执行时间,实现护士对患者身份和药物条形码核对的功能。

第三节　移动门诊输液系统流程改造

经过对原有业务流程的分析,我们认为若要杜绝可能的输液差错,杜绝安全隐患,必须结合信息化技术对整个输液工作进行流程再造。我们对传统门诊输液流程进行了信息化改造,如图 10-2 所示。现将输液业务流程的关键点分析及流程再造归纳如下:

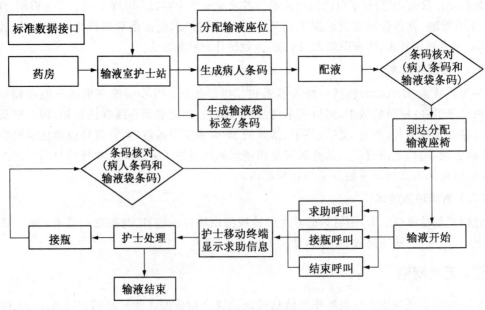

图 10-2　移动门诊输液流程

（1）输液前（患者姓名以及输液袋条码标签的生成）：采用条码扫描方式获取患者的身份和药品信息，打印患者身份识别的条码标签和输液袋条码标签，确认患者身份与药物产生唯一关联标志。

（2）输液中（护士对输液患者及药物的条码核对）：在患者接受输液及接瓶前，护士使用移动数据终端进行患者身份及药物的条码匹配，可以实现快速而准确的识别。

（3）输液中（护士应答患者呼叫）：当患者应结束输液或需要接瓶处理、甚至发生病情变化时，按动输液座椅上的 RFID 呼叫器，护士的移动终端可接收输液室内任何地点的患者的呼叫，显示输液大厅中某座位号的呼叫，及时处理输液患者的求助信息。

（4）输液后（患者身份核对）：当患者结束输液后，用移动终端核对患者身份条码和输液的状态，确保输液正常完成。

针对目前医院门诊输液管理流程可能出现的医疗差错，结合当今无线电技术和智能识别技术，研究设计移动门诊输液管理模式，实现了医护工作人员与患者之间的动态的信息核对、交换和匹配。该方案以条形码核对技术来解决患者身份与药物的匹配问题，同时排除人工核对可能带来的判断差错。以无线网络技术结合移动通信技术来实现巡回护士与患者之间的信息关联，真正实现全程核对的业务要求。

第四节　移动门诊输液系统结构

移动门诊输液系统包括 RFID 无线呼叫系统、无线网络系统、移动数据采集传输系统、护士站系统、后台应用系统、扩展功能接口系统，如图 10 - 3 所示。

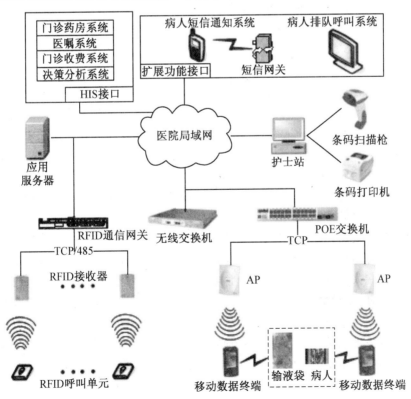

图 10 - 3　移动门诊输液系统结构图

RFID 无线呼叫系统由 2.4G 微功耗主动式 RFID 呼叫单元、RFID 接收器和 RFID 通信网关组成。呼叫单元安装在病人输液座椅上,RFID 通信网关负责 RFID 数据的预处理,进行数据校验、缓存、过滤和转发,同时负责通信接口协议的转换。

无线网络系统负责移动数据终端和医院信息系统的数据交互,采用无线交换技术(即瘦AP 方式),AP 无需任何配置,所有无线网络的配置和管理均由无线交换机来负责,POE 供电交换机负责 AP 的数据和电源接入。

移动数据采集传输系统采用带一维、二维条码扫描和无线接入功能的企业级移动数据终端作为核心部件,也称企业数字助理(Enterprise Digital Assistant,EDA),主要进行病人条码和输液袋条码等信息的核对查询,病人的医嘱查询和呼叫信息的即时提醒显示。

护士站系统主要由护士工作站终端、条码打印机、条码扫描枪组成。通过对病人处方单的条码扫描获取医院信息系统中病人的基本信息、医嘱和药物等信息,再通过条码打印机,打印出病人条码和输液袋条码。

后台应用系统主要负责和医院信息系统的接口,从数据库中提取病人的基本信息、医嘱和药物等信息,使移动门诊输液和医院信息系统实现无缝连接。

扩展接口系统主要是为了实际需求扩充移动门诊输液系统的功能,比如病人短信通知服务、病人排队呼叫服务等。

第五节　移动门诊输液系统应用现状和发展

从门诊输液系统信息化发展程度来说,国内门诊输液系统经历了三个阶段,分别为传统门诊输液系统阶段、电子化门诊输液系统阶段和移动门诊输液系统阶段。

第一阶段是传统门诊输液系统,医院的医嘱、药方单、输液单、输液袋和病人之间的数据信息都是通过人工方式来传递交互的,效率低、差错率高、管理难度大。该阶段主要靠加强细化工作人员管理来提高管理质量和安全,目前国内很多医院(特别是中小型医院)仍处于第一阶段。

第二阶段是电子化门诊输液系统,医院的医嘱、药方单、输液单、输液袋和病人之间的数据信息通过计算机和自动识别进行信息化管理,效率、安全性和可管理性都比第一阶段有很大提高。但是从病人的整个治疗过程来说,纳入计算机系统控制管理的只能延伸到固定的护士站或输液室配药站。国内大部分医院处于该阶段。利用计算机对传统输液系统进行电子化改造,取得了很好的效果,应用的医院有深圳市沙井人民医院、南京市溧水县人民医院、同济大学附属同济医院等。

第三阶段是移动门诊输液系统,医院的医嘱、药方单、输液单、输液袋和病人之间的数据信息通过移动计算、自动识别、无线网络、移动终端进行了全程信息化管理,它将医院的治疗流程移动延伸到病人,具有效率高、安全性高、病人满意度高、管理容易等优点,同时病人的一些输液异常处理、过敏史等数据需要实现实时的互相传送,将临床第一手治疗数据实时地充实到医院信息系统中,让病人的整个治疗过程成为连续的一个过程,为门诊医生监控病人治疗全过程提供技术支持,同时也为下一阶段治疗提供了宝贵的临床数据。国内已经有一些医院开始应用并取得了显著效果,2007 年杭州市第一人民医院率先采用无线呼叫技术、条码技术、移动终端、无线网络等技术对传统门诊输液流程进行改造,取得了满意的效果。

目前应用的医院有中国中医科学院广安门医院、浙一医院良渚门诊部、烟台毓璜顶医院、义乌中心医院、浙江省人民医院、杭州市中医院、济南市妇幼保健院等。

在最近 5 年中,国内的移动门诊输液系统从产生到发展的过程,在理论和实践上都取得了一些重要的成果和进展。在移动门诊输液系统发展中,自动识别技术是整个信息流的最基础环节。手持数据终端与无线网络的融合是移动门诊输液系统的关键。和医院信息系统的无缝融合和标准化数据交互是移动门诊输液系统在面对不同医院和不同医院信息系统时的一大难题,笔者认为,移动门诊输液系统开发者、医院信息系统开发者、医院三方在数据标准化接口上应该紧密合作。在医院(包括社区医院)大量应用推广的问题上,嵌入式移动门诊输液系统(将无线呼叫通信网关、无线网络接入交换机和后台应用系统集成在一台硬件设备上)将是很好的解决方法,也是今后移动门诊输液系统的发展方向。

第十一章　护理信息学教学和科研

第一节　护理信息学教学系统

一、护理信息学教学现状

（一）美国护理信息学教育发展现状

1. 概述

美国护理信息学教育从 20 世纪 70 年代以来就得到各方面的关注和重视。1982 年,护理信息学被正式接纳为国际医学信息协会特别兴趣小组（International Medical Informatics Special Interest Group on Nursing Informatics, IMIA-NI）。为进一步促进护理信息学的发展,1988 年,美国国家护理研究院（National Institute for Nursing Research,NINR）召集护理信息学小组专家规划学科优先发展项目。1992 年美国护士协会（American Nurses Association)正式批准"护理信息学"作为护理的一个专业实践领域,于 1995 年 11 月起将护理信息学作为特定的资格认证领域,使护理信息护士获得承认。同年,卫生保健机构联合认证委员会（Joint Commission on Accreditation of Health Care Organizations)明确护理管理者（Nursing Managers)应参与健康信息系统的选择和执行工作。

1998 年,美国护理高校联盟确认护理信息能力为本科护生的一项核心能力。2000 年,美国大学与研究型图书馆协会制定的美国高等教育信息素养能力标准中,已经把信息素养纳入大学认证标准,影响所有本科护理课程。而对于临床护理人员的护理信息能力,2008 年,ANA 推出了最新版的《护理信息学范围与执业标准》,并进一步区分护理信息师与专科护理信息师（护理人员达到信息学或相关专业领域的本科学历水平）的工作内容。

2. 教学层次

（1）学位课程教育:

美国国立大学纽约护理学院（State University of New York School of Nursing)于 1977 年第一个在护理本科学生中开设了"计算机技术在护理中的应用"的课程。课程的主要内容包括当今社会的科技发展、计算机数据处理的基本概念、计算机在卫生保健和护理中的应用、计算机信息系统对专业实践和患者的影响、信息在计算机系统中的角色以及数据处理的社会伦理及法律议题。

当时没有专门的护理信息学教材,教师通过计算机学科的一些材料来作为该门课程的主要讨论材料。直到 1984 年,由 Ball 和 Hannah 编写的名为"Using computers in Nursing"的第一本护理信息学教材正式出版发行。为推动护理信息学的发展,美国国家卫生院（NIH）将"计算机技术"这门课程列为护理院校的必修课程和护士继续教育的内容。1991 年,美国护士联盟（National League for Nursing,NLN)通过一项议案,在护理本科专业中应设置计算机课程,并作为专业认证的标准之一,并将信息能力作为护理人才培养的基本能力目标之一。

美国护理信息学教育的研究生教育是美国学位教育的一个亮点。所有的申请者必须有研究生及以上学历,基本上所有的学校都要求学生有护理信息学的工作背景。部分学校综合考核申请者的语言表达能力、创新精神等条件来决定录取与否。要获得护理信息学硕士学位,有一定的学分要求,各大学校要求有所不同,一般来说在 36～45 学分之间。其中核心课程(Core Course)学分为 8～18 之间;信息学的必修课程(Informatics Course)(不包括实验课程)的学分为 7～27 之间;实践(Practicum)学分根据实践方向有所不同,但在 3～6 之间。修读年限也很灵活,全日制的硕士研究生一般需 2～3 年,非全日制的硕士研究生一般需 4～5 年。

(2) 再继续教育:

美国护理信息学再教育方式灵活多样,针对不同学习需求的群体,提供了不同教学目标的课程,帮助学生在护理信息学上得到进一步的发展和提高。各培训机构也充分利用高科技成果,借助计算机、多媒体等技术,通过互联网、计算机辅助软件、虚拟实验室等进行交互远程教育,达到教学资源的共享。美国的杜克大学护理学院(School of Nursing,Duke University)是世界上第一个开设远程护理信息学硕士(Online MSN)学位教育的大学,该课程针对富有临床经验的专业护士进行培训,以获取分析、设计、执行和评价信息系统的能力,促进护理实践发展和提高护理质量。美国马里兰大学也根据临床在职护士的信息学教育需求,自 1991 年起,提供了为期 6 天的暑期培训,培训内容包括临床信息系统的使用和发展,信息系统的选择、使用技巧等,研究表明参与者都收到了较好的学习效果。美国的护理信息继续教育的最大特点是课程类型繁多,学习者可以根据自己的水平选择从入门型到高级专业型的不同的课程,满足不同层次学习者的学习需求。

3. 课程设置和教学内容

护理信息学教育的课程内容已从单纯的教授电脑的基本使用技巧延伸至包含计算机科学、护理科学、信息科学和认知科学的综合知识和应用实践。虽然各大学课程设置和教学内容不完全相同,但主要核心的内容包括三大部分:基础计算机科学、应用方法信息学以及应用护理信息学。McNeil 与 Odom 建议大学部护理信息学课程应包括以下内容:① 信息学:定义和历史;② 计算机知识:功能、网路、一般系统理论等;③ 信息检索:护理资源的查询、确认临床决策所需的信息;④ 护理信息学的相关理论:如改变理论、信息结构等;⑤ 护理信息系统:信息系统的分类、电子病历等;⑥ 信息系统的生命周期:计划的执行、评估及更新等;⑦ 远距医疗;⑧ 护理信息的职业范围和角色;⑨ 其他议题:伦理、安全及专业团体等。

4. 教学方法和手段

现今以计算机技术为基础的护理教育应用革命性地改变了教学的组织形式,创造了更直观的教学媒体和手段,如多媒体课件(CAI)、交互式的视频盘 (Interactive Video Disc,IVA)已被护理教育者广泛应用。远程教学系统(Long Distance Teaching System)也在美国很多护理院校开通,它为在职护理人员的再继续教育提供了在线学习的平台。此外,通过互联网、电子邮件、CD2ROM、DVD、视频和音频材料等电子教学方式有效地补充了远程教学。几乎所有的课程都采用计算机辅助教学方式开展教学。一些课程的练习、阅读材料也都直接列入学校课程网页中供学生学习。

5. 辅助教学设施

各学校为了促进护理信息学的专业教育,开设了学习资源中心(Learning Resource Center,LRC)——计算机实验室,学生在那里可以获得学院的授课内容和各种教学资料,也可以免费上网查询资料或进入相关数据统计库,进行计算机辅助教学。有的学校还成立了有多部微型计算机并附带电话设备的微型实验室,可以直接接入美国国立医学图书馆(National Library of Medicine, NLM)。

6. 护理信息化教学虚拟人技术

国际公认,护理领域最先使用信息化工具的是护理教育。20 世纪 60 年代早期,Bitzer 开发了世界上第一个计算机仿真护理技能培训程序,研究证明计算机辅助仿真教学的方法比传统方法节约了 2/3 的时间,直到 1976 年 Bitzer 依旧领导着伊利诺伊斯大学的计算机教育研究实验室,继续她的计算机辅助护理教育课程的开发。之后,计算机辅助护理教育有了很大的发展,当今许多发展中国家护士学校的仿真人身上进行的急救操作培训就是一个例子。护理程序教学具有使用方便、交互性好、测试性能强、扩展灵活等优点,可使学生通过人机对话方式进行搜集护理资料、作出诊断、制定护理计划的技能训练,解决了传统教学手段难以解决的教学难题,不仅对提高护理程序的教学质量有积极意义,还可用于临床护理人员进行整体护理病历书写和制定护理计划的训练和考核。

7. TIGER

目前,在美国推动的横跨教育、产业与临床工作的护理信息学运动的有代表性的例子就是"科技信息学引导的教育改革(Technology Informatics Guiding Education Reform, TIGER)"创始运动。TIGER 的目的在于训练临床护理人员与学生可以在信息化普及的临床环境中,为患者提供更安全有效的护理服务。此创始运动起源于 2004 年,美国护理行政、临床、教育、信息产业、政府等各界多达 100 多位的学者、专家聚在一起,讨论如何使未来的护理人员可以胜任即将来临的信息化环境下的护理工作。在此次 TIGER 高峰会议中,详列了迈向"高峰会 10 年远见(Summit's 10-year Vision)"的 3 年行动方案。该方案期望未来所有护理人员皆接受信息学的教育训练,使其有能力为患者提供更安全、更高质量、更有效的护理服务。

(二)我国护理信息学教育现状

1. 医学信息学教育处于初级阶段

我国开设医学信息学课程的机构有近 40 家,除中南大学湘雅医学院信息管理系于 2006 年改名为医药信息学外,其余院校均定名为信息管理与信息系统专业(医学方向)。目前绝大多数学校为本科教育,招收博士、硕士研究生的学校和科研机构较少,没有以医学信息学或者信息管理与信息系统专业(医学方向)命名的研究生学位点,多转化为情报学或图书馆学教育。例如,解放军军事医学科学院医学情报研究所的学位点名称是情报学,研究方向是医药咨询及卫生勤务、医学情报研究、医药情报与项目评估、医学书刊编辑出版、外军卫勤、生物医药信息等;华中科技大学同济医学院医药卫生管理学院情报学研究方向是卫生管理信息系统、医学信息管理等。由此可见,医学信息学在我国的发展尚处于初级阶段。

2. 护理信息学教育尚未起步

我国各主要高校护理学院或护理学系,目前暂时还未有一所学校开设护理信息学系,也没有哪所学校进行护理信息学方面的研究或开发护理信息系统。例如,北京大学护理学院主要科研方向有护理教育、临床护理、社区护理、护理管理及医院感染控制等;山东大学护理学院主要科研方向是护理心理学、护理教育学、临床护理学、危重症护理学、护理管理学、衰老与健康;复旦大学护理学院主要研究方向中也没有护理信息学方向。

我国护理学信息教育多体现在开设文献检索课程和计算机基础课程,如中山大学护理学院只在研究生教学阶段开设了医学文献检索课程,中南大学护理学院要求毕业生掌握文献检索、资料收集的基本方法,具有护理研究的初步能力,吉林大学护理学院开设有情报需求与检索选修课程,西安交通大学护理学专业课程中自然科学类设置了文献检索课程等。

可喜的是华北煤炭医学院、西安交通大学网络学院护理学专升本教育中已设有"护理信息学"课程,课程简介如下:现代信息技术与现代护理学的有机结合,掌握必要的现代信息技术是护理人员必备的一项基础知识和基本技能;系统描述了信息、信息资源、数据库技术等基础理论知识,着重介绍了计算机在护理中的应用;通过学习该课程,学生能够了解并掌握信息学的基础知识、护理管理的基本环节、微机系统的基本操作技能及应用信息学的理论和计算机的方法管理护理信息的能力,为今后从事现代护理管理工作打下坚实的理论基础。

2010年杭州师范大学钱江学院针对全日制本科护理专业学生开设了"护理信息学"课程,率先将自动识别技术、移动计算技术、无线网络技术引入教学和实验中,并和公司联合开发了护理信息系统,建立了模拟医院演示环境,让学生亲身体验当今医院先进的条码扫描跟踪追溯系统、移动护理信息系统、电子病历系统、移动门诊输液系统等。

二、护理在线培训及考试体系

(一) 自动组卷考试系统

随着计算机应用的普及,利用计算机建立试题库和相应的自动抽题组卷系统成为可能。浙江省衢州职业技术学院护理教师使用试题库管理系统软件建立急救护理学标准化试题库,实现数分钟内试题自动抽取、自动组合、自动形成急救护理学试题试卷及答案,大大提高了组卷的速度。由于所有题目均出自试题库,对每名学生而言是公平的。由于出卷人与授课教师、阅卷教师不同,可以杜绝授课教师的偏向。如果由教学主管部门来操作,不但可以考查学生的急救护理学课程学习情况,也可考察任课老师的教学质量,真正地实现了教考分离,实现了考试的公正性。

(二) 临床护理无纸化考试系统

随着计算机网络与通信技术的迅猛发展,基于网络的远程教育、开放式网上虚拟学校等先进的教育方式已成为人们关注的热点。解放军第117医院护理部与计算机网络工程师合作,根据临床需要,研制开发了临床护理无纸化考试系统。通过对实习生、在职护士等不同层次人员的训练、考试使用,该系统已取得了满意的效果。临床护理无纸化考试系统的功能是在计算机上进行考试,即由计算机按主考者要求,依据教学大纲和课程培养目标,从已建立好的题库中自动抽取试题组卷,参考者根据屏幕上显示的题目用键盘输入答案;考试结束,计算机自动阅卷、自动统计成绩、自动进行成绩及试题答对率分析等。

(三) 网上在线考试系统

乐山职业技术学院为了校区之间的信息能够共享,开发设计了一套护理专业网上考试系统。护理考试系统建设中借鉴了目前国内先进的在线考试系统模式,使用动态服务页面

＋结构化查询语言服务技术建设"基于万维网平台"的护理专业在线考试系统。研究主要包括系统开发方法、系统体系结构、动态服务页面技术以及数据库系统；还包括护理专业在线考试系统的需求分析、数据库设计、题库的建立和部分代码的设计及实现；在线考试系统的数据加密、自动组卷等关键技术及解决方案。

三、电子图书

将教学内容转化为数字化信息，设计制作丰富的数字化护理资源库，如构建网络课程、建设电子版教材等，这是信息化教育的基础和核心。

（一）方便学生按需学习的教学资源库建设

为了方便学生按需学习，方便教师数字化教学资产的积累和共建，数字化教学资源库建设将包括护理课程相关的扩充知识（包括趣味性、实用性、前沿性的内容）、学前知识、多媒体素材（包括文字、图片、图形、动画、音频、视频）、多媒体课件及优秀教学案例、电子教案、题库、电子文献（包括图书、期刊）、双语素材、最新研究素材等。其中，课程的信息化建设是教学资源信息化建设的重点，是信息化教学的主要支撑点之一。实现图书资料电子化、教材多媒体化、课程网络化、管理自动化，让学生可以根据自己的学习需要，从数字化护理资源库里获取所需的学习资源。

（二）数字化可即时更新的电子版教材建设

为了方便学生进行研究性学习，及时了解科学发展的最前沿动态，构建护理信息化平台，逐步建设护理基础课程、护理专业课程的电子版立体化教材（包括理论课教材、实验教材、信息指导、习题库），让教师可以在教学内容的组织上实现可即时更新，让教师教学内容的更新能够跟上教育和科学的快速发展。

四、远程护理

随着信息化社会的进展，人们的生活和生产方式正在发生着巨大的变革，医疗保健的观念和方式亦随之发生了根本性的变化，其中远程医学技术的发展和应用已成为一个引人注目的热点。远程医学所提供的服务涉及医学的各个领域，如诊断、治疗、手术、护理、监护、家庭医疗保健、医学信息、图像存档传输、健康教育、医学培训、病例研讨、学术交流等方面，正在形成跨世纪的医学新模式。远程医学不仅可以减少医护人员、病人及家属的路途奔波，还可使医学资源得到共享，从而缩小由于地区、贫富、种族不同而形成的医疗条件的差别，减少医疗费用，提高医疗质量和工作效率，特别是在远程护理方面，可以提供更及时和有效的远程监护，减少病死率和提高治疗的效果。

远程护理是指应用远程通信技术、信息学技术和护理保健技术，通过传输数据、文字、视频、音频和图像等形式，为远程服务对象提供医疗监护、护理指导、培训及家庭保健服务。远程护理拓展了医疗保健水平，在一定程度上克服了地域造成的时空障碍所带来的服务滞后等弊端。

在远程医疗的各项活动中，家庭远程医疗护理保健工作是深受欢迎的项目之一，无论是为患者节省医疗护理成本，还是对慢性疾病的有效控制，都发挥出积极的作用。远程护理的开展能够降低病人开支，提高家庭护理质量，解决住院难、医患沟通不畅等问题，使患者能够保持与医疗机构和医护人员的接触与互动。

（一）远程护理的分类

1. 远程护理的内容分类

（1）远程监护：通过远程监护设备（远程心电监护仪、远程血糖监护仪、远程呼吸监护仪等），为心脏病患者、脑血管病患者、长期卧床患者及婴幼儿患者等提供长期或临时性的远程监护。

（2）远程护理专题研讨：通过视频会议系统，开展护理论题或特殊护理病例双向交流。

（3）远程护理指导与咨询：通过视频会议系统或因特网技术，为患者提供家庭护理指导，对患者的护理问题进行解答。

（4）远程护理教育与培训：运用单向或双向的视频技术，开展课堂教学与临床护理培训。

2. 远程护理的服务对象分类

第一类是边远地区及小型医疗机构，主要是指需要护理指导、教育和培训的单位。

第二类是需要特别或长期给予护理的家庭病房病人，如老人、孕妇、婴儿、患有慢性疾病的病人、精神病病人。

3. 远程护理的需求分类

（1）远程护理学术交流：定期开展远程护理教学与讨论，用以介绍护理学新发展、新技术。通过远程教育开展在职护理人员的继续教育。

（2）远程协同护理：对某些特殊病人的护理，组成异地分布的护理专家小组提供远程护理服务。

（3）程序性护理指导：可由护理专家负责，为家庭护理病人提供整套护理方案和指导。

（4）临时性护理指导：对家庭护理病人的疑难问题和困惑及时提供临时性的护理指导和解答。

（二）远程护理的技术方案

护理保健技术、通信技术、信息学技术是远程护理的三大支撑技术。

1. 护理保健技术

用于远程护理的医疗护理保健技术包括护理专业人员的护理技术和临床监测工程技术。例如，对心电图、血压、血氧等生理和电生理参数的监测技术，B超、CT等医学成像技术，血、尿、体液的各种生化含量指标的监测技术。由于远程护理的特点是患者在外地，有些面对面就诊时可以获取的信息可能无法获取或无法直接获取（例如触摸等），因而对护理人员提出了更高的要求，同时也为临床工程师们提出了新的课题。

2. 通信技术

作为远程护理的第二个技术支柱，通信技术在最近十年中得到了充分的发展，为远程医疗护理应用提供了强有力的技术支持。远程医疗护理中传送的医学信息主要有数据（data）、文字（text）、视频（video）、音频（audio）和图像（image）等形式。其中数据和文字信息的数据量小，对通信要求不高。视频和音频信号数据量较大，而且在远程护理和交互式会议中需要同时传送视频和音频信号，因此对通信要求较高。

根据远程护理应用中传送的信息量大小和实时性要求的不同，远程护理中采用的通信技术通常有：

（1）程控电话网,传输速率较低,典型值为9600bps,常用于传送文字和数据,费用低。

（2）交互电视（IATV,Interactive Television）,这是窄带网络,传输速率为384kbps,可以同时传送视频和音频信息,常用于远程会议,以及对图像分辨率要求不太高的场合。

（3）光纤网是高速网络,传输速率达到100Mbps,传输距离可达几十公里,抗干扰性好,但其成本高。

（4）综合业务数字网（Integrated Services Digital Network,ISDN）,是一种全数字网络,分为窄带ISDN（N-ISDN）和宽带ISDN（B-ISDN）两种。N-ISDN可利用现有的电话电缆为物理传输介质,用一个单一接口提供各种服务。其接口为2B+D,包括两条64kbp双工的B通道和一条16kbps双工的D通道,总速率为144kbps,可以同时传送音频和视频信号,实现远程护理会诊讨论。B-ISDN采用光纤传输,速率从150Mbps到几个Gbps,能实现高清晰度电视服务。

（5）卫星通信技术（Mobile Satellite Communication,MSC）,通信速率在10kbps至100kbps之间,其优点是信息传送距离远,常用于远程教育、远程监护和急救。

远程护理还运用微波通信、无线广播、无线蜂窝通信等多种通信技术,并将随着通信技术的进步不断采用新技术。

3. 信息学技术

远程护理研究中另一个重要的支撑技术是信息学技术,包括各种医疗信息的检测、采集、存储、显示、处理、查询、管理技术以及各种数据库技术。

为了获取院外寻求医疗服务的对象的体征信息,无创的传感技术是其实施的关键。检测到的医学信息应首先经模数转换为数字信号方可进行传输。目前的模数转换技术已可实现很高的采样精度和采样率,基本上可以满足远程护理的需要。

随着时间的推移,无论是离散的临床体征信息,还是医学信号或图像信息,都将是海量的。医疗信息远程存储中心的建设,将为海量信息提供存储服务,确保信息存储的安全性和可靠性。

信息显示技术对远程医疗护理而言是关系到诊断准确性的技术。一方面是由于医护人员一般习惯于看胶片和打印出的曲线图,而在远程护理中,所有信息都将由显示器显示。另一方面则由于显示器的分辨率有限,如何保证诊断信息的无损保真显示是一个问题。此外,若能将信息动态地、多维地、融合地显示出来,则将对诊断及护理提供更多的且传统方法所不及的信息,更好地为护理服务。

医学信息的处理技术将在远程医疗护理中发挥重要作用。数字化的医学信息为医疗护理信息处理展现了广阔的天地。

（三）远程护理的实现

随着计算机网络的发展,功能齐全的家庭保健设备将大大增多,将来一般家庭都可在家中安装一套家用医疗监测器,这些仪器将随时监测人们的生理变化,并与计算机网络相连,如果所监测对象有异常变化,这些设备将及时与保健护士取得联系,患者可在家中与护士交谈,护士可远程控制监护设备,指导患者和患者家属进行相应的护理。

1. 远程监护系统

远程监护的具体实现方式多样,图11-1为中国科学院自动化研究所研制而成的一个远程监护网络。监护对象可以在家中或在旅行中;测量可以由患者自行完成,也可以由家庭医生或护士在患者家中或在社区诊所完成；测量结果既可以本地存储，也可以通过电话等通信方式传送到医疗诊所，并通过信息网络实现与远程专家会诊讨论。

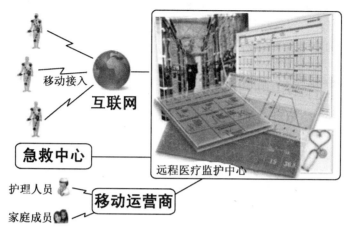

图 11-1　远程监护系统

2. 护理机器人系统

护理机器人系统可以为患者提供额外的病情监控服务。在得到医生的允许后，患者就不必留在病房内，他们可以回到家中修养，由护理机器人陪护。家中舒适的环境不但能够减少发病率和死亡率，也降低了护理费用。

护理机器人系统是将护理操作编程，通过机器人为患者提供护理服务的自动化系统。一般护理机器人头部装有监视器，能够显示实况的视频图像。通过机器人，患者可以看到护士的样子，听到她的声音，并且能够和她进行交流。同时，护士也通过办公室的电脑控制台看到患者的视频图像。运用控制台上配备的遥控杆，对患者进行观察和护理操作服务。

护理机器人通常由作业功能机、动作控制器、检测识别与判断功能部分、通信与传递功能部分（人机接口）以及安全环境对策功能部分等组成。与一般的机器人系统不同，在构建护理机器人系统时其人机接口必须涉及物理、身体、感觉、心理、心情、思想等多重因素。一个典型的日常生活护理机器人系统由物品存储柜、自动搬运车、护理用机械手以及综合控制系统等部分组成。护理的对象涵盖环境控制、观察与体位交换以及信息交换等多重功能。

（四）远程护理的管理和法律问题

远程护理是一个新鲜事物，又是远程医学的一个分支，它的推广与应用必定要引出新的法律问题。由于远程护理的特殊运作环境为其提出了新的问题，其中包括护士资格认定问题、责任划分问题、费用负担办法问题以及患者隐私权保护等问题，相应法律法规的制定将是一项关系到今后远程护理能否健康有序发展的重要任务。远程护理的管理和法律问题主要包括：① 远程护理的正确性和有效性；② 病人隐私权的保护；③ 病例记录的所有权；④ 医疗机构担心减少收入而产生抵制行为；⑤ 跨地域远程医疗及护理的合法性等问题。

（五）远程护理的前景展望

21 世纪的护士，将从单纯的护理疾病发展为以病人为中心的整体护理，护士的工作范围也由医院扩大到社区，要负责每一个人从生到死的全过程，使有病的人恢复健康，无病的人保持健康。为此，每个人都需要护士的直接保健服务，通讯、信息等技术的发展将使这一目标得到实现。

　　远程护理是顺应信息社会发展和人们对医疗保健的需求而产生和发展起来的。随着信息技术的不断发展,远程护理将逐步进入常规的医疗保健体系并发挥越来越大的作用。人口趋于老龄化,特殊病人的特殊护理需求,使得远程护理是解决这一问题的最经济实用的模式之一,远程护理保健在我国具有广阔的发展前景。

五、护理远程教学

　　21世纪科学技术的迅速发展,极大地促进了医学及护理学知识体系的改革和进步,同时对护理学的人才结构及培养模式提出了新的要求。传统的护理教育模式已远远不能满足时代的需要。随着现代信息技术发展起来的现代远程教育以其强大的生命力和独特的优势逐渐渗透到护理教育领域,对促进世界护理教育的发展,提高护士的整体水平发挥着越来越重要的作用。

(一) 现代远程教育概况

1. 概念

现代远程教育(Advanced Distance Learning)指利用网络技术、多媒体技术等现代信息技术将课程、教学实时或非实时地传送到校园外而开展起来的一种新型教育形式,是构筑知识经济时代人们终身学习体系的主要手段。

　　2. 现代远程教育的特征与优势

　　(1) 现代远程教育的主要特征

　　① 突破时空限制,利用虚拟网校进行远程教学;

　　② 教学模式以教师为中心向以学生为中心转移;

　　③ 机构使用多种媒体传送预制的教学内容;

　　④ 存在人工设计的回馈、评价与互动机制。

　　(2) 现代远程教育的优势

　　① 创造了灵活的时空条件,使教学活动从传统的课堂教学中解放出来,提供了广阔的教育空间;

　　② 运用现代化的教育手段,为学习者提供了形象逼真、灵活自由的学习方式;

　　③ 创造了适应各种社会成员、不同年龄层次、不同专业领域的自主的学习模式,实现了个别化的自主学习和各年龄段的全程教育。

　　3. 现代远程教育的3种主要教学模式

　　(1) 分布式同步教学模式,是一种以视频会议系统为主的实时在线远程教学模式。分布在不同教学点的师生之间通过网络连接在一起,运用计算机通信网络、实物展示台、投影仪等协同开展教学活动。学生在同一时间、不同地点完成同一项学习任务。

　　(2) 分布式异步教学模式,是一种利用现代通信网络技术,以公众多媒体通信网面向社会大众,以 WWW 模式为主的离线点播自主式远程教学模式。它利用网络服务器,在Internet 上建立一个向社会全天开放的远程教育基地,师生在不同时间、不同地点,借助浏览网页、学习电子教材、收发电子邮件等手段完成同一项学习任务。

　　(3) 虚拟现实的教学模式,指以虚拟现实标准语言为核心的三维浏览技术模拟真实的三维网络世界,利用这一技术可以进行网上虚拟实验和虚拟技能训练,其学习环境逼真,行为直观,可以反复进行练习和训练。

4. 现代远程教育的办学体制

大致分为 2 类：一类是独立设置的开放大学，如美国的国家技术大学、英国的开放大学等；另一类是普通院校的远程教育部门，如美国各高校的网络大学，我国教育部批准试点的清华大学、浙江大学、北京邮电大学等。

（二）现代远程教育在护理领域的应用

1. 护理学历教育

随着社会的进步，医学的发展需要更多高学历护理人才，然而，由于资源及时空的限制，校园内教育已远不能满足社会对高等护理人员数量和质量的需求。现代远程教育可以充分利用有限的教育资源，又可以突破时间和空间的限制，已成为许多国家进行学历教育的重要手段。美国是远程教育发展最快的国家，目前美国护理学院为护士提供的学位已有 3 种，包括护理学学士、硕士和博士。加拿大和澳大利亚等国家也投入大量资金进行远程护理教育，已培养了大批高学历人才。

2. 护理继续教育

21 世纪是教育需求终身化的世纪，护士的继续职业教育的重要性日益明显。现代远程护理教育利用电子信息源为护理人员提供更方便、更节时、更有效的专业培训，满足不同年龄层次、不同地域护理人员在职培训的需要。

3. 护理师资的培训

师资培训一直是远程教育的主要用途之一，特别是在发展中国家，有大量的护理教师没有受过职业培训或师资水平不够。在这些国家，用远程教育来培训教师是其首选的策略。目前，许多国家和学校正趋于使用基于新技术的远程教育进行护理师资的培训。

4. 促进护理信息的传播

利用卫星通讯系统和双向可视会议系统可使全国各地的护士在各自所在地参加同一学术会议，掌握更多的护理信息；基于互联网的远程护理教育，可实现远程交互学习和资源共享，利用 E-mail 和网上交谈可使全世界的护理人员联系起来进行实时双向交流，促进护理信息的传播；许多远程护理教育网站提供在线护理教育，为护理人员提供相关的医学和护理信息。

（三）我国现代远程护理教育现状

从世界范围来看，我国现代远程护理教育起步较晚。1999 年 6 月，天津医科大学护理系与加拿大渥太华大学护理学院合作开发的中加远程教育网络首次将现代远程教育方式用于护理教育，在学历教育和继续教育方面进行了有益的探索。同年，中华护理学会与中国金卫远程教育中心联合开展继续护理学教育，加大了护理人才的培养力度。2001 年，浙江大学远程教育学院开展了护理学专业专升本的学历教育，下设 30 多个远程教学点。

第二节　护理科研信息系统

一、护理信息学科研现状

（一）国外

美国护理信息学研究可追溯到 20 世纪 70 年代。早期的研究以非网络化的单机系统及应用为主,例如护理记录、照护计划与排班,同时也开始发展护理领域的标准语言。目前的研究是在以往研究的基础上,协调过去 30 年所发展的不同护理标准,以支持循证护理与知识专家系统;同时应用最新信息学科技方法与工具改善患者照护的质量与安全。此外,现阶段与未来美国的护理信息学研究趋势会更加关注对患者喜好的评估应用和以患者为中心的健康网络信息的应用,例如使用网页技术安排患者参与健康照护团队;使用远程健康照护与通讯科技来改善医疗资源不足地区的照护质量。

　　目前,美国有许多循证护理研究与成果,然而,由于缺乏采用护理知识内容与信息传递的标准以及各自建立的信息系统的差异,使得护理人员很难将实证应用于实际工作中,也很难从实践中萃取有用的实证。因此,需要设计一个可以及时为护理人员提供所需要信息的系统,即智能型信息系统,以转变临床护理模式,使护理人员及时获得正确的患者信息。在信息学研究中,一个具备可以转换护理工作模式潜能的、值得关注的研究是美国威斯康星州大学密尔瓦基校区 Norma Lang 博士和她的同事所进行的以知识为导向的护理新模式(Knowledge-based Nursing Initiative,KBNI)。该模式结合了产业界、临床领域、学术界、信息科技应用专家的努力,是经过测试的智能型护理信息系统,它使研究实证与临床实践及时转换的远景成为现实。在 KBNI 支持下,护理人员可及时获得床边护理所需的实证信息,系统可从护理人员临床工作记录所产生的大量数据中萃取出实证,达到实证导向护理照护的目标。同时实证数据又可进一步提供决策辅助、生成报告、整合成为新知识,以提供分享与应用。表 11-1 列出了 KBNI 架构的 6 个步骤与运用方式。

表 11-1　KBNI 的架构一览表

架构步骤	运作方式
知识发展阶段	KBNI 小组与护理骨干合作找出关切问题的护理现象。护理骨干参与相关实证资料综合与评比的工作
知识整理呈现阶段	KBNI 将第一阶段获得的实证数据转换成临床工作建议与决策辅助的资料,并以标准词汇呈现,以便整合到智能型信息系统中
设计、建立与测试系统雏形	临床护理人员参与系统测试并提供设计建议
临床实务上的设计、建立与使用	系统上线后,KBNI 小组持续搜集临床护理人员的反馈意见,以了解该系统的护理知识内容是否丰富、操作是否容易及其与实际工作流程的差异。这些反馈意见成为下一阶段智能型系统发展的依据
作业分析与研究结果管理	建立临床护理记录的数据库,并整合到整体知识库中,进一步分析与使用这些临床数据,产生新的知识
发布、分享	将从临床工作萃取出的新知识放入智能型信息系统中,以供临床护理人员进行循证护理

　　目前,美国依据上述观念的典型案例是针对患者安全所完成的"病患安全之防跌倒干预指引(Fall Translating Interventions for Patient Safety, Fall TIPS)"的研究。该研究是由波士顿的"患者健康照护体系(Partners Healthcare System)"医疗组织接受 Robert Wood Johnson 基金会赞助所进行的 2 年期计划。该计划的目的是在常规性护理跌倒风险评估与防范患者跌倒介入措施之间建立以实证为导向的结构性连接。该研究的第一阶段中,研究者与专业或辅助性专业照护者进行访谈,以找出目前医院内防范患者跌倒的不利因素、促进

因素及介入措施。同时,研究者也与曾在医院内跌倒的患者进行访谈,然后把访谈记录的分析结果作为信息系统设计的需求,研究小组建立了跨平台的"病患安全之防跌倒干预指引",即跌倒预防工具。此工具依据常规的作业方式与照护流程,如常规的跌倒风险评估,使用标志警告照护者有跌倒风险等,运用信息技术来消除预防跌倒的不利因素。护理人员可以先利用工具所提供的在线 Morse 跌倒量表进行患者跌倒风险评估,之后内含实证资料的工具会根据评估结果自动产生一组预防患者跌倒的个性化干预措施。而护理人员可以再依据患者的特点,提供更精细的干预护理。"病患安全之防跌倒干预指引"软件可以将护理评估资料与个性化的护理干预措施处理后,产生 3 种以患者为导向的跌倒预防工具:床边海报、护理计划和给患者与家属的健康教育单。对于需要纸质病历的医院,这 3 种表单可以在护理人员完成患者跌倒风险评估后马上自动打印出来;对于使用电子病历的医院,海报与健康教育单仍可打印出来,但涉及到跨专业的护理计划则储存在电子病历中。图 11 - 2 是

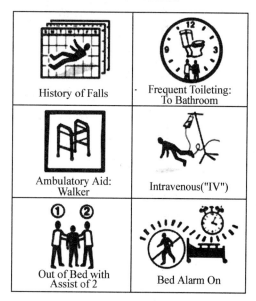

图 11 - 2　跌倒风险高危患者的床边海报

为一位跌倒高危患者特别印制的床边海报,该图除了指出患者可能的跌倒风险因素外,还列出了对患者的行动警示,包括上厕所、下床及精神状态改变时的注意事项(例如按床边的呼叫器)。

此"病患安全之防跌倒干预指引"工具在美国的 4 家医院经随机临床研究发现,可以有效降低患者跌倒事件的发生。该工具目前已经在很多医院应用,未来将成为更多医院与医疗机构防止患者跌倒的工具。

(二) 国内

我国护理信息化研究应用开始于 20 世纪 80 年代末 90 年代初,1988 年石家庄空军医院研制的"微机辅助开展责任制护理"软件,它按照生物—心理—社会医学模式要求,以辅助实现责任制护理中"计划护理"为目的,至今全国部分医院仍在应用。江苏省淮阴市第二人民医院与南京大学用 d - BASE ⅢPLUS 联合开发了微机网络护理信息系统程序。这些均是些探索性的项目、开拓性的应用。

全院性的、与临床护理密切结合的并得到持续不断发展与推广的是 20 世纪 90 年代中期开始投入应用的住院护士工作站系统,如北京众邦慧智公司 1994—1995 年依托国家"八五"科技攻关项目"综合医院信息系统的研究",基于客户机/服务器体系结构开发的"中国医院信息系统(CHIS)"是这一成功应用的典型代表。

北京大学人民医院开发的"护理病历系统"为北京市自然基金资助项目,2000 年完成并

运行。这是一个基于护理知识库建立起来的决策支持系统,以护理程序为框架设计。此后,又有医院或教学机构相继研发了"ICU 微机管理系统"、"营养支持微机管理系统"、"护理部信息综合管理系统"、"护理人员科技档案管理系统"、"护理差错事故分析程序"、"临床护士计算机辅助训练系统"、"护理学基础试题系统"等系统。这些 NIS 在查询患者及护理人员信息、辅助治疗、方便管理者有效管理、教学培训等方面发挥了显著的作用。有些 NIS 的设计相对而言较为完善,比如包括了体温、血压、体重和护理记录时限和频率提醒、药物过敏信息警示、医嘱签名等功能模块,还有些系统使用了无线寻呼和个人数字助理(Personal Digital Assistant,PDA)。

2004 年,医院和软件厂商推出了比较成熟的电子体温单系统。之后,又陆续出现了护理记录、入院评估、病人护理安全风险评估等的应用案例,并不断发展完善,形成了护理电子病历系统的雏形。有极个别医院试用了重症监护信息系统,但在工作模式、文档格式、与医院信息系统集成方面还存在一些问题。

二、护理科研资源查询

护理信息学专业团体及学术期刊是护理信息学主要的护理科研资源,它们是推动护理信息学专业向前发展的重要力量。以下介绍数个与护理信息相关的专业团体和学术期刊及其网站。

(一) 与护理信息相关的专业团体

1. 国际医学信息学会(International Medical Informatics Association):简称为 IMIA/NI。IMIA/NI 是一个国际性非营利性组织,是国际医学信息学领域公认的领导者。IMIA 于 1978 年成立,致力于信息科学和技术在健康领域的应用,活动包括全球的医学信息标准化,统一流程,数据整合研究等。1982 年,护理信息学会被 IMIA/NI 接纳为特别兴趣小组,成立了国际医学信息学会—护理信息组(International Medical Informatics Association Nursing Informatics Special Interest Group),简称 IMIA/NI-SWG。IMIA/NI-SWG 的目标是服务国际护理信息的活动,并分享、促进及教导护理人员有关护理信息的议题。

网址为:http://www.imia.org/ni/index.html。

2. 美国医学信息学会—护理信息组(American Medical Informatics Association-Nursing Informatics Working Groups):简称 AMIA-NIWG,此专业组织的目标为提升护理信息与临床实物、教育、研究、专业组织及企业界的进阶发展。

网址为:http://www.amia.org/working/ni/main.html。

3. 美国护理信息学会(American Nursing Informatics Association):简称 ANIA,1992 年在加州成立,主旨为提供网络、教育及信息的资源来加强信息领域中护理人员的角色。

网址为:http://www.ania.org。

4. 美国技术信息引导教育改革(Technology Informatics Guiding Educational Reform)委员会:简称 TIGER。2007 年,美国护理行政、临床、教育、信息产业、政府等各界多达 100 多位的学者、专家聚在一起,讨论如何使未来的护理人员可以胜任即将来临的信息化环境下的护理工作。TIGER 的目的在于训练临床护理人员与学生可以在信息化普及的临床环境中,为患者提供更安全有效的护理服务。

网址为:https://www.tigersummit.com/Home_Page.html。

5. 加拿大护理信息学会(Canada Nursing Informatics Association)：简称 CNIA。CNIA 的目标是努力促进加拿大护理信息学会的发展。CNIA 的存在是为了帮助加拿大护士学习、分享、研究和建立有关信息学的项目和经验，并帮助他们提高信息能力，达到全国水平。

网址为：http://cnia.ca/journal/journal.html。

6. 中国台湾医学信息学会：由中国台湾各大医疗机构信息科主任及相关人士在 1991 年成立，致力于研究中国台湾的医疗信息、提高中国台湾医疗信息水平，并加强国际医疗信息之交流。

网址为：http://www.medinfo.org.tw。

(二) 与护理信息相关的杂志

1.《欧洲卫生信息杂志》(*Health Informatics Europe*)：简称 HIE。这是一个基于网络的期刊，由 Hmad Risk 博士和 David Rayne 博士主编，是一个欧洲医学信息学联合会(European Federation for Medical Informatics, EFMI)的官方刊物。该杂志致力于把最新和准确的信息提供给欧洲卫生信息专业人士、卫生保健人士、即时通讯科技的管理者、保健信息领域的学者、国家政府和欧盟委员会卫生保健管理者，为该领域提供产品和服务的业界人士。网址为：http://www.hi-europe.info/index.html。

2.《信息学述评》(*The Informatics Review*)：是医学信息系统董事协会(The Association of Medical Directors of Information Systems)和信息科技研究所(The Improve-IT Institut)的官方电子期刊。此刊物主要针对医疗和信息系统专业人士所感兴趣的最新的学术发展。发表的文章大多属于临床信息学和计算机科学这些快速发展的领域。此刊物定期更新有关临床信息学领域的重要课题和论文。该刊物旨在促进临床信息科学的发展，发表论证充分、经同行评议的文章，范围涵盖了各个临床医疗信息相关的领域。

网址为 http://www.informatics-review.com。

3.《护理信息技术》(*Information Technology In Nursing*)：简称 ITIN。ITIN 是英国计算机学会护理专家小组的官方刊物，2007 年创刊。它发表那些与信息和通信技术领域相关的、权威的论文和评论。ITIN 直接或间接受护理和医学相关专业的影响，又能影响护理和医学相关专业。此刊物不仅在英国很有影响力，在欧洲甚至在国际上的影响力都很强。

网址为 http://www.bcs.org/content/conWebDoc/10892。

4.《基于计算机的传播杂志》(*Journal of Computer Mediated Communication*)：简称 JCMC。JCMC 是一个免费的、基于网络的、同行评议的学术期刊，由南加州大学安恩伯格传播学院主办，1995 年创刊。杂志的论文收入重点是以计算机为媒介，通过因特网、万维网和无线技术进行社会科学研究。在这一总的范围内，该杂志广泛地跨学科出版关于通信、商业、教育、政治学、社会学、媒体学、信息学等学科的研究成果。

网址为：http://jcmc.indiana.edu。

5.《医学信息学杂志》(*Journal of Medical Informatics*)：中国医学信息领域具有权威性与专业指导性的学术刊物，由中国医学科学院主办。原名《医学情报工作》，1979 年创刊时属内部刊物，1992 年改为公开发行，2006 年更名为《医学信息学杂志》。此刊物是国内创刊最早的医学信息方面的专业指导性刊物。以报道医学信息领域的信息研究、信息资源建设与利用等方面的理论方法、研究成果、现代技术应用等为主。

网址为：http://www.yxxxx.ac.cn/ch/index.aspx。

6.《医学互联网研究杂志》(*Journal of Medical Internet Research*)：简称 JMIR。成立于 1999 年，属于医学文献领域，是一家在医疗信息、医疗服务和卫生政策领域处于领先的杂志(在这些学科影响因子排名第一)。JMIR 是卫生信息领域第一个数据开放性期刊，并且是第一个医疗保健领域国际科学同行审查的刊物。致力于发表各类在医疗保健领域使用互联网及其相关技术进行信息通讯的研究论文。

网址为：http://www.jmir.org。

7.《加拿大护理信息学杂志》(*Canadian Journal of Nursing Informatics*) 简称 CJNI，是加拿大护理信息学会的官方刊物，属于同行评议期刊，于 2006 年创刊。一年中出版 4 期。目标是努力促进加拿大护理信息学会的发展。

网址为：http://cnia.ca/journal/journal.html。

第三节　虚拟技术在护理临床教研中的应用

虚拟现实(Virtual Reality，VR)是力求部分地或全部地用一个计算机合成的人工环境代替一个现实世界的真实环境。计算机系统生成的各种虚拟环境，作用于用户的视觉、听觉、触觉，使其产生身临其境的感觉。虚拟现实硬件系统包括计算机、声音合成器、触觉和动觉系统等，而软件系统则包括虚拟现实环境构造程序和有关数据库等。

一、虚拟现实技术在临床护理中的应用

(一) 在疼痛护理中的应用

疼痛是临床护理中常见的护理诊断，它是一种主观体验，受较强的心理因素的影响。传统的护理措施以及止痛药的应用在一定程度上可以缓解病人的疼痛，但烧伤病人在换药和功能锻炼时即使用吗啡疼痛也难以缓解，因此美国华盛顿大学附属 Harborview 烧伤中心将 VR 技术于 1999 年首次应用于 2 名严重烧伤的青少年病人，即病人戴着头盔，进行名为"蜘蛛世界"的游戏，戴在病人手指上的电磁跟踪系统可以让病人在抓到虚拟世界中的物品时有真实的感觉。该系统不仅可以分散病人的注意力，使病人的疼痛感和焦虑感明显减轻，而且可使病人在不知不觉中进行皮肤伸展运动，有利于病人的康复。此后对 12 名平均烧伤面积为 21% 的成年病人进行自身对照试验，肯定了 VR 系统的效果。

(二) 在癌症病人护理中的应用

癌症病人在进行化疗过程中，常会有恶心、呕吐等不适。为帮助癌症患者放松情绪并辅助治疗，日本国立癌症研究中心医院开发的"虚拟疗法"和癌症心理虚拟现实治疗法 (Psycho-oncological VR Therapy，POVRT)都是通过虚拟环境来减少不适症状，缓解焦虑情绪。其原理是利用特殊的视听设备如逼真的立体电影等，使患病卧床的患者仿佛感觉在森林里漫步，或在海边聆听涛声，从而达到心情放松、缓解痛苦的效果。运用 POVRT 后也可缓解部分病人受首次化疗时不适体验的暗示而导致的预期性呕吐。

(三) 在病人健康教育中的应用

病人健康教育的手段多样，也有人将虚拟游戏作为其中的手段之一，名为"健康英雄"(Health Hero TM)的游戏已经应用于儿科病人的健康教育，通过游戏可提高患儿的自尊和

自我效能,增加学习健康知识和技能的兴趣并较好地掌握。

（四）在远程护理中的应用

美国纽约州立大学研制出一种电子手套,通过手套指尖上的感应器收集医务人员给病人体检时双手的感觉,存入计算机数据库;同时远方的护理人员选择该数据,只要戴上手套就可体验到好似亲自给该病人体检的感觉,可以用于远程的护理会诊。

（五）在临床护理技能训练中的应用

VR 技术自 20 世纪 90 年代中期开始应用于医学护理教学领域,在护理操作技能、临床护理思维以及临床综合能力训练中有较好的应用。例如,Cathsim 静脉穿刺训练系统解决了训练过程中的安全问题,该系统可设置在实际工作中可能遇到的各类病人,使用者可体会到实际操作过程中的视、触、听等所有感觉;在提高其操作技能水平,强化无菌观念和用物的正确处理的同时,增强学习积极性和自信心。

模拟病人(Human Patient Simulator)由美国萨拉索塔市医学教育技术公司设计,适用于护理、外科和麻醉科教学和训练。使用者可对模拟病人进行体检、呼吸道管理、进行心肺复苏、电除颤以及静脉给药,并能了解创伤发展过程。1998 年投入日本市场的"Sim Nursing"模拟急诊病人软件系统可进行护理程序的模拟训练。综上所述,VR 技术在临床护理、病人教育以及临床技能训练等诸多领域中得到应用,使病人在真实的娱乐情境中改善消极体验,在安全的环境中进行锻炼和学习,该技术也为远程护理提供了新范例,给临床思维和技能训练提供了新途径。

当然,由于虚拟现实系统的硬件投入很大,在我国应用尚处在萌芽阶段,但随着计算机技术的发展、各种相关设备性价比的下降以及临床护理人员正确合理使用 VR 设备的能力提高,VR 在护理中的应用必将更为广泛,这将大大促进护理学科的发展。

二、虚拟现实技术和虚拟人技术在护理教育中的应用

（一）VR 技术

目前,VR 技术在国内教育领域的应用已经较为常见了,一些高危性的行业(如飞行员的教学)已经有了比较成熟的体系。民用的部分(如汽车驾驶的教学)也已经进入了商业化阶段。日本的一些厂商,甚至制作了教家庭主妇如何记忆菜谱的教学软件。但它在国内护理学教育中的应用还处于起步阶段,究其原因,一方面是护理学领域有着极强的专业性,专业技术的壁垒比较高,另一方面,也和护理教学人员对于 VR 技术的认识不够或理解存在偏差有一定的关系。

目前,已经有一些多媒体教学中用到了 VR 技术,但仍处于比较早期的纯画面展示类型,仅仅是将传统的图片、图谱,变成了 3D 动画,缺乏交互性,而且应用的学科比较集中。在少量有一定交互性的使用中,也局限于多角度观看。

其实,VR 技术在护理学中的应用有广阔的前景,例如,学生在进行手术学学习之前,可通过 VR 制作的模拟手术系统进行预习。这样,在进行实际操作的时侯,有的放矢,教学效果比预习用文字描述的步骤要深刻得多,将大大减少失误造成的实验动物和标本的浪费(目前来看,因计算机硬件水平的限制,模拟手术仍无法完全取代实际的操作过程,但作为有益的补充,要强于传统的教学效果)。

（二）VR 技术在护理教育中应用的重要意义

护理教育与其他基础学科的教学有所不同,它不但要传授护理学理论、医学原理,更需要了解现代护理学的发展,了解有关护理学的最新动态。传统的挂图式讲解已远远跟不上知识的更新速度。虚拟仿真技术的应用,将对传统的护理学教学模式产生重要影响。目前,虚拟教学就是指利用计算机的虚拟仿真技术,对教学环境、教学内容进行教学仿真的一种模式。在这种模式下,课堂教学不再局限于有形的教室中,教学活动的空间和时间得到了扩展。虚拟课堂的实现为学生提供了可移动的电子教学场所,从而改善了教师和学生的互动关系,更好地加深了学生对所学知识内容的认知和理解。

1. 化抽象理论为形象漫谈

护理教育重要的是直观、形象、生动,但在教学中往往又难以直接展示人体的结构、疾病发生及发展过程等教学内容,这对学生更好地掌握医学知识极为不利。通过虚拟仿真三维软件技术建立的人体结构模型,可以使学生通过人机交互对人体模型进行浏览,可以让学生非常直观地学习人体解剖结构,这不仅调动了学生的学习兴趣,而且将抽象的内容具体化、形象化,也给教师提供了方便,提高了教学质量。护理学是一门实践性很强的学科,实验和实习贯穿了整个教学过程。实验教学环境的好坏对学好这门课程至关重要。学生只有通过足够的验证性实验和一定数量的综合实验才能获得必要的综合技能,并初步具备一定的实际工作能力。三维虚拟互动软件 VR 平台和虚拟课堂系统的问世,可对医学教育起到很大的促进作用。三维虚拟仿真软件和虚拟课堂系统相结合,打破了时空局限性,为学生提供了真正的开放性教学环境,教学大纲没有要求的只要学生感兴趣同样可以在计算机上实现。

2. 化无形阐述为有形漫谈

现代教学中的很多内容和技术需要情景化、实时化的教学手段来完成,通过亲身经历能加速这一过程和巩固所传授的知识。但是传统的教学模式很大程度上难以保证应有的教学质量,很难培养学生的创造能力。虚拟现实技术为教师、学生提供了一个无危险性、成本低的方式以及与真实世界交互的平台。学生操作模型元素,能改变模型的不同方位直观地学习。例如,创设和提供在学习中无法观察到的病毒生长及物理的变化过程,为学生提供生动逼真的感性学习材料,帮助学生解决学习中的知识难点。又如,在学习人体组织结构时,通过虚拟现实系统将学生直接带到人体内部了解人身体内部复杂的神经、血管及各个组织器官结构;在学习生物知识时,利用虚拟现实技术展示细胞分裂增殖等复杂的生命活动。

（三）超级综合模拟人技术

超级综合模拟人(Human Patient Simulator, HPS)代表当代各种水平的临床医护工作者的医学教学最新艺术的模拟技术。复杂的人体生理学和药理学数学模型使得 HPS 对临床医护工作者的医疗操作能自动地应答。由于 HPS 的心肺系统和药物的血液动力学在生理上以独立的形式表现,故能完全具备成人的特征。

1. HPS 的优点

HPS 是迄今为止世界上最先进的综合模拟人——集心血管系统、呼吸系统、药代动力学系统、神经系统、泌尿生殖系统等生理学功能、病理生理学功能、药理学功能以及广泛的治疗方法于一体,让模型人能够实时模拟出真实人体的各种症状、体征和对各种操作的反应。

（1）完全生理驱动性：各项操作模型人能够完全感知，并作出符合临床实际情况的相应反应，能够更好地应用于临床和护理的综合思维教学，让老师能够脱离计算机的控制，投入身心于教学中，要求模拟人能够自动地感知学生的操作，使用者的界面可以控制病情，在学生实际的病情救护过程中教师可随意调节病人的症状，根据学生的救治情况加重或减轻患者的病情。

（2）模拟人眼睑可自主眨动，瞳孔具有对光反射功能。

（3）强大的药代动力学和药物识别功能，可模仿临床真实用药，模型人自动产生反馈，对操作者非必需或不正确的投药，HPS 会自动地做出相应的反应，同样对剂量过量或过低也会做出反应。

（4）强大的软件及软件编辑系统：HPS 具有复杂的数学模型，软件集成大量临床真实数据，预设多种不同年龄、性别的生理参数和病史的患者，60 余种临床常见药物，80 余种心血管系统、呼吸系统、体液系统和其他参数，数字监护窗的设定提供实时显示生命体征、血气、药物的摄入和其他生理指标。预设多种临床常见急危重症模拟病案，为实际教学带来便捷。模型对使用者的行动和介入有明确的生理和药物反应。使用者可容易地调节 HPS 预置的病例，或创建他们自己需要的病例。HPS 使得使用者可以学习预置病例、按需病例及调节两者满足特殊学习科目的需要。

（5）首屈一指的麻醉学功能：可连接真实的麻醉机，可真实使用氮氧化合物或挥发性麻醉药物，拇指的反射性抽动可体现周围神经系统对神经肌肉阻滞药物的反应，BIS 监测系统可监测在麻醉下的意识状态。

2. HPS 在护理教学上的优势

HPS 能够实时模拟出真实人体的各种症状、体征和对各种操作的反应，创造了一个全功能的临床模拟教学环境，提供给学生全新的实践体验。

（1）模拟系统显示的生理参数相互关联，体现智能化的教学模块。

模拟系统中各项生理参数的设计都应是相互关联的生理驱动系统，在教学中无论是正确、错误的还是无效的操作，模拟系统都会自动出现相应的反应，它可以使学生完全处在一种真实治疗病人的情景中，同时可避免因为教师授课时在软件上设置不及时或者因为经验的缺乏而没有预先设置相关的病情变化，传递错误的信息给学生。因此在模拟系统的功能上，体现了智能化的教学系统，模拟人具有仿真人反应，例如，眼睛能够眨动、瞳孔有对光反射功能等，这样有利于学生很快进行病人状况的评估，可以很好地培养学生的临床思维和判断能力。

（2）突出培养护理学生的综合思维能力，兼顾护理各项技能的培养。

模拟系统能够营造出一个真实多变的临床环境，可以培养学生在面临危急情况下运用自己掌握的护理知识去救护病人的动手能力，并在反复综合训练中提升自己的评估能力和解决问题的能力。因此，模拟系统具备所有护理专业训练局部模型能够实现的功能模块，可以进行护理各项技能的训练，同时，可将病人的病理生理状态和护理技术操作的意义体现出来，例如：在练习导尿术的功能模块上，模拟系统满足"练习专科护理操作，男女外生殖器可以互换，由病情自动控制尿量的泌尿生殖系统，可调节各种药物的廓清率（药物通过肾和肝脏排出）"等要求，这样，可以将导尿的练习操作与病人的病情联系起来，有利于培养学生的综合思维能力。

（3）模拟系统操作使用简便，通过鼠标点击即可实现教学用功能模块。

智能化的模拟系统可以使带教教师专注于教学，而不局限在计算机的操作上。国外成熟的教学模式"简短理论讲授＋单项技能训练＋综合场景实训＋讨论提高"表明，一个仿真人模拟系统，可以用客观的事件记录学生的所有操作，供学生从自己的错误中总结经验教训，也便于教师进行评估；教学用到的功能，不需要二次开发即可以直接使用，不需要老师掌握很深奥的计算机编程知识以及全面的医学/护理知识，尤其在护理教学上，不能要求每一位教师都能够像临床医生一样，很完整地预设每一种疾病的所有并发症和综合征，提前用程序语言写进电脑。所以，在这个功能模块上模拟系统能够根据实际的临床病情自动反映学生的操作正确与否，模拟人和操作系统完全互动，而不是在软件上设计好，模拟人按照软件设计的结果来反应。模拟人的变化单纯由操作者在计算机或"蓝牙掌上电脑"上进行点击实现。

（4）能够反映一些临床上少见的病例，能够体现急症在不同人群中救治方法的比较。

高端急救模拟系统带给教学的是一个平台的作用，通过这个平台，可以让学生了解一些在临床上较少见的病例，也可以利用模拟系统自身预设的病例，进行急症在不同人群中不同救治方法的比较，例如：可以同时展现老年救助问题、伤员救助问题、孕妇救助问题和小儿救助问题等。模拟系统本身自带的多个不同情况的人群、多种综合护理教学的案例，可模拟不同状态下、不同年龄、不同人种的发病情况。

（5）软件系统和模拟人实现人机分离，更优化地配套利用好资源。

HPS 的使用不受场地的限制，可以单独把软件工作站带到多媒体教室，与投影仪相连接。软件系统可以脱离模拟人独立运行，进行大课的示教和模拟病例的讨论，从而尽可能地提高高端模型的使用率，争取更好的教学效果。

3. 国内护理院校使用 HPS 系统情况

自 2004 年初美国 METI 科技产品导入中国大陆市场以来，立即得到广大医学/护理教务工作者的一致认可和支持。像许多发达国家一样，购置美国 METI 科技产品，营造科技型的高端实验场所，让学员置身于真实临床环境，培养学员综合临床思维能力及操作能力。截至 2010 年 1 月已实现装机量 118 台，其中超级综合模拟人 HPS 装机量达 17 台。

目前，国内使用 HPS 的护理院校包括中山大学护理学院、南京中医药大学护理学院、上海医药高等专科学校护理系、首都医科大学护理学院、北京大学护理学院、四川大学华西临床医学院、山西医科大学、杭州师范大学护理学院等。

目前国内能够很好地使用 HPS 用于教学的有北京大学北大医院、北医三院和首都医科大学宣武医院，尤其是宣武医院，在 2004 年就承担了北京市大部分危重症监护医生/护士的培训，取得了很好的社会效益。该院还以"Training the trainer"的继续教育项目向全国招收培训学员，并利用培训之机进行模拟教育研究。宣武医院的 HPS 模拟人在 2004 年本科教学评估中得到评估专家的一致认可，本科教学评估以"优秀"的成绩通过。

总之，虚拟技术在学习中可把教学中的抽象内容真实形象地表现出来，从而使学生真正参与到教学活动中，这是传统"黑板＋粉笔"所不能比拟的。

第十二章 医院信息系统的运行和维护

第一节 医院信息系统运行维护的目的和内容

一、医院信息系统运行管理的基本目的

（一）保持系统稳定性

医院信息系统运行后，系统的内外环境时刻都在发生变化，通过运行管理工作，可随时将系统运行的结果与标准进行比较，当发现有超越允许范围的偏差时，及时采取必要的纠正措施，以使系统的运行趋于相对稳定。

（二）保持系统先进性

系统运行一定时间后，变化着的内外环境，使系统的缺点、错误、偏差均反映出来，另外实际应用需求也可能会对系统提出新的要求。因此，需要在系统日常运行管理中及时发现问题，正确作出判断，提出适应新环境和新需求的更先进的系统改进方案。

（三）保持系统高效性

随着系统运行时间的延长，数据容量将不断增加，加之因操作错误或因系统缺陷使系统内产生垃圾数据，导致网络的运行变慢、吞吐量降低，因此，系统管理人员必须经常查看后台数据。医院计算机网络系统管理是为了保障系统建设和应用，保障系统功能的正常发挥，保障运行环境和信息的安全，满足各工作站操作和维护等全部活动的正常进行。需成立相应的管理机构进行系统运行管理的组织与实施。

二、医院信息系统运行管理的内容

（一）信息系统日常运行的管理

医院信息系统投入使用后日常运行的管理工作量巨大，必须完成数据的记录、例行的信息处理及服务工作、计算机本身的运行与维护、系统的安全管理等 4 项任务。信息系统的日常管理工作是十分繁重的，不能掉以轻心。特别要注意的是，信息系统的管理绝不只是对机器的管理，对机器的管理只是整个管理工作的一部分，更重要的是对人员、数据及软件的管理。

（二）信息系统运行情况的记录

包括有关工作量的信息、工作的效率、系统所提供的信息服务的质量、系统的维护修改情况、系统的故障情况等。

（三）对系统运行情况的检查与评价

（1）系统是否达到预定目标，目标是否需作修改。

（2）系统的适应性、安全性评价。

（3）系统的效益评价。

三、医院信息系统运行管理的组织与实施

（一）成立相应的管理机构

系统运行管理的一个基本前提就是要有完善的组织机构，管理机构所设计的组织管理方法越是能反映组织机构中部门或岗位的管理职责，就越有利于发现系统运行中的偏差和纠正偏差。目前，各医院为了确保信息系统的正常运行，相继成立了信息化建设领导小组（委员会），并设立了信息科（中心）或网络中心。医院信息系统的运行管理和维护工作主要由信息科完成。但是，医疗信息系统涉及医院医、药、护、技、管及人、财、物诸多方面，有些工作任务是信息科或网络中心无法完成的，必须由相关的职能部门参与。因此，设立相应的运行管理组织是有必要的。

（二）配备相应的专职技术人员

系统运行管理过程中，针对不同的岗位职责，应配备相应的职能人员，如计算机操作员，基础数据录入员，软件、硬件、数据库维护人员，他们应掌握设备的基本性能、操作运行过程、硬件的检修、系统软件的维护技术等。

（三）制定相应的管理制度

医院信息系统中的相当部分数据是涉及患者生命安全的，因此，保证系统内的信息准确可靠非常重要。非维护操作人员如果不熟悉系统性能或缺乏专业知识，其上机操作不仅会破坏系统功能，而且有可能干扰诊疗工作，因此必须制定严格的操作管理制度。

四、医院信息系统监查

随着信息技术和通信技术的快速发展，医院信息系统也取得了长足的发展，但与此同时信息系统规模庞大、依存度高，系统安全和网络安全受到的威胁增大，软硬件故障、计算机犯罪、隐私泄露等情况都有可能发生。这些问题会导致用户满意度降低，系统供应方服务水平下降等。为了有效抑制这些现象的发生，系统用户或者经营方需要有隐患意识，并花费一定的时间和精力对整个系统进行监查。监查人员需要满足以下几点：① 保证监查的可靠性、安全性和效率性；② 监查人要做到独立客观；③ 对信息系统进行综合监查与评价；④ 为部门领导提供系统改善和指导事项报告书，促进医院信息化健康发展。

第二节　医院信息系统软硬件的维护管理

一、硬件维护

医院硬件系统维护要求维护人员具备一些相关知识。维护人员要熟悉机器的配置、故障发生场合和应对方法，掌握故障维护的基本知识以及维修时间。医院系统的特殊性要求系统的维护必须保证医院系统 24 小时能够不间断工作，在故障发生以后要及时通知相关部门的管理人员，针对故障发生的频度和场合选择不同的对策。硬件维护人员需要对维护成

本、维修时间做好风险预测,制定风向表。医院系统数量众多、结构复杂,需要维护人员对系统设备的配置场所、配置环境有整体了解;在维修人员管理上,维护和维修工作可以分开管理,即由不同的人负责,但是一定要将医院各科室维修工作责任到人,防止保修时互相推诿,保证在出现问题时能直接找到相关责任人。在系统正常工作期间,要求维护人员定期检查系统和设备,比如可以对自己负责维护的计算机每个月检查一次,并做好维护工作记录。遇到小故障可以当场解决,出现大的故障一定要及时报告医院设备科,视情况进行处理。

二、软件维护

一个软件交付使用后,就须保证其在相当长的一段时期内正常运行,对软件的维护就成为必不可少的一项工作。软件维护的关键任务是通过各种必要的维护活动使系统持久地满足用户的需求。通常有 4 类维护活动:

(1) 改正性维护:也就是诊断和改正在使用过程中发现的软件错误。

(2) 适应性维护:即修改软件以适应环境的变化。

(3) 完善性维护:即根据用户的要求改进或扩充软件使它更完善。

(4) 预防性维护:即修改软件为将来的维护活动作预先准备。

医院各子系统在正式上线前已征求各使用部门的意见,对程序进行了本地化修改,使之更符合医院的工作流程。但正式运行后,应用人员会根据工作中遇到的问题向维护人员提出修改意见,其中有的是软件错误或性能上的缺陷,有的则是对软件提出的新的功能与性能要求。建立良好的程序维护档案可减少今后软件维护工作量,降低程序出错率,提高软件的可理解性、可修改性及可移植性。首先用户要向维护人员提交软件维护申请报告,对于程序出错,应由维护人员修改,而系统功能的修改,应由用户、技术人员讨论决定后再作修改。任务完成后,将修改程序的日期、维护人员的姓名、修改内容等写入软件维护档案,从而提高软件的可维护性。作为维护人员,需不断提高自身的专业技术水平,及时、到位地完成系统维护工作。

软件的一元化管理要求对软件系统进行维护时符合以下规则:① 对软件系统程序的修改要尽可能减少对其他系统的影响;② 对多个系统共同使用的词典或模板、客户端程序、数据表格管理等,程序的更新一定要对新系统进行重新验证,确认没有问题后才能算作更新成功;③ 保证新旧系统的兼容性,避免出现新旧系统不能兼容的情况。

医院软件系统维护要求维护人员做到以下几点:

(1) 整体把握系统的运行状态,对系统构造要非常熟悉:这是因为医院临床工作不分白天黑夜、节假日,系统运行不能间断,而问题可能出现在任何时间段,问题的性质又是各式各样的,如果对系统不是非常了解,出现问题不能得到及时解决,势必会影响医疗工作的正常进行。

(2) 子系统管理框图:为便于管理与维护工作,系统维护人员应根据本单位系统应用现状,分门别类建立一套科学、规范的子系统管理框架图,确保系统维护及时快捷和准确无误。

(3) 创建维护管理日志,对软件程序或功能的修改做好记录:制作数据库的构造、功能制作的详细内容说明,为后续的系统维护工作提供便利。

(4) 对软件系统的维护和更新要及时通知相关人员,包括负责人和系统使用人员:系统维护过程中做好和使用者的沟通,要清楚地认识到系统的维护需要各科室、各部门相互合作,共同努力。

第三节　数据及各种词典的维护管理

一、概述

在数据库中的数据分为两种：相对固定的数据和经常需要变动的数据。相对固定的数据有病名编码表和费目单价表；经常需要变更的数据主要为患者就诊的履历，需要随时进行改变和追加。

相对固定的数据一般称为主文件（master file），经常需要变更的数据一般称为事务文件（transaction file）。前者称为主文件的原因是其文件结构和包含在其中的数据项目对系统的功能起着决定性的作用。

事务（transaction）是信息工程术语，指的是一连串不能分割的处理行为。各种各样的事务都会用到这种语言，例如发电报（发信到接收作为一个事务，确认收信后就是事务接收）。在数据库处理中一连串的处理也被称为事务，例如处方医嘱事务（从输入医嘱信息，到将医嘱内的所有信息全部写入数据库为止作为一个事务）。事务处理过程中如发生停电等系统故障，这时数据的保存就有可能出现误差，系统故障之前的医嘱信息处方等的重新运转就比较危险。针对这种情况，就需要设计一个终端事务以处理这种不完全状态，进行数据的全部复原。在医院信息系统中，所有的写入都需要事务处理。从 20 世纪 80 年代后半期开始，所开发的医院信息系统中都使用了事务处理的数据库引擎。使用数据库引擎创建用于联机事务处理或联机分析处理数据的关系数据库。这包括创建用于存储数据的表和用于查看、管理和保护数据安全的数据库对象（如索引、视图和存储过程）。

但是，许多使用简单数据库引擎的系统是不具备事务功能的，这样的数据库引擎负担相对较轻并且便宜。目前正在大力推进用户友好界面的开发，用户可以按需自由构建简单的系统数据库工具，同时以个人或者小诊所为对象的电子病历系统也正在开发。通过判断是否具备事务处理功能，可知道系统的可靠性和成本这两方面的差别。

二、数据的备份和维护管理

在医疗机构的信息处理部门中，医疗信息工程人员的工作是进行数据的备份、删除以及复原等日常业务的处理，这一连串的工作在正常情况下是自动化完成的。对于数据的管理部门来说，数据的备份、删除以及复原等日常业务处理是最繁琐的工作，因为在客户端服务器信息处理中，与主框架相比，上面这些业务处理由于不是自动化进行的，所以在管理上更需要人员的投入。

这些作业的意义以及作业时的注意事项：

1. 备份

最重要的是及时确认所有作业的正常结束。大多数医疗机构根据事先设定的日程表进行数据备份，基本的备份都能正常结束。除了需要及时确认作业结束，数据量等指标都需要及时备份在数据库中，这些都是非常重要的。

2. 删除

通常需要使用的删除流程：首先是数据库备份，然后从数据库中删除日期等对象数据，最后进行数据库的卸载和复原。第二步中的删除考虑到时间效率,使用空磁盘进行处理的情况非常多,这时需要确认是否正常结束。

3. 复原(卸载、重装处理、数据库的重构)

随着数据量的增加,系统的相应速度就会下降。严格讲,反应速度依赖于数据存储地址与目标地址之间的距离长短,与数据本身并没有直接的关系,例如频繁添加和删除可变数据的数据库,即使数据量不变,其反应速度也会变慢。数据量增加对反应速度下降的影响程度,依赖于所使用的数据库引擎和数据构造等。但是一般在出现速度下降的情况时,最初考虑的策略就是卸载和修复。

医院信息系统都是 24 小时工作的,但是进行以上操作时必然要停止相关系统的运行,此时可以运用写入静止模式进行备份。对于诊疗影响最少的时间段一般是凌晨 3:00—5:00,但是不能在这个时间段一直进行数据的删除和复原工作。实际上考虑到修复工作所需时间和负责人的身体状况,一般设在晚上 10 点以后停止系统运行,进行以上工作。按月向医院相关部门提交作业日程报告,并告知院内的相关部门。

三、词典类的维护

数据词典存放数据库中有关数据资源的文件说明、报告、控制及检测等信息,大部分是对数据库本身进行监控的基本信息。所描述的数据范围包括数据项、记录、文件、子模式、模式、数据库、数据用途、数据来源、数据处理方式、事务作业、应用模块及用户等。在数据词典中对数据所作的规范说明应包括:

(1) 符号: 即给每一数据项一个唯一的简短标签。

(2) 标识符: 即标志数据项的名字,亦具唯一性。

(3) 注解信息: 即描述每一数据项的确切含义。

(4) 技术信息: 用于计算机处理,包括数据位数、数据类型、数据精度、变化范围、存取方法、数据处理设备以及数据处理的计算机语言等。

(5) 检索信息: 即列出各种起检索作用的数据数值清单、目录。

在医学信息学领域所提到的词典类的主文件分为两大类: 一类以病名和药名词典的原始数据为对象;另一类以控制与医务相关业务的费目单价类主文件的运用为对象。前者是编码诊疗数据时使用的最基本的原始数据词典,这个词典使得不同医疗机构之间的标准化更加便捷。词典内容(包括病名、手术、处理、药名等)可随时更新,也可以通过网络下载。信息共享、信息公开以及使用这些标准码是获取最新信息的重要方式。

主文件的管理比较容易,通常使用的是主版本管理。许多医疗机构都使用自己医院的编码,有自己的主文件,这时就需要使用标准码的格式进行系统变更。例如,以往保存的病名,多种病名共存,同样的病案有不同的表现,每个医师的处理方式都有所不同,对同一病种从不同的角度来看都会有不同的表现和结果。将病情描述转换成标准化的编码是困难而复杂的工作,这种情况下系统管理中相关信息职责部门要协助医师统一病名的变换,此时最为重要的是明确所使用的标准码的含义。

修改词典的时候需要进行相关的测试,词典内的数值需要相应部门进行负责和检查,整体测试由医疗信息工程人员负责。作为医疗信息工程人员,需要注意以下两点:① 确认综合测试中所使用的测试数据;② 事前制定判断测试结果是否正确的标准并通知参加测试人员,同时也要求具有严密的计划能力和管理能力,因为系统应用后即使发现系统数据有遗漏也无法返回和修补。

第四节　医院信息系统应用时的维护管理

一、系统的日常维护管理

虽然医院信息系统的目标是实现无纸化,但是在系统的日常应用中,不能完全抛弃纸张,一旦计算机系统出现故障,不能影响医疗过程,所以需要手工、纸张来代替。还有如发票、紧急对策手册、广播通知防止患者骚动、对医院员工的告示等也要使用纸张。在对系统的日常应用进行记录时,也要分为两种:事先计划事项的记录和突发事项的记录,这两者的共同点是对所进行的内容进行正常结束确认,然后保留记录。

病历的电子化存储要做到真正性、可读性和保存性,因此对使用者进行管理时要注意这两方面:静态管理和动态管理。使用者登录和用户权限等基本上不会变化的管理称静态管理;分配了密码之后,使用者使用自己的密码登录后的管理称动态管理。这些管理的评判标准可归纳为"5W1H(who,when,what,to whom,why,how)"。

医院信息系统在应用时总是以确保安全为第一目标,应做到以下几点:机密性(Confidentiality),确保只有具有访问权限的人才能访问信息;安全性(Integrity),安全维护信息及处理方法的正确性和其完整状态;可用性(Availability),确保具有权限的使用者在必要时可以访问信息及关联支持。若有使用者离职、转岗或其他原因造成需要删除使用者权限时,可以考虑将其数据转移到其他数据库里或者采取其他办法暂时停止其使用。因为医师在很多情况下会转到其他岗位又转回来,完全删除就相对麻烦。

二、系统故障的排查

医院信息系统在日夜不停地运行过程中,发生一些故障是在所难免的,系统故障通常有三种:硬件故障、软件故障,以及软件设计错误引起的故障(最不容易发现)。系统开发阶段需要所有的测试(单体测试、结合测试、整个测试)。

硬件故障发生的频率取决于系统和机器的复杂程度,复杂程度越高,故障的频率也越高;对机器的操作人为介入越多,故障发生的频率也越高。关于硬件故障需要考虑以下几点:故障的早期发现、迅速把握故障的程度以及对诊疗的影响、在最短的时间内作出最合适的解决方案以及将故障范围降到最低。一旦医院信息系统发生故障,先进行故障排除,然后进行系统复原,如图 12-1 所示。

首先是排除医院信息系统的故障,按以下四步进行操作:

(1) 对故障内容的把握均以 5W1H 为标准进行评判。

(2) 对故障要素的查询:系统故障主要有三方面原因,即网络系统故障、计算机系统故障和服务器/客户端系统故障。

(3) 紧急状况的辨别:在遇到紧急情况时,必须对故障的优先级进行评判,首先解决最重要、最紧急的问题,然后安排相应的对策。

(4) 向用户报告:向用户提供故障排除的书面报告和记录等。

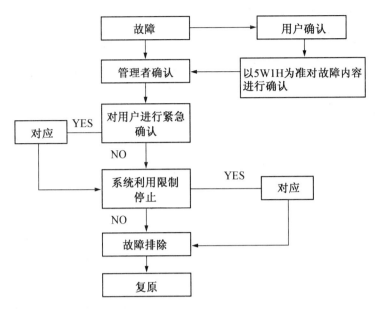

图 12-1　信息系统的复原流程

故障确认之后则要对故障进行记录,一般故障记录包括以下内容:记录日期、记录人、故障发生日期(时刻表示,几点几分)、故障主机名及其操作系统、故障内容、故障原因、处理故障的对策和相关资料等。

三、故障检查方法及系统恢复

由于系统出现故障主要是硬件故障、软件故障、网络系统故障等三个方面,所以针对每个方面给出了相应的原因和检查方法。

(一) 硬件故障的原因和检查方法

计算机是由很多零部件组成的,不论哪个部件出现故障,都会导致计算机运行出现异常。用户可首先根据机器的使用说明书对故障进行检查维修,但应注意不要擅自对机器的零部件进行修理,避免在保修时由于人为的痕迹无法保修。

机器硬件出现故障时,首先从外观上对故障进行检查,主要包括以下五个方面:机器所有的插线是否连接好;机器是否出现异常的声音;机器是否冒烟;机器有无异常的发热;机器是否散发异味。

(二) 软件故障的原因和检查方法

系统软件存在的故障,大部分是编程时的设计缺陷。软件运行时会经常出现 Bug(漏洞),有些 Bug 影响较小,用户几乎不会察觉;有些 Bug 影响较大,有可能导致整个软件系统的瘫痪。软件故障主要从以下三个方面进行检查:

1. 应用程序

文字编辑以及计算机类的应用程序最容易出现故障,也是应用程序中最常见的故障,症状表现为"系统本来具有的功能无法实现"、"由于应用程序的故障致使程序异常终止"等。应用程序出现故障时,首先确认哪步操作导致异常的发生,然后在其他机器上重新安装应用程序;若其他机器上也出现了同样的故障,则可判断是应用程序的设计存在缺陷,可联系软件生产商进行维护或者登录其主页查找相关问题的解决方法。

2. 操作系统

操作系统出现故障时,会导致系统异常关机或死机。操作系统的故障,是在日常使用计算机的过程中常常出现的故障,用户可以自行解决。用户也应注意在平时多积累一些解决操作系统故障的方法。

3. 驱动

驱动是在安装与计算机相联的外围设备(如打印机)时进行安装。如果安装外围设备的驱动导致计算机不能正常运行,首先切断外围设备,卸载驱动,检查所装驱动与计算机是否匹配,然后重新进行安装。日常更新驱动的时候也应注意更新的驱动与计算机是否匹配。

计算机上都装有杀毒软件,在软件安装时,常会由于杀毒软件的原因致使软件无法正常安装。在确认所装软件无毒的情况下,可先关闭杀毒软件,然后正常安装软件。

在计算机上安装软件时要慎重,尽量不要随便安装新的软件以免引起系统运行的异常。软件的安装及程序的修改必须做好相关记录,以备出现故障时查找原因。

(三) 网络关联的原因和检查方法

网络相关的故障一般是不能正常访问网络资源,出现此类故障的原因多数为物理因素,网络没接好或者是无线网络没有信号。

进行网络故障的检查时,首先确认网线是否接好,无线网络是否覆盖所需场所,接入点的电源是否接通,可通过以下几条指令对网络状态进行确认:

Ping, traceroute, nslookup, netstat, ifconfig

医院信息系统运行时出现的故障往往是用户最先发现,因此对于软件生产商来说,故障原因的调查以及资料的获取都比较困难。所以一旦出现故障,用户在对以上三个方面的故障进行检查确认之后,最好能认真填写故障检查项目确认表,在重新启动终端前记录检查故障的各类项目,并将故障的画面硬拷贝下来;在重新启动终端时记录启动的方法并将画面硬拷贝下来。

医院信息系统出现故障时,往往会给医院内的人带来慌乱,此时一定要注意对故障的检查不要出现遗漏。平时,在出现故障前就应该有相关人员共同商讨出可能出现的故障及其解决流程,将其做成手册发放给各科室、各部门的工作人员。一旦出现故障,院内人员可按照手册迅速对故障进行检查处理。图 12-2 是医院网络信息数据系统故障应急处理流程。

医院在日常运营时应该加强对医护工作人员应对故障的培训。医院在引进新系统时,通常会对系统的操作进行培训,但很少有医院能对系统出现故障时的解决对策进行培训。虽然由于医院内的系统 24 小时不停地运行,医院可能没有机会强行制造故障对医护人员进行培训,但可以与有关部门商讨决定,进行模拟培训,以备信息系统真正出现故障时,可以沉着、冷静、迅速地作出相关对策,在尽量不影响患者诊疗的前提下快速解决问题。

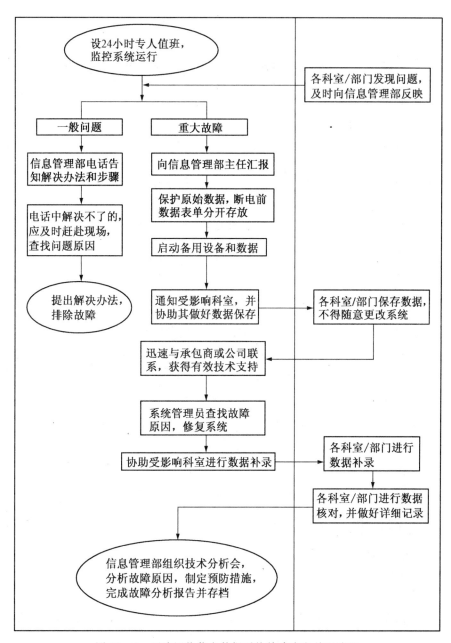

图 12 - 2　医院网络信息数据系统故障应急处理流程

附　录　"移动护理信息系统"用户手册

一、系统简介

护理信息系统(以下称护理电子病历)结合国内外最新的护理理念和护理工作流程,覆盖了医院内护士的所有工作内容。根据护理的特点,护理电子病历在不同的终端上完成不同的信息化护理工作,因此护理电子病历由两大部分组成:PC 系统和移动终端系统。

根据不同护理工作人员的需要,护理电子病历系统包括三大模块:护士站、护理电子病历以及护理管理。

二、护理信息系统之移动工作站(MC55 客户端)

MC55 移动终端操作业务多为护士对病人床头做的业务,利用 MC55 的条形码扫描枪轻便的可移动性能,护理工作人员可以在全病区范围内完成准确的病人定位、药品定位,以及实时数据采集等,此类业务如病人医嘱执行、报告查询以及病人生命体征采集等。

(一) 系统登录

点击开始→移动护理,进入登录界面(附图 1)。

点击最下面中间的"拼"字,调出输入用的软键盘;当然也可以使用 MC55 上的功能键加上小键盘数字输入工号和密码进行登陆(附图 2)。

在用户代码和口令中分别输入工号和密码进入移动护理信息系统。

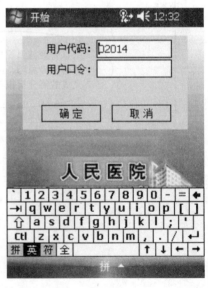

附图 1　　　　　　　　　　　　　　　附图 2

（二）病人列表

用户登陆后,显示该用户护士站范围内的在用床位、病人姓名、性别、年龄（附图3），以及一些特殊标记。点击功能菜单,选择帮助,会出现关于特殊符号的解释（附图4、附图5）。

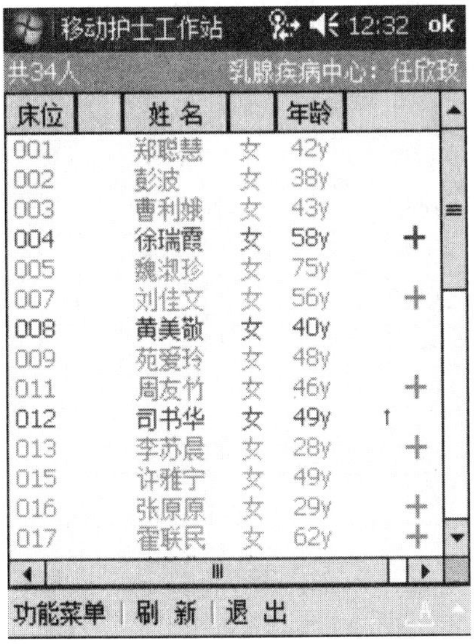

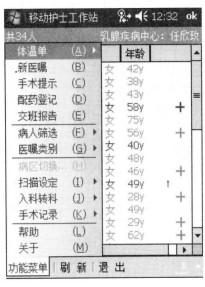

附图3

附图4

（三）基本信息

双击病人进入病人的电子病历,就可以看到病人的基本信息,包括病历号、床号、姓名、性别、年龄、入院时间、入住科室、诊断、主诊医生、医保类别、费用情况等基本信息（附图6）。

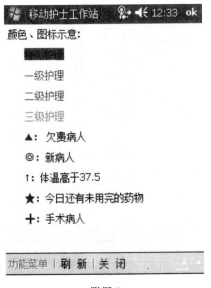

附图5

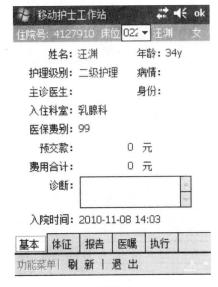

附图6

（四）体征信息

在床位列表的病人姓名上长按触笔,选择"体温单录入"可以进行体温单录入,进行生命体征的采集(附图7)。

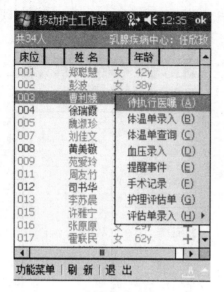

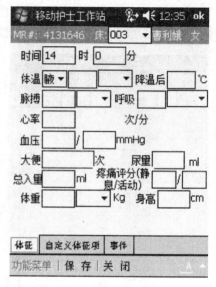

附图7　　　　　　　　　　　　　　附图8

进入后出现如附图8所示的录入界面。

在体征项下点击录入数据的空格会出现类似手机输入的9宫格数字小键盘,方便操作员录入,点击带有下拉菜单符号的可以选择一些特殊事项;点击自定义体征项后出现一些适应各个病区需要录入的特殊项目,可自行编辑项目内容(附图9);点击事件后出现一个录入事件的界面(附图10),该界面只在特殊情况下用得到。

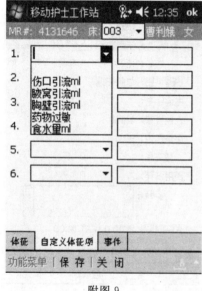

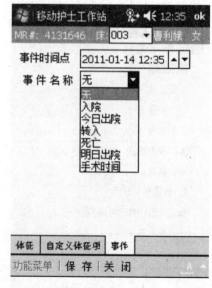

附图9　　　　　　　　　　　　　　附图10

体征项下拉菜单事件:体温事件有拒测和不升,分腋温、口温和肛温;脉搏事件有短绌,当脉搏短绌时触发录入心率事件;呼吸事件有是否用呼吸机;大便事件有灌肠,人工肛门和大便失禁;尿量事件有小便失禁。固定项尿量和总入量以及自定义项的引流类,记录后都会自动记录到前一天。

生命体征值采集完成后,可以通过 PDA 端"体温单查询"功能查询录入完成的生命体征信息(附图 11),同时还能在 PC 端体温单图示中自动生成体温单曲线图。

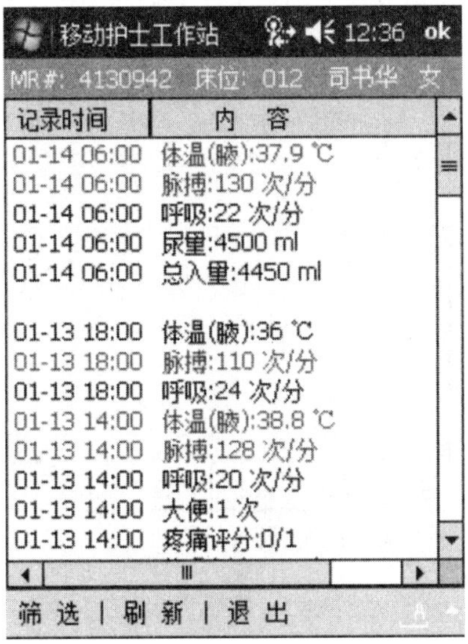

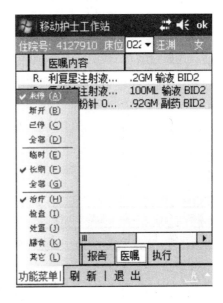

附图 11

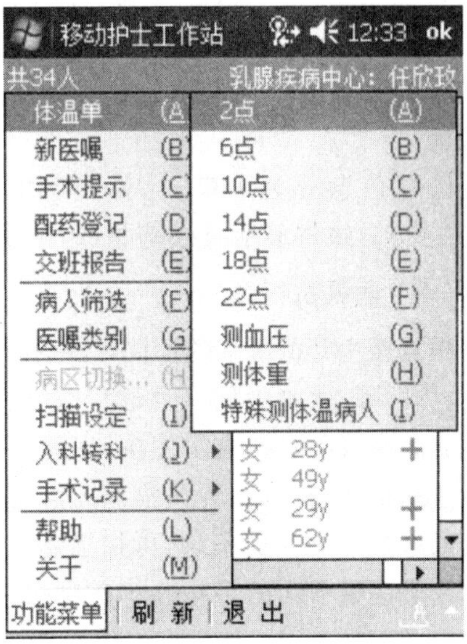

附图 12

在该界面下,我们对一些异常的数据采用红色标记来提醒护士该病人生命体征有异常。

对于一些特殊情况的病人,例如发烧病人、术后病人等,由于需要测量生命体征的次数与正常病人不一样,我们提供了一张特殊体温病人表,分别用不同的标记来区别不同情况的病人,如附图 12、附图 13 所示。

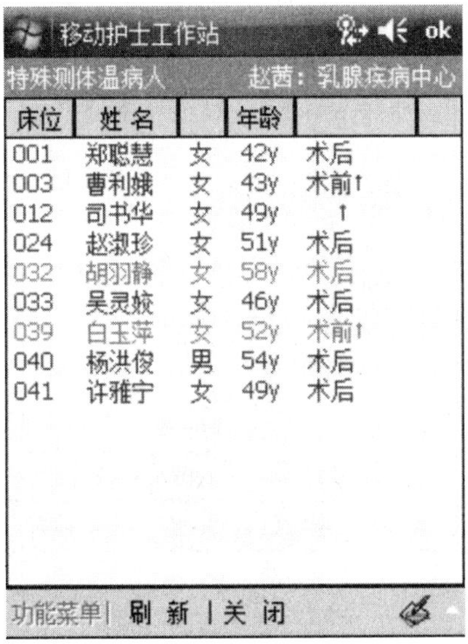

附图 13

附图 14

（五）医嘱查询

双击病人进入病人的电子病历，点击"医嘱"，就可以看到病人的医嘱信息。点击床位旁边的下拉菜单，会出现一个床位列表，可以选择要查看的病人的医嘱信息，这个功能使得护士不需要退出当前界面就可以在不同的病人之间切换查看医嘱，更加快捷，方便。

医嘱信息分为未停、已停（药物、化验，诊疗）（附图 14）。缺省显示有效药物（附图 15）。

（六）医嘱执行

根据医生开的医嘱的不同，医嘱执行也分三类处理：药物医嘱，化验医嘱以及诊疗医嘱。药物医嘱以及化验医嘱双条码扫描匹配执行（附图 16）。药物医嘱通过扫描药物条码，再扫描病人腕带来执行；化验医嘱通过扫描化验类条码，再扫描病人腕带来执行，与药物类医嘱不同的是化验类医嘱可以同时扫描多条化验类医嘱条码再扫描病人腕带来执行，这样做方

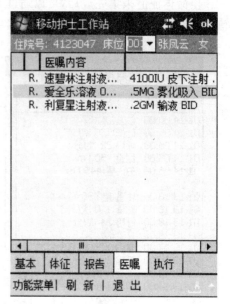

附图 15

便了护士工作，提高护士的工作效率的同时又不会出差错；诊疗医嘱执行，先要选择功能菜单中的扫描设定，选择显示病人小治疗信息，然后扫描病人腕带，选中需要执行的医嘱，点击执行，结束后再扫描病人腕带确定执行结束。分别可以在 PC 和 PDA 端查看执行明细。

进入病人床位列表页面后方能进行条码扫描工作。

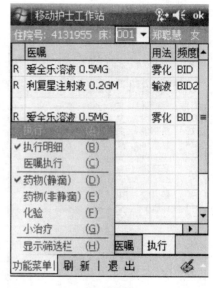

附图 16　　　　　　　　　　　　　　　附图 17

双击病人进入病人电子病历后，选择执行功能菜单，可以查看该病人的执行明细，分别根据药物（静滴）、药物（非静滴）、化验和小治疗来筛选（附图 17）。

（七）药物医嘱（双条码）

药物医嘱的执行需要正确确定病人和药物对象。护理电子病历要求每一次执行都需要双条码扫描。扫描病人药物条码确定需要使用的药物,再扫描病人腕带确定病人对象,正确确定药物对象（附图18）。

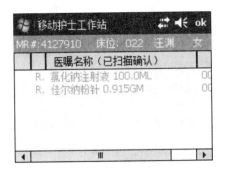
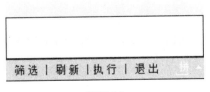

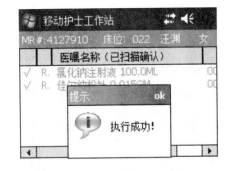
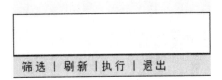

附图18　　　　　　　　　　　　　　　　附图19

扫描药物条码后,再次扫描病人腕带,如果两者匹配,并且符合医嘱执行要求,即正确的病人、正确的时间、正确的剂量、正确的药物、正确的途径,如附图19所示。附图20、附图21、附图22、附图23为一些执行未成功的报错界面。

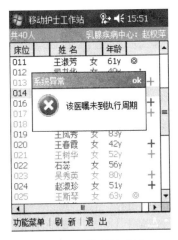

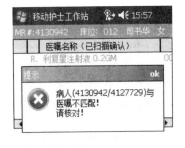
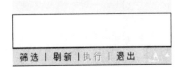

附图20　错误的时间　　　　附图21　错误的药物　　　　附图22　错误的病人

（八）护理文书

在床位列表上用触笔长按某个病人,将出现菜单,选择菜单的最后一项:评估单录入,可以进行医院目前的一些业务单据的录入工作（附图24）。

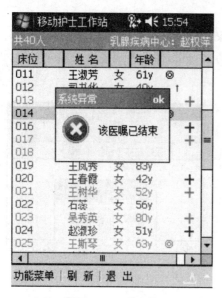

附图 23　医嘱已停

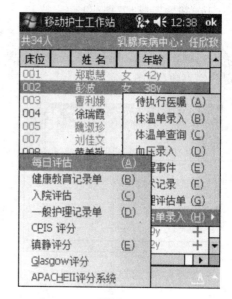

附图 24

医院要求用 PDA 记录护理文书内容必须开始前扫描病人腕带,结束后扫描病人腕带,来记录工作时间。

1. 健康教育记录单

健康教育评价单是当护士进行健康教育时,记录健康教育的涉及点、讲解受众和效果评价的业务单据。

用户点选评估单录入→健康教育评价单,进入如附图 25 所示界面。扫描病人腕带,进入录入界面(附图 26)。

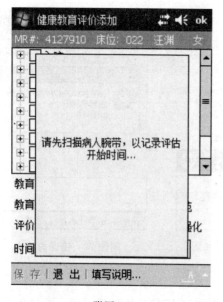

附图 25

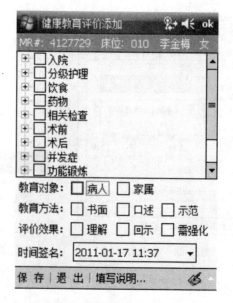

附图 26

如附图 27 所示为健康教育记录单的填写说明。

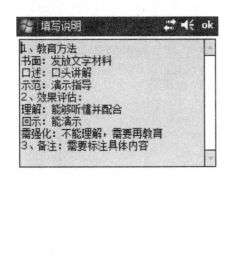

附图 27

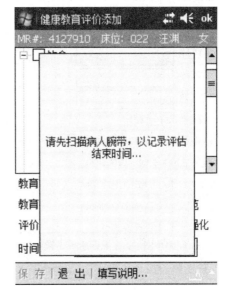

附图 28

根据实际情况，从树状菜单中勾选教育项目、教育对象和效果评价，完成后点击保存，跳出要求扫描病人腕带的界面（附图 28），扫描成功后保存录入内容（用树状菜单和勾选模式，适合在 PDA 上操作）。可以分别在 PDA 或者 PC 端查看录入的健康教育内容（附图 29）。

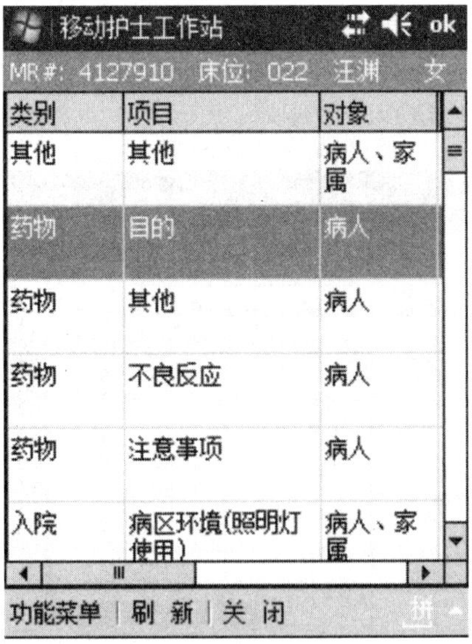

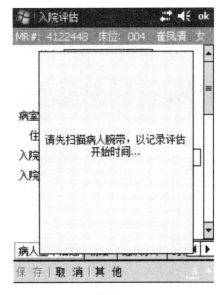

附图 29

附图 30

2. 入院评估

用户点选评估单录入→入院评估，记录病人入院评估。首先要通过扫描病人腕带来记录开始时间（附图 30），然后进入录入界面，用户可以在下方 Tab 页选择评估的大类（附图 31），然后再在该类的小项中进行点击选择，完成评估后，扫描病人腕带，记录结束时间。

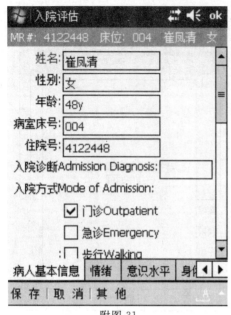

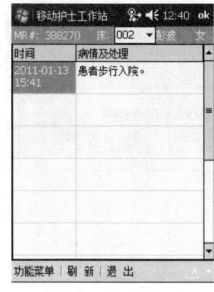

附图 31   附图 32

3．一般护理记录单

用户点选评估单录入→一般护理记录单，调出一般护理记录单录入界面。选择功能菜单——新建，来创建新的一般护理记录单；选择编辑，用来编辑已经录入的一般护理记录单；选择查询，用来查阅一个时间段内的一般护理记录单（附图 32 和附图 33）。

MC55 提供了各种不同的输入法让用户来选择，点击最右下角的小三角，调出输入法选择界面（附图 34）。在一般护理记录单上有"插入模板"、"插入评估"和"插入体征"3 个功能（附图 35），分别用于插入一般护理记录单模板、每日评估和生命体征。

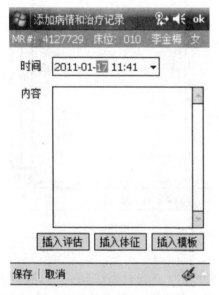

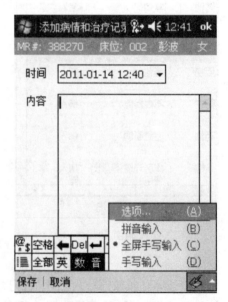

附图 33   附图 34　选择输入法

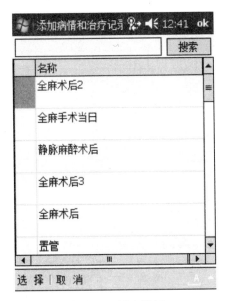

附图35　插入模板

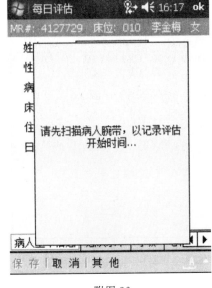

，附图36

4．每日评估

用户点选评估单录入→每日评估，调出每日评估录入界面，扫描病人腕带来记录开始时间（附图36），然后进入录入界面，用户可以在下方 Tab 页选择评估的大类（附图37），然后再在该类的小项中进行点击选择，完成评估后，扫描病人腕带，记录结束时间。

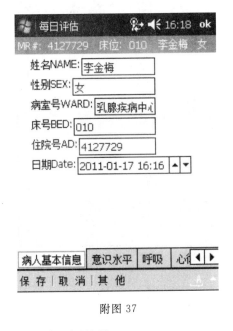

附图37

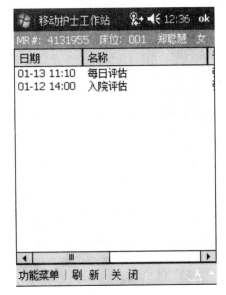

附图38

5．护理评估单

用户点选评估单录入→护理评估单（附图38），可以查阅护士对该病人录入过的各种文书表单以及在该项目上所花费的时间（附图39）。双击一个要查看的报告，点击其他，报告浏览，可以以报告的形式浏览该项评估内容。

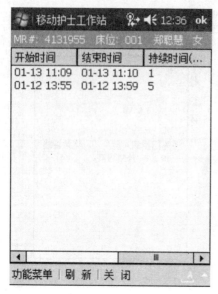

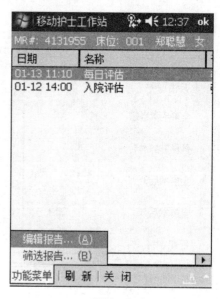

附图 39　　　　　　　　　　　　　　　　附图 40

点击功能菜单可以编辑报告或者筛选报告(附图 40)。一般用户只能编辑自己录入的报告(附图 41),只有特殊权限的用户才能编辑所有报告;筛选报告指的是选择病人某一种报告进行批量查阅。

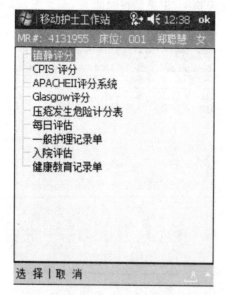

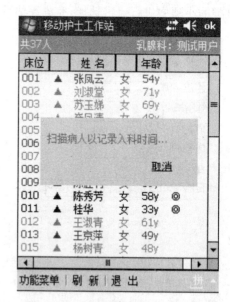

附图 41　　　　　　　　　　　　　　　　附图 42

（九）入科转科

点击功能菜单→入科转科,选择病人入科或者病人转科,然后扫描条码来记录病人入科(附图 42)或者转科的时间(附图 43)。

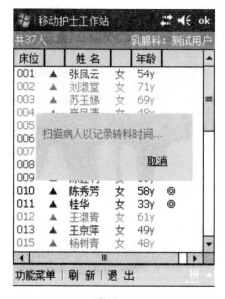

附图 43 ． ． ． ． ． ． ． ． ． ． ． ． ． ． ． ． ． 附图 44

(十) 手术记录

点击功能菜单→手术记录,选择病人去手术时间(附图44)或者回病房时间,扫描条码来记录病人去手术时间或者回病房时间(附图45)。

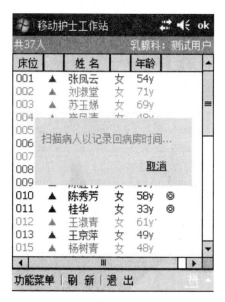

附图 45

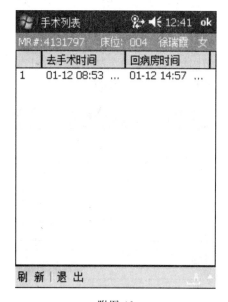

附图 46

在床位列表上用触笔长按某个病人,将出现菜单,选择手术记录,可查看该病人去手术时间和回病房时间(附图46)。

(十一) 巡视扫描

点击功能菜单→扫描设定→巡视扫描(附图47),扫描病人腕带或床头卡,来记录巡视扫描的时间、执行人。当同时需要巡视多个病人时，只要分别扫描病人腕带或者床头卡条码即可，结束后点击取消退出巡视界面（附图48）。

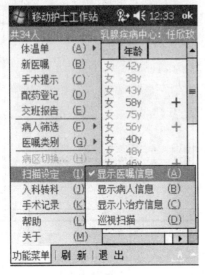

附图47

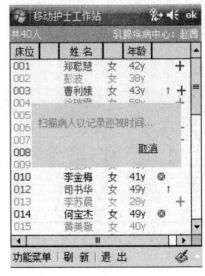

附图48

（十二）中停输液

在病人已执行输液操作的情况下，再次扫描病人当前输液标签，会出现中停输液界面，分别有输液巡视、暂停用药（继续用药功能在暂停用药功能触发后生效）、停止用药、结束用药（附图49）。要使用这些功能必须在备注里选择一个条件（结束用药除外）。暂停用药指的是病人有特殊情况需要暂停当前的用药（继续用药指的是继续之前暂停的用药）；停止用药指的是因为病人有特殊情况需要停止当前的用药；结束用药指的是正常结束用药；输液巡视指的是护士对正在输液的病人进行巡视（附图50）。

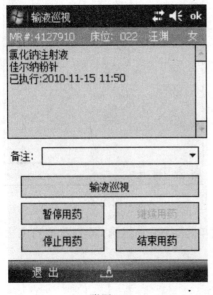

附图49

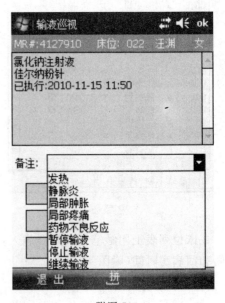

附图50

(十三) 配药登记

点击功能菜单→配药登记,默认是配药人界面,点击进入复核,则进入复核人界面。先由配药人扫描标签条码配药,在该组药前面的"配"下面会打勾(附图51),再由复核人扫描标签条码复核,在该组药前面的"核"下面也会打上勾(附图52)。一组药前面的"配"和"核"两个地方都有勾了表示该组药由配药人完成配药并由复核人完成复核,该组药的配药结束。后台会记录下配药人和复核人工号。

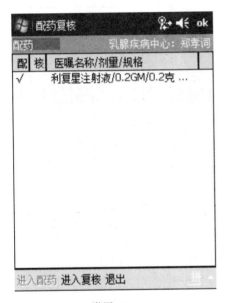

附图51　　　　　　　　　附图52

(十四) 交班报告查询

点击功能菜单→交班报告,可以查看交班报告内容,左上可以选择日期,右上可以选择班别(附图53)。

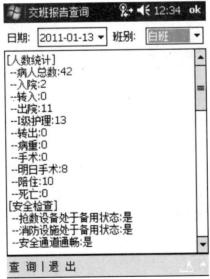

附图53

（十五）病人筛选和医嘱类别

点击功能菜单上病人筛选/医嘱类别（附图 54），可以根据不同的选项类筛选病人或者医嘱（附图 55）。

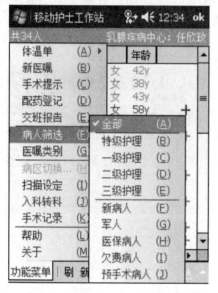

附图 54

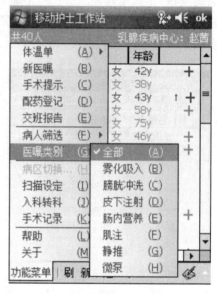

附图 55

（十六）检验标本采集

护士扫描采血管上面的条形码，当一个病人的采血管条码有多个时，就逐个扫描，若不小心重复扫描了，系统会自动提示重复扫描信息。扫描完采血管上的条码后（附图 56），扫描病人腕带以核对身份。提示成功后，开始采血（附图 57）。采血完毕再次扫描病人腕带，采集结束（附图 58）。当需要撤销某个采血项目时，只需扫描采血管上的条码，点击撤销即可（附图 59）。

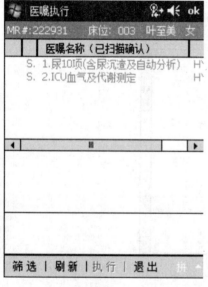

附图 56

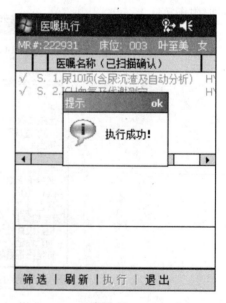

附图 57

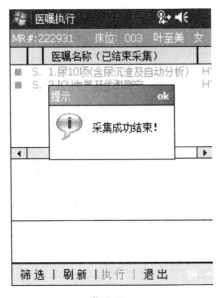

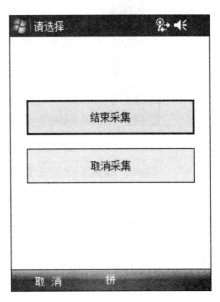

附图 58   附图 59

三、护理信息系统之桌面工作站（PC 客户端）

PC 客户端电脑操作业务多为护士批量处理业务，PC 的处理可以让护理工作人员在更大的屏幕上一次性收集更多的信息，另外，鼠标、键盘、打印机等外设资源让护理工作人员操作起来更为方便，此类业务如批量处理变更医嘱、查看批量执行结果、打印操作等。

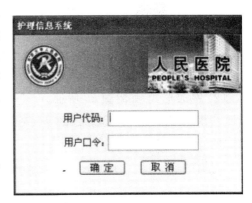

（一）系统登录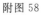

输入工号及密码登陆护士工作站（以后会开放选择科室功能）（附图 60）。

附图 60

（二）护士站

护士站围绕着护理工作人员的日常工作展开，护理工作人员在护士工作站中完成医嘱的执行、病人体征的采集，以及对病人的各项评估评分，如入院评估、每日评估等。

1. 病床平面图

通过病床平面图，可以一手掌握病区的概况信息，例如危重病人、手术病人、一级护理病人、二级护理病人、三级护理病人、过敏病人以及新病人等。

病区平面图可分两种浏览模式，一种为简卡模式，另外一种为列表模式，护理工作人员可以在这两种模式间任意切换。

（1）简卡形式，如附图 61 所示。

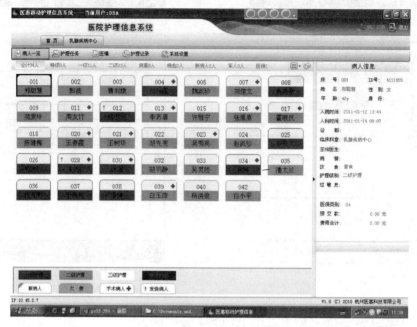

附图 61

a. 图片显示所有的病人，还可以通过点击特级、一级、二级、新病人、军人等按钮显示所需要的信息。

b. 不同的颜色标识患者的护理级别。

c. 选中具体某个病人后，在右边栏中上部可以显示患者基本信息：床号、病历号、姓名、性别、年龄、入院时间、入科时间、诊断、临床科室、主治医生、饮食、护理级别、过敏史和交费情况。

（2）列表形式，如附图 62 所示。

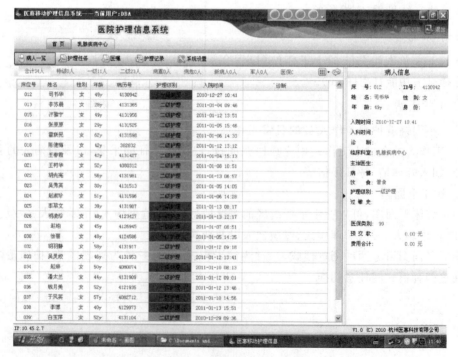

附图 62

在列表形式中,护理工作人员可以点击列表头,完成该列表的排序,例如按护理级别排序,可完成同一类护理级别的排序。

2. 护理任务

(1) 标签打印:在护理电子病历中,为了准确控制用药安全,所有药物都会被条码化。除了中心药房生成并打印的条码外,病区还可以根据自己的需要打印各种用药方式的条码(附图63)。

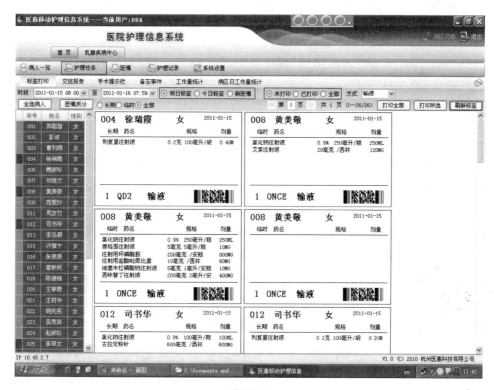

附图 63

① 在时段栏,可以选择需要打印的时间范围,默认是第二天需要的用药。

② 时间栏还可分为明日标签、今日标签和新医嘱三种类型,分别表示第二天需要用药的医嘱、当天需要的用药医嘱以及当天的新医嘱。

③ 打印可分为未打印、已打印和全部的标签,当发生医嘱标签遗失或损坏时,可以在这里完成标签补打。

④ 打印的内容分为以下几种方式,如静注、肌注、输液、雾化吸入等,选择需要打印的给药方式(附图64)。

⑤ 病人的标签选择有多种方式,"全选病人"批量打印标签,一般用在第二天的标签统打;在左边的病人联中局部选择部分病人后打印选中病人的标签(通过按住 Ctrl,可以选择多个病人);直接在右边主操作区选中病人标签后打印选中的标签。

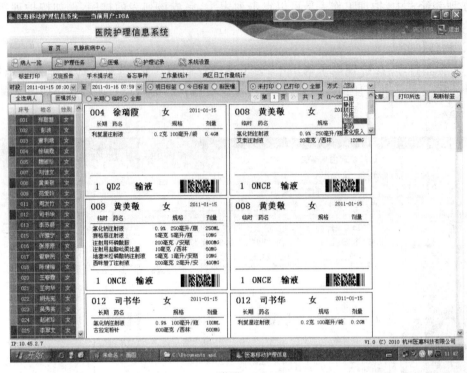

附图 64

（2）体温单录入

① 批量浏览，可以浏览整个病区各个时间点对生命体征值的采集情况，符合权限的护理工作人员可以对其修改以及补录缺少的体征值（附图 65）。

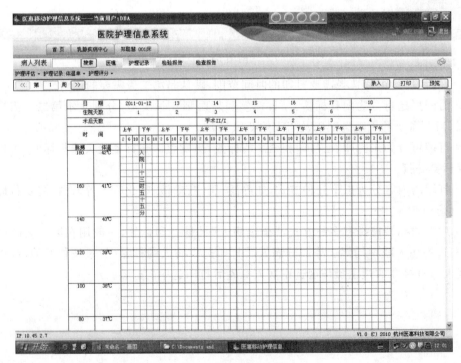

附图 65

② 体温事件有拒测和不升,分腋温、口温和肛温;脉搏事件有短绌,当脉搏短绌时触发录入心率事件;呼吸事件有是否用呼吸机;大便事件有灌肠、人工肛门和大便失禁;尿量事件有小便失禁。固定项尿量和总入量以及自定义项的引流类,记录后都会自动记录到前一天(附图66)。

③ 由于生命体征对实施性要求非常严格,我们不推荐在 PC 端录入病人生命体征,提倡在 PDA 端录入,而 PC 端仅用于查看和 PDA 出现故障或其他特殊情况下录入。

④ 在 PDA 端录入各项生命体征后,PC 端会生成各种曲线和图示。还可以用 PC 端进行体温单打印。

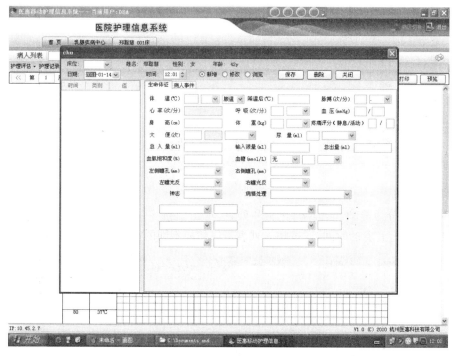

附图 66

3. 医嘱

这里可以查看到该病人的所有医嘱信息,包括目前所有已开的医嘱、当前需要执行的医嘱,以及已经执行过的所有医嘱记录。

(1) 医嘱列表(附图67)

① 左边显示床位列表,通过单击不同的病人切换。

② 上方显示病人的基本信息。

③ 图中的医嘱列表可通过未停、已停、全部、全部、长期和临时等多种方式查看;医嘱类别分治疗、化验、处置等,选择某种方式单击刷新;用药方式分为全部、口服、静滴、肌注、输液、雾化吸入等,选择某种方式单击刷新。

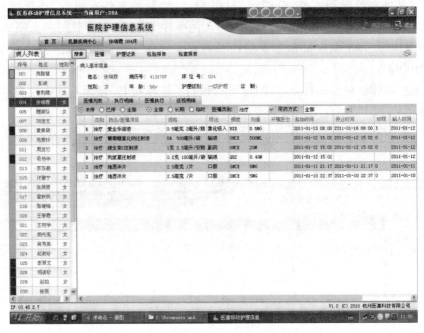

附图 67

（2）执行明细

① 执行明细分为静滴、非静滴、化验和处置，单击刷新。

② 日期栏选定查看的时间，通过病人列表可以切换不同的病人查看执行记录（附图 68）。

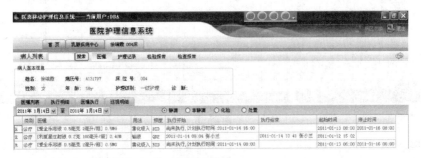

附图 68

（3）医嘱执行：该界面可以查看某病人相关医嘱的信息（附图 69）。

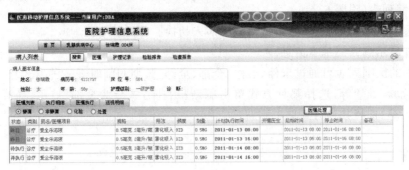

附图 69

(4) 巡视明细(输液巡视)：该界面可以查看护士对病人进行输液巡视的详细信息(附图 70)。

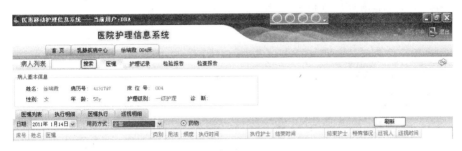

附图 70

(三) 临床报告(护理电子病历)

基础护理电子病历满足普通病区的护理电子病历需求，包括常规的医嘱执行、生命体征录入、病人的各项护理文书以及病人的各项检查化验报告。

1. 病人列表

位于左边，方便在任何地方切换病人的电子病历(附图 71)。

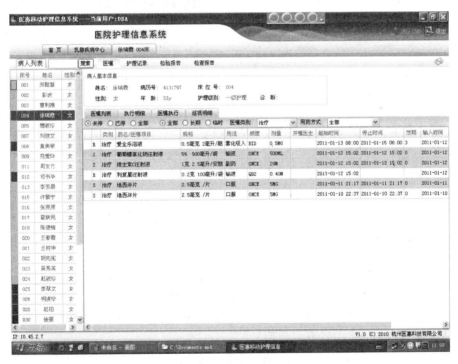

附图 71

2. 基本信息

病人的基本信息，包括姓名、病历号、床号、性别、年龄、护理级别、诊断、饮食。这些信息会出现在该病人护理电子病历的每一个页面中(附图 72)。

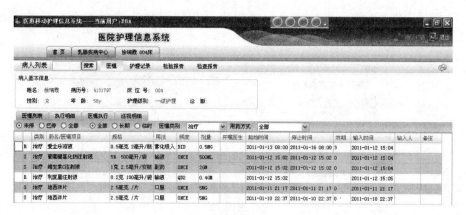

附图 72

3. 临床报告

病人所有电子化的检查和检验报告都能在这里实时最新查询到(附图 73)。点击左边床位列表切换不同病人(附图 74)。

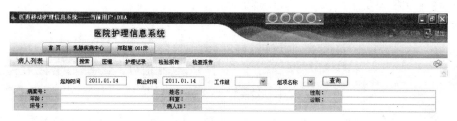

附图 73

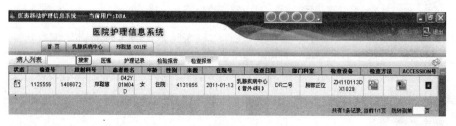

附图 74

4. 护理文书

护理文书包括病人的各项评估、病人教育以及护理措施等。

护理电子病历中的针对文书中各项值都能进行排序、查询、统计以及搜索,并可供其他系统做进一步科研或其他二次开发使用。

(1)入院评估:在新病人入院的时候,完成一次全面的评估。评估操作过程由 MC55 客户端完成,可以在 PC 客户端查看和打印(PC 端也可以录入,但一般不推荐 PC 端录入,在 PDA 不能录入的情况下才由 PC 端录入)。录入完成后可以对录入的内容进行浏览或者修改。

PC 端录入流程:登陆系统后选择病房护士站→护理评估→入院评估,点击病人列表选择需要录入入院评估的病人,点击新建,出现新的入院评估表(如果该病人已经做过入院评估会显示评估内容,如果该病人没有做过入院评估,则会显示该病人尚无入院评估记录),录入完成后点击保存,生成相应的入院评估记录(附图75)。

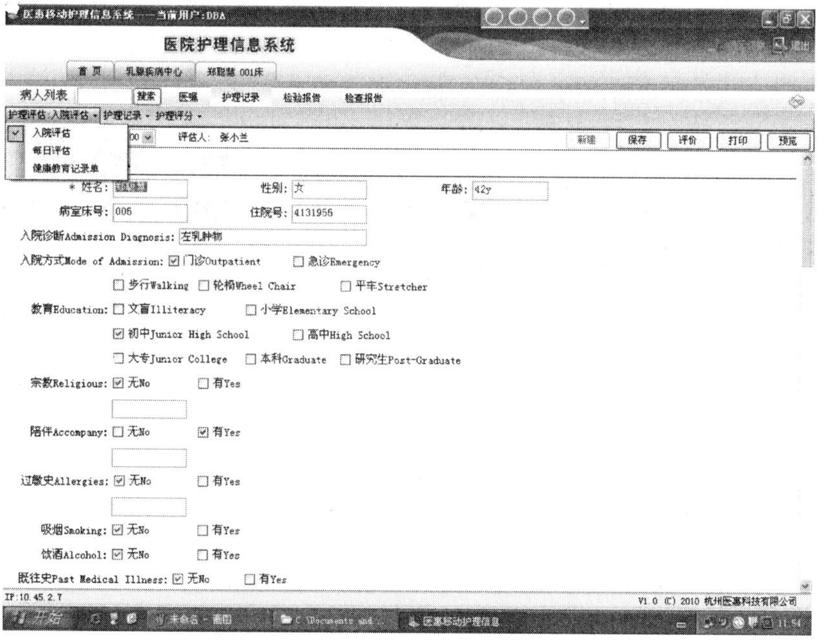

附图 75

（2）体温单

PC端录入流程：登陆系统后选择病房护士站→护理记录→护理记录→体温单(附图76),通过病人列表选择要录入体温单的病人,点击界面右上角的"录入"按钮,选择生命体征。

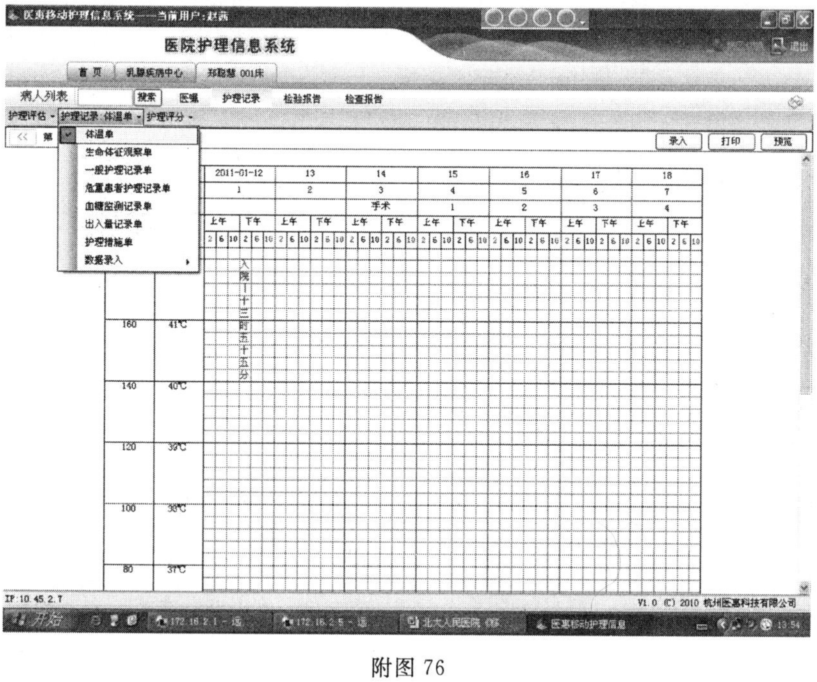

附图 76

日期和事件默认为当前日期和时刻,可以选择体温、脉搏、血压、体重、呼吸、尿量、大便次数、出量、入量,以及自定义项等项目录入,录入完成后点击保存(附图77),体温单图示上就自动生成相应的数据。在该界面上可以浏览、修改或者删除历史录入的数据。

　　事件:如附图78所示入院、手术、转入、今日出院、分娩、死亡等具体事件,正常情况下都不需要自己录入,在特殊情况时才选择时间并录入事件。

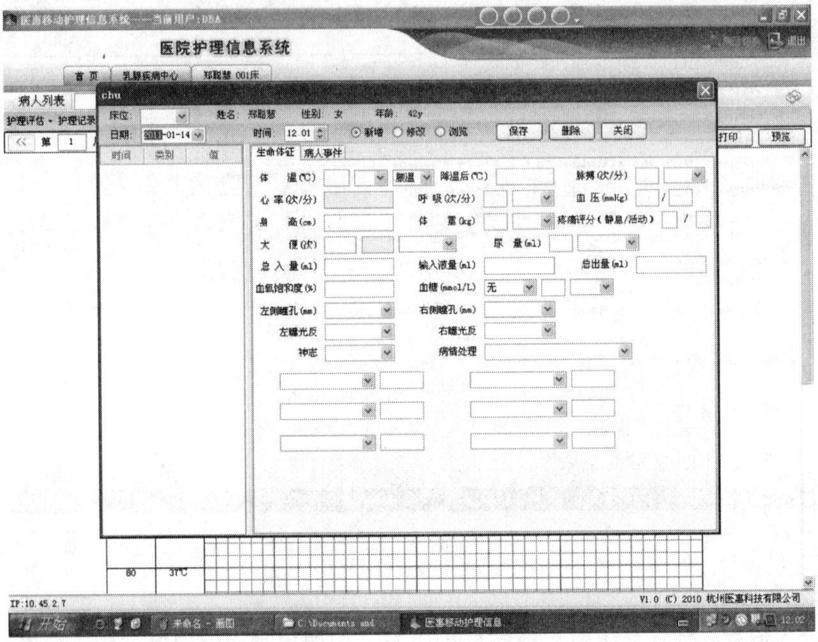

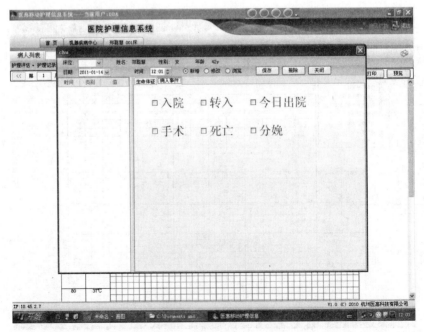

附图 77

附图 78

（3）一般护理记录单

PC端录入流程：登陆系统后选择病房护士站→护理记录→护理记录→一般护理记录单（附图79），通过病人列表选择需要录入一般护理记录的病人，点击右上角的录入，出现录入窗口，完成后点击保存（附图80）。

系统只显示48小时内的一般护理记录内容，历史记录的数据可以通过选择日期查询来调阅。点击录入后出现录入界面，在录入界面提供了插入体征、插入评估和插入模板（附图81），分别用于插入病人生命体征、插入病人每日评估和插入一般护理记录单模板，录入完成后点击保存，就生成相应的内容并且在该条记录后面签名。在录入界面有修改和删除功能，一般用户只可以修改和删除自己录入的内容，特别权限的用户可以删除和修改任何用户录入的内容。

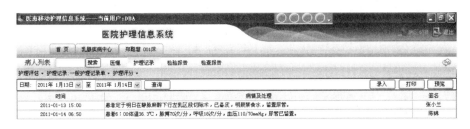

附图 79

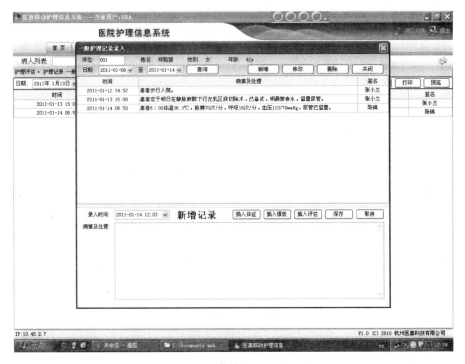

附图 80

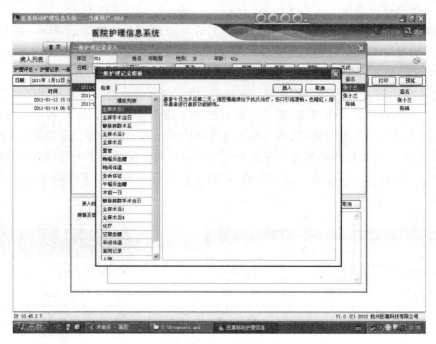

附图 81　插入模板界面

（4）健康教育记录单

PC 端录入流程：登陆系统后选择病房护士站→护理记录→护理评估→健康教育记录单，点击录入，跳出一个录入窗口，可以从树状菜单中勾选项目，然后选择教育对象、教育方法和效果评价，完成后点击确定保存录入内容。回到上一级菜单可以查看，修改或者删除已经录入的健康教育内容（附图 82）。

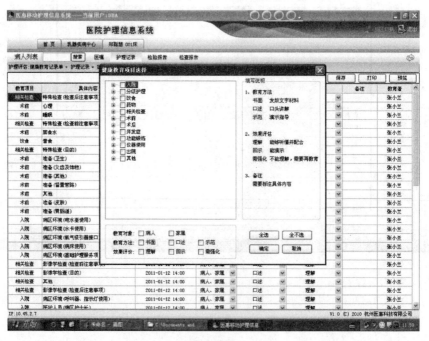

附图 82

（5）每日评估

评估操作过程由 MC55 客户端完成，可以在 PC 客户端查看和打印（PC 端也可以录入，一般不推荐 PC 端录入，在 PDA 不能录入的情况下才由 PC 端录入）。

PC 端录入流程：登陆系统后选择病房护士站→护理记录→护理评估→每日评估（附图83），点击新建，跳出录入界面，录入完毕后点击保存，就生成一条每日评估内容。保存后回到上一级菜单，可以浏览、修改或者删除已经录入的每日评估内容（附图84）。

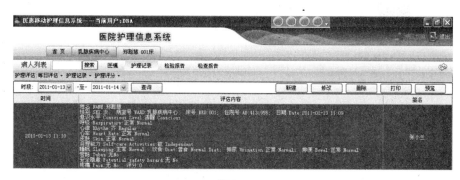

附图 83

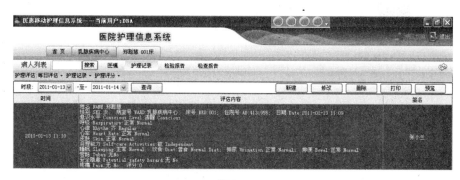

附图 84

（四）系统（病区）设置

不同病区之间都存在自己特殊的项目，通过这里系统化的设置，可以满足不同病区之间的不同需求。

1. 护理记录单维护(附图 85)

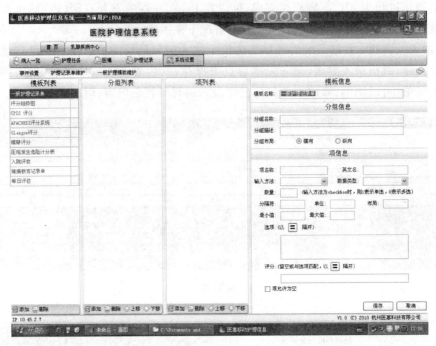

附图 85

2. 一般护理记录单模板维护(附图 86)

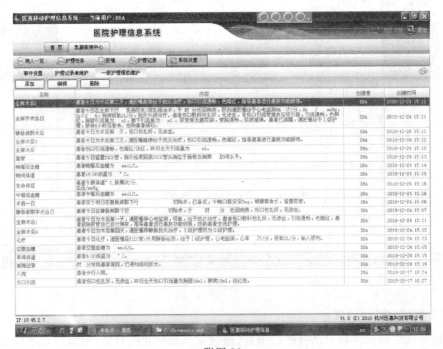

附图 86

四、护理管理(PC 客户端)

该功能模块只有特殊权限的账号才能登陆并且进行相关操作。

(一) 人员信息

对某科室的成员进行基本信息的维护(附图87)。

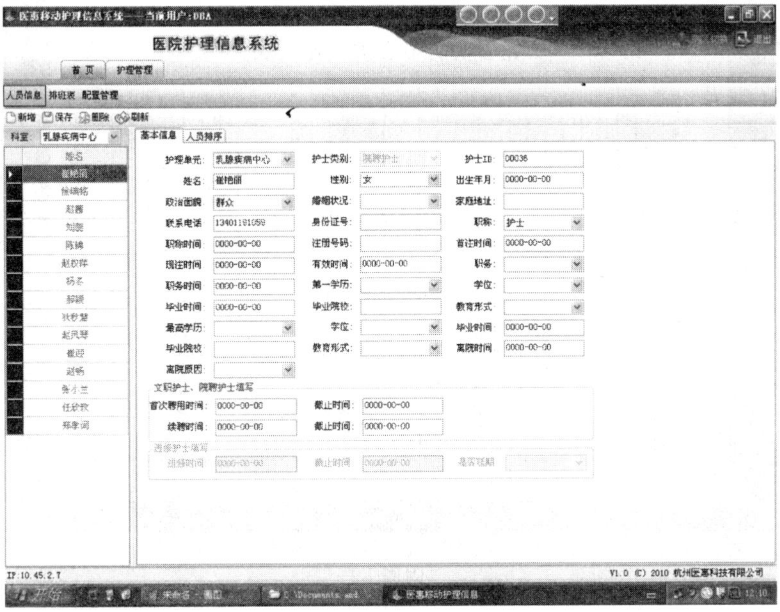

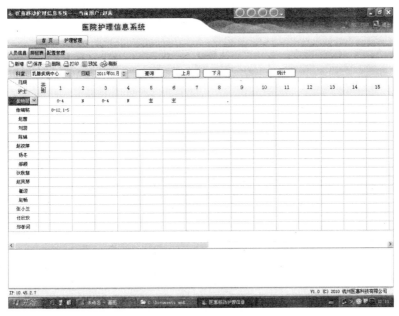

附图87

(二) 排班表

对某病区的护理人员按工作时间和工作内容按月进行排班,护理人员可以在该界面查询该月每一天的工作时间和内容(附图88、附图89)。

附图88

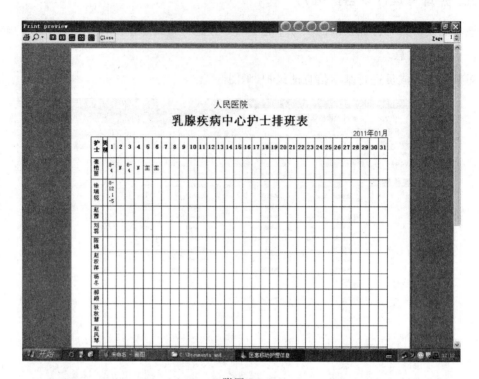

附图 89

(三) 配置管理

对某科室的班次内容进行维护(附图 90)。

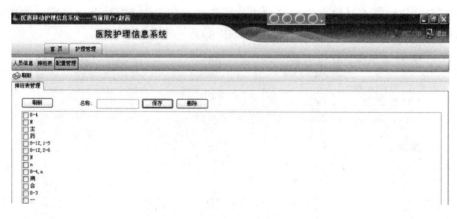

附图 90

五、附录

(一) MC55 设备维护

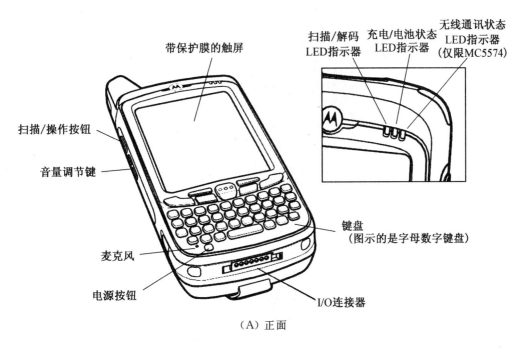

带保护膜的触屏

扫描/解码 LED指示器
充电/电池状态 LED指示器
无线通讯状态 LED指示器 (仅限MC5574)

扫描/操作按钮

音量调节键

键盘
(图示的是字母数字键盘)

麦克风

电源按钮

I/O连接器

(A) 正面

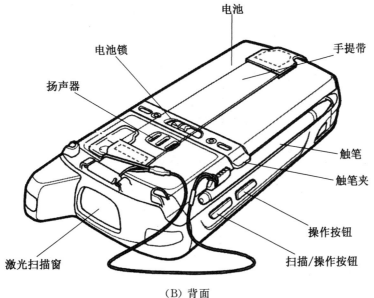

电池

电池锁

手提带

扬声器

触笔

触笔夹

操作按钮

激光扫描窗

扫描/操作按钮

(B) 背面

附图 91　MC55 结构

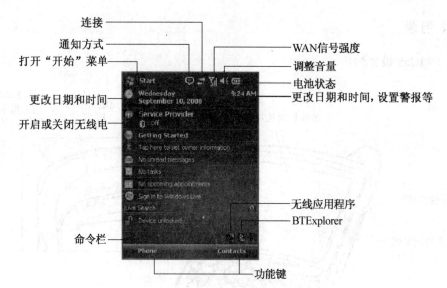

附图 92　MC55 系统版面说明

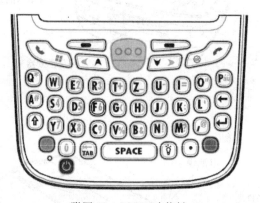

附图 93　MC55 功能键

附表 1　MC55 功能键说明

按键	操作
蓝键	按蓝键一次，后面跟随另一个键，可暂时激活此模式。屏幕底部将显示以下图标，直至按第二个键：⊙
	第二次按蓝键，可锁定此模式。屏幕底部将显示以下图标：●
	第三次按蓝键，则解除锁定。
橙键	访问第二层字符和操作 (在键盘上呈橙色显示)。
	按橙键一次，后面跟随另一个键，可暂时激活此模式。屏幕底部将显示以下图标，直至按第二个键：⊙
	第二次按橙键，可锁定此模式。屏幕底部将显示以下图标：●
	第三次按橙键，则解除锁定。
扫描（黄色）	在启用了扫描的应用程序中激活扫描器/成像器。

按键	操作
Shift	将字母字符状态从小写更改为大写。 • 按Shift键一次，后面跟随另一个键，可暂时激活此模式。屏幕底部将显示以下图标，直至按第二个键： • 第二次按Shift键，可锁定此模式。屏幕底部将显示以下图标： 第三次按Shift键，则解除锁定。
背光	打开或关闭显示屏背光。
退格键	生成退格
向上和向左滚动键	上移一项。 当同时按下橙键时，则左移一项。
向下和向右滚动键	下移一项。 当同时按下橙键时，则右移一项。
功能键	访问屏幕中上方的命令或菜单。
Enter	执行选定的项止或功能。

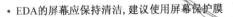
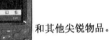

• 软复位＝1＋9＋红色开关按钮同时按下

• EDA的屏幕应保持清洁,建议使用屏幕保护膜
• 使用专用的触笔进行点划，禁止使用钢笔、铅笔和其他尖锐物品。
• 禁止在高温、潮湿、多尘的环境中保存
• 禁止雨淋、防止高空摔落、避免撞击
• 使用过程中发生系统登陆异常，可进行软复位。

将MC55插入插槽中以开始充电。

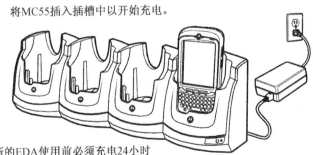

• 新的EDA使用前必须充电24小时
• 充电期间禁止取下主电池
• 使用期间取下主电池的时间不能超过30分钟
• 使用过程中充电过程需3.5小时。

• 备注：正常充电时，指示灯显示为红色，充满电后指示灯显示为绿

附表 2　常见故障排除

·不能启动

- 电池没电　　　　　　　充电
- 电池安装不正确　　　　正确安装
- 系统错误　　　　　　　重启　执行软复位

·屏幕不能显示

- 电池没电　　　　　　　充电
- 电池安装不正确　　　　正确安装　背光
- 没开机　　　　　　　　开机
- 屏幕损坏　　　　　　　用背光键来判断

·自动关机

- 电池没电　　　　　　　充电
- 电池安装不正确　　　　正确安装
- 电池寿命已尽　　　　　更换电池
- 处于非激活状态　　　　设置自动关闭功能电池没电

·自动关机不能激活相应工能

- 功能锁定　　　　　　　激活相应功能
- 系统没有响应　　　　　软复位
- 屏幕定标不正确　　　　重新定标
- 键盘锁定　　　　　　　解锁

·不能扫描

- 扫描距离不正确　　　　重新调整距离(8～10cm)
- 条码是不可读取的　　　更换条码(通过系统补打条码或使用意外执得模式)
- 低电池　　　　　　　　更换电池

附表 3　MC55 保管建议

- 将MC55进行编号管理

- 日间护士按编号将MC55分人使用及随身保管

- 夜班护士将MC55放在专用的充电站进行加锁管理

- 核对及清点工作与科室贵重物品一样处理

参 考 文 献

［1］ Dykes PC,Kim H,Goldsmith DM,*et al*. The adequacy of ICNP version 1. 0 as a representational model for electronic nursing assessment documentation. J Am Med Inform Assoc,2009,16(2)：238－246

［2］ Hyun S, Park HA. Cross-mapping the ICNP with NANDA, HHCC,Omaha system and NIC for unified nursing language system development. Int Nurs Rev,2002, 49(2)：99－110

［3］ Ruland CM. Evaluating the beta version of the international classification for nursing practice for domain completeness,applicability of its axial structure and utility in clinical practice：a Norwegian project. Int Nurs Rev,2001, 48(1)：9－16

［4］ Ehnfors M, Florin J, Ehrenberg A. Applicability of the international classification of nursing practice(ICNP)in the areas of nutrition and skin care. Int J Nurs Terminol Classif,2003, 14(1)：5－18

［5］ Jiang GQ,Sato HM,Ecdoh A, *et al*. An ontological approach to support the description of nursing practice in Japan with the ICNP. Int J Med Inform,2007,76(1)：55－65

［6］ Cho I, Park HA. Development and evaluation of a terminology-based electronic nursing record system. J Biomed Inform, 2003,36(4－5)：304－312

［7］ Baernholdt M,Lang NM. Why an ICNP? Links among quality, information and policy. Int Nurs Rev, 2003,50(2),73－78

［8］ Ozbolt JG,Saba VK. A brief history of nursing informatics in the United States of America. Nurse Outlook,2008,56(5)：199－205

［9］ Kenneth PM. Nursing and computers：an anthology 1987－1996. New York：Springer Us,1998：43－46

［10］ Matney SA,Dadamio R, Couderc C,*et al*. Translation and integration of CCC nursing diagnoses into ICNP. J Am Med Inform Assoc,2008,15(6)：791－793

［11］ Scholes M, Barber B. Towards nursing informatics. In：Lindberg DAD, Kaihara S（eds）. Medinfo 1980. Amsterdam, The Netherlands：North-Holland, 1980：70－73

［12］ Ball MJ, Hannah KJ. Using computers in nursing. Reston, Va. ：Reston Publishing, 1984

［13］ Hannah KJ. Current trends in nursing in informatics：implications for curriculum planning. In：Hannah KJ, Guillemin EJ, Conklin DN（eds）. Nursing Uses of Computers and Information Science. Proceedings of the IFIP/IMIA International Symposium on Nursing Uses of Computers and Information Science（Calgary, Alberta, Canada；May 1－3, 1985）. Amsterdam, The Netherlands：Elsevier, 1985：181－187

［14］ Graves JR, Corcoran S. The study of nursing informatics. Image：The Journal of Nursing Scholarship, 1989,21(4), 227－231

［15］ McGonigle E, Eggers R. Establishing a nursing informatics program. Computers in Nursing, 1991, 9(5)：174－179

［16］ American Nurses Association Council on Computers in Nursing. Report on the designation of nursing informatics as a specialty. Congress of Nursing Practice unpublished report. In：Saba V, McCormick K. Essentials of Computers for Nursing. （2nd ed）. New York：McGraw-Hill, 1995

［17］ Hannah KJ, Ball MJ, Edwards MJA. Introduction to Nursing Informatics. New York：Springer Verlag,1994：5

［18］Saba VK, McCormick KA. Essentials of computers for nurses (2nd ed). New York: McGraw Hill,1995

［19］Goossen WTF. Nursing information management and processing: a framework and definition for systems analysis, design and evaluation. International Journal of Biomedical Computing, 1996, 40: 187 - 195

［20］Saba VK, McCormick KA. Nursing Informatics: Essentials of Computers for Nurses. New York: McGraw-Hill, 1996: 221 - 63

［21］Saba V, McCormick K. Summer Institute at U of MD-July 21st, 1997

［22］International Medical Informatics Association-Nursing Informatics (IMIA - NI), 1998

［23］Goossen WTF. Towards Strategic use of Nursing Information in the Netherlands. Amsterdam, Netherlands: Gegevens Koninklijke Bibliltheek Den Haag,2000: 25

［24］American Nurses Association. Scope and Standards of Nursing Informatics Practice. Washington, DC: American Nurses Publishing,2001: 17

［25］Canadian Nurses Association (2001)http: //www. cnia. ca/education. htm. Accessed February 19, 2011

［26］Saba VK, McCormick KA. Essentials of computers for nurses (3rd ed). New York: McGraw Hill, 2001: 181

［27］Nancy Staggers and Cheryl Bagley Thompson The Evolution of Definitions for Nursing Informatics: A Critical Analysis and Revised Definition JAMIA, May 2002, 9: 255 - 261

［28］Canadian Nurses Association(2003) http: //www. cnia. ca/education. htm. Accessed February 19, 2011

［29］Saba VK, McCormick KA. Essentials of computers for nurses (4th ed). New York: McGraw Hill, 2006: 184

［30］Simpson R. Coherent heterogeneity: Redefining Nursing in a Consumer-smart World. In: Park HA, Murray P, Delaney C (Eds.). Consumer-Centered Computer-Supported Care for Healthy People. Amsterdam, Netherlands: IOS Press, 2006:3 - 8

［31］McCormick KA, Delaney CJ, Brennan PF, Effken JA, Kendrick K, Murphy J, et al. Guideposts to the future—An agenda for nursing informatics ［Electronic version］. Journal of the American Medical Informatics Association, 2007, 14(1): 19 - 24

［32］American Nurses Association. Nursing informatics: Scope and standards of practice, Silver Springs, MD, American Nurses Association, 2008:65

［33］International Medical Informatics Association-Nursing Informatics (IMIA-NI), 2010, http: // dlthede. net/Informatics/Chap01Overview/NIDefinitions. html. Accessed February 19, 2011

［34］American Association of Colleges of Nursing. Essentials of baccalaureate education for professional nursing practice. Washington, DC: Author,1998

［35］American Library Association. Information literacy competency standards for higher education. Chicago: Association of College & Research Libraries,2000

［36］Virginia K. Saba. A look at nursing informatics[J]. International Journal of Medical Informatics, 1997,44(3): 57 - 60

［37］Patricia G. Hinegardner , Phyllis S. Lansing ,et al. Nursing informatics programs at the university of Maryland at Baltimore[J]. Bull Med Lib Assoc, 1994,82(4): 441 - 443

［38］Newbold SK. The Informatics Nurse and the Certification Process[J]. Computers in Nursing, 1996,14(2): 84 - 85

［39］Ronald JS. Computers and undergraduate nursing education: a report on an experimental introductory course[J]. Journal of Nursing Education，1979,18(9)：429

[40] Ball MJ，Hannah KH. Using computers in nursing[M]. Reston，Va：Reston Publishing，1984

[41] Saba VK，McCormick KA，*et al*. Essentials of Computers for Nurses[M]. New York：McGraw-Hill，1996：530－532

[42] Bilings DM，Rowles CJ. Development of continuing nursing education offerings for the world wide web [J]. Journal of Continuing Education in Nursing，2001,32(3)：107－113

[43] McNeil BJ，Odom SK. Nursing informatics education in the United States：Proposed undergraduate curriculum[J]. Health informatics Journal，2000,6(1)：33－38

[44] 钟义信，周延泉，李蕾. 信息科学教程. 北京：北京邮电大学出版社，2004

[45] 蔡筱英，金新政，陈氢. 信息方法概论. 北京：科学出版社，2004

[46] 李包罗，马琏，许燕. 护理信息学及信息技术的应用. 中国护理管理，2009，9(3)：76－78

[47] 毛树松，李祖珍，付云霞. 护理信息学概论——计算机在护理中的应用. 北京：科学技术文献出版社，2000

[48] 梁正. 护理信息学. 济南：山东人民出版社，2010

[49] 刘婷，臧渝梨. 临床护理信息系统的现状与发展. 解放军护理，2009,26(8A)：43－45

[50] 许燕. 国内外护理信息化实践现状. 中国护理管理，2010,10(5)：11－14

[51] 石兰萍. 信息时代护理面临的挑战与机遇. 中国护理管理，2010,10(5)：5－8

[52] 杜艳丽，石兰萍. 国际护理实践分类系统的研究与应用现状. 中国护理管理，2010,10(5)：8－10

[53] 朱加敏，王玲勉，冀海峰. 护理信息化的现状与发展趋势. 中华现代护理杂志，2009,15(6)：599－600

[54] 钱桂香. 护理信息化建设现状与发展趋势. 中国护理管理，2008,8(12)：16－18

[55] 程薇. 对发展我国护理信息化建设的思考. 中华护理杂志，2006,41(6)：533－534

[56] 李包罗，马琏，赵艳伟. 护理信息系统发展趋势. 中国护理管理，2008,8(12)：5－9

[57] 袁剑云，李庆功. 护理诊断与护理实务分类系统最新进展和趋势. 中华护理杂志，2000,35(7)：432－434

[58] 郭春花. 国际护理作业分类系统应用于妇科护理记录电子化之适用性探讨. 台湾：国立成功大学，2005：5－7

[59] 王欣，王惠珍，赵惠霞. 国际护理实践分类的结构介绍及应用建议. 中华护理杂志，2005,40(2)：118－120

[60] 林学俊. 信息科学与社会. 北京：国防工业出版社，2005

[61] 华斌，金钟. 信息科学与技术基础. 北京：电子工业出版社，2006

[62] 王明时. 医院信息系统. 北京：科学出版社，2008

[63] 康晓东. 计算机在医疗方面的最新应用. 北京：电子工业出版社，1999

[64] 王能斌. 数据库系统教程(第二版). 北京：电子工业出版社，2008

[65] 刘莹，包怀忠等. 数据库应用基础(第二版). 上海：上海交通大学出版社，2009

[66] 杨冬青，马秀莉，唐世渭，等. 数据库系统概念. 北京：机械工业出版社，2005

[67] 《数据库百科全书》编委会编. 数据库百科全书. 上海：上海交通大学出版社，2009

[68] 萨师煊，王珊. 数据库系统概念. 北京：高等教育出版社，2006

[69] 刘仲英. 管理信息系统. 北京：高等教育出版社，2006

[70] [印]S. K. Singh 著，何玉洁，王晓波，车蕾等译. 数据库系统概念、设计及应用. 北京：机械工业出版社，2010

[71] 池太威. 数据仓库结构设计与实施——建造信息系统的金字塔(第二版). 北京：电子工业出版社，2005

[72] 梁铭会，章笠中，许美芳. 国际医院评审(JCI)实战必读——信息化解读 JCI 评审捷径. 杭州：浙江大学出版社，2010

［73］张成海,罗秋科,李建辉,等.医疗卫生产品商品条码应用指南.中国物品编码中心,2009

［74］黄丽芬,陈金雄,黄平.基于 NET 的移动护士站的设计与实现.中国数字医学,2007,2(9):34 - 36

［75］于广远,盛楠,李玉萍.便携式信息终端在医院信息化建设中的应用.中国医院管理,2005,21(4):255 - 256

［76］陆宏,付春华.PDA 在提高临床护理质量中的应用.现代护理,2008,14(3):374 - 375

［77］曹世华,金瓯,章笠中.国内移动门诊输液系统的研究进展与应用.杭州师范大学学报,2010,9(5):397 - 400

［78］姜安丽.计算机辅助教学在护理程序教学中的应用研究.中华护理杂志,1998,33(2):97

［79］吕婷,姜友好.建立健全我国护理信息学教育.医学信息学杂志,2009,30(12):12 - 16

［80］Patricia C. Dykes,Christine Caligtan,Polun Chan.美国护理信息的应用与发展趋势.中国护理管理,2010,10(5):15 - 18

［81］张喜雨,裴文键,边建农.远程护理的研究与探讨.国际护理学杂志,2006,25(5):371 - 373

［82］徐容,王艳洁,饶和平.急救护理学试题库的建立与自动组卷的实现.中华护理教育,2008,5(6):272 - 273

［83］金蓉芳,李振江,陈群,等.临床护理无纸化考试系统的开发和使用.解放军护理杂志,2005,22(11):85 - 86

［84］毛乐琦.基于 Web 的护理专业在线考试系统［D］.成都:电子科技大学,2009